KB122611

나는 고백한다, 현대의학을

불완전한 과학에 대한 한 외과의사의 노트

나는 고백한다, 현대의학을

불완전한 과학에 대한 한 외과의사의 노트

초판 1쇄 펴낸날	2003년 6월 5일
초판 30쇄 펴낸날	2024년 10월 30일

지은이 아툴 가완디	**편집** 이정신 이지원 김혜윤 홍주은
옮긴이 김미화	**디자인** 김태호
펴낸이 이건복	**마케팅** 임세현
펴낸곳 동녘사이언스	**관리** 서숙희 이주원

인쇄·제본 새한문화사   **라미네이팅** 북웨어   **종이** 한서지업사

등록 제406-2004-000024호 2004년 10월 21일

주소 (10881) 경기도 파주시 회동길 77-26

전화 영업 031-955-3000 편집 031-955-3005 **팩스** 031-955-3009

홈페이지 www.dongnyok.com **전자우편** editor@dongnyok.com

페이스북·인스타그램 @dongnyokpub

ISBN 978-89-90247-07-1 (03510)

• 잘못 만들어진 책은 구입처에서 바꿔 드립니다.

• 책값은 뒤표지에 쓰여 있습니다.

나는 고백한다, 현대의학을

불완전한 과학에 대한 한 외과의사의 노트

동녘사이언스

차례

• 일러두기

이 책에 실린 이야기는 모두 실화입니다. 만에 하나 이야기가 공개됨으로써 관계된 사
람들이 피해를 입지 않도록 일부 환자와 가족, 그리고 동료들의 이름을 바꾸었으며 경
우에 따라서는 개인 신상도 약간 고쳤습니다. 이름이나 신상을 고쳐 쓴 경우에는 본문
중에 반드시 언급하였음을 밝힙니다.

의학, 불완전하지만 뭔가 특별한 것

의학, 특히 현대의학의 지위는 막강하다. 거기에는 현미경과 항생제와 마취제의 개발이 가장 큰 기여를 했다. 현미경은 질병의 원인을 '눈으로 볼 수 있게' 규명했고, 항생제는 그 원인을 퇴치할 수 있음을 증명했고, 마취제는 그야말로 사람을 '죽었다 깨어날 수 있게' 만들었으니 말이다.

하지만 무병장수를 넘어 불로장생을 꿈꾸던 사람들의 희망은 곧 깨졌다. 현대의학은 '마술'과도 같았지만, 비밀을 알고 나면 더 이상 신기할 것이 없는 마술의 속성대로, 현대의학의 '비밀'은 차츰 그 모습을 드러냈다. 당연히 사람들의 환호도 잦아들었다. 의사에 대한 사람들의 존경심은 점차 시들었고, 의사들도 '과거에 비해서는 훨씬' 겸손해졌다. 심지어 현대의학의 효용 자체를 완전히 부정하는 사람들도 생겨났다.

그럼에도 불구하고 현대의학은 여전히 베일에 싸여 있다. 누구도 그 권위를 쉽사리 거스를 수 없지만(건강할 때는 그럴 수 있지만 일단 병에 걸리면 말처럼 쉽지 않다.), 때로는 그 권위가 과연 정당한 것인지 묻고 싶을 때도 있다. 대부분의 사람들은 현대의학을 맹신하지도 않고 완전히 부정하지도 않지만, 과연 어느 정도나 믿어야 할 것인지 갈피를 잡기가 어렵다. 10%만 믿을 것인가, 60%를 믿을 것인가, 아니면 90%까지는 믿어도 좋은가? 현대의학의 권위를 몸으로 직접 구현하고 있는 의사들은 몇 %나 믿고 있을까?

정답은 없다. '모른다.'가 아니라 '없다.'이다. 수없이 다양한 경우들마다 모두 그 확률이 다르기 때문이다. 의사들이 100% 확신하는 사실도 있고, 전혀 모르는 사실도 있고, '아마 그럴 것'이라고 추정하는 사실도 있다. 심지어 같은 내용이라도 의사에 따라 그 믿음의 정도가 다른 경우도 많다.

이 책은 현대의학의 바로 그 '불확실성'에 대한 이야기다. '겸손한' 어느 의사가 따뜻한 시각으로 기술한 현대의학의 자화상이다. 그리고 그 자화상은 밝다. 병원을 '뭔가 알 수 없는 일이 벌어지는 위험한 공간'으로, 의사를 '과학을 빙자하여 생체실험이나 일삼는 사악한 마귀들'로 묘사한 몇몇 다른 책들과 달리, 이 책은 환자의 불신을 부추기지도 않고 의학의 한계를 가혹하게 매도하지도 않는다. 그저 생생한 사례들을 통해 의학이 얼마나 불확실한 것인지, 또 의사는 그 불확실성 때문에 얼마나 고뇌하는지를 '보여준다.' 그렇기 때문에 이 책은 결과적으로 환자-의사 관계를 더욱 가깝게 하는 데 기여할 수 있으리라 생각한다.

저자는 서문에서 "우리는 의학을 실제보다 더 완벽하며, 동시에 실제보다 덜 특별한 것으로 본다."고 썼다. 이 문장이 바로 해답이다. 의학은 결코 완벽하지 않지만 분명히 특별한 것이다. 앞으로도 완벽해지지 않을 것이고 덜 특별해지지도 않을 것이다.

추리소설을 방불케 할 만큼 흥미진진한 여러 이야기를 읽다보면, 의학과 의사와 병원에 대한 여러 가지 환상들은 깨질 것이다. 하지만 의학과 의사와 병원에 대한 불필요한 비난도 사그라질 것이다. 완벽하지도 않은 것이 도대체 왜 특별한지도 알게 될 것이다.

의학은, 마치 자동차처럼 한때는 마술이었다가 '생활필수품'이 된, '좀 특별한 문명'일 뿐이다. 자동차가 고장이 나기도 하고 운전자가 사고를 내기도 하지만 우리가 늘 자동차를 타는 것처럼, 의학은 그런 것이다.

박재영 | 신문《청년의사》편집주간, 의사

우리는 얼마나 모르는가?

응급외상팀에 근무할 때였다. 엉덩이에 총상을 입은 스무 살 안 팎의 청년 하나가 실려 들어왔다. 맥박, 혈압, 호흡 모두 정상이었 다. 임상보조가 커다란 가위로 옷을 잘라 벗겨냈고, 나는 머릿속으 로 '신속하게, 꼼꼼하게!'를 되뇌며 머리끝부터 발끝까지 쭉 살펴보 았다. 오른쪽 엉덩이에서 깔끔하고 빨간 지름 1/2인치의 구멍, 총상 입구를 찾아냈다. 총상 출구는 보이지 않았다. 다른 부상도 눈에 띄 지 않았다.

환자는 겁을 집어먹고 있었다. 몸속에 박힌 총알보다 우리가 더 겁나는지, "저 괜찮아요." "정말 괜찮다니까요."라며 우겨댔다. 하지 만 직장 검사를 한 장갑 손가락에 피가 묻어나왔으며, 요도에 카테 터를 삽입하자 선명하게 붉은 피가 섞여 나왔다.

결론은 명백했다. 피가 나온다는 건 총알이 몸속으로 들어가 직 장과 방광을 관통했다는 얘기라고 나는 그에게 말해 주었다. 대혈 관, 신장, 다른 장기도 손상되었을 수 있다. 수술을 해야 하며, 한시 가 급하다고 했다. 그가 내 눈의 표정을 살피는 사이 간호사들은 벌 써 그를 옮길 채비를 하고 있었다. 그는 거의 떠밀리듯 고개를 끄떡 이고 우리 손에 몸을 맡겼다. 다음 순간 이동침대는 주사액주머니를 앞뒤로 흔들며 씽씽 달렸고 사람들은 우리가 지나갈 수 있도록 문을 붙들어 주었다. 수술실에 도착하는 즉시 마취 전문의가 그를 잠재웠다. 우리는 복부 한가운데를 흉곽부터 치골까지 단번에 깊이 갈랐다. 견인기로 복부를 열어제쳤다. 그런데…, 없었다.

출혈도 없고, 방광도 직장도 구멍 하나 없었다. 총알도 보이지 않았다. 혹시나 싶어 소독방포 밑으로 카테터에서 흘러나오는 소변색을 확인해 보았다. 맑은 노랑색, 정상이었다. 붉은 기미조차 없었다. 엑스레이 촬영기를 가져와 골반, 복부, 흉부 엑스레이를 찍어 보았다. 총알은 어디에도 보이지 않았다. 정말 귀신곡할 노릇이었다. 소득도 없이 한 시간가량 더 찾아보다가, 하는 수 없이 닫아 버리고 말았다. 며칠 후 다시 복부 엑스레이를 찍었다. 그런데 웬걸, 우상복부 안쪽에 총알이 박혀 있는 것이 아닌가. 엉덩이를 뚫고 들어간 반 인치 지름의 납탄환이 어떻게 아무것도 손상시키지 않고 상복부에 가서 박혀 있는 건지, 이전의 엑스레이에는 왜 나타나지 않은 건지, 우리가 본 피는 대체 어디서 나온 건지, 당최 아무것도 알 수가 없었다. 이미 총알보다 더 큰 상처를 안겨 준 우리는 총알도 청년도 그냥 내버려두기로 했다. 일주일간 병원에 잡아두고 지켜보았으나 수술 창상 말고는 아무 이상이 없었다.

의사란 참 기이하고 또 여러 면에서 겁나는 직업이다. 위험부담이 높은데도 엄청난 재량권이 주어진다. 우리는 사람들에게 약을 먹이고, 주사를 놓고, 관을 삽입하고, 화학적·생리적·물리적으로 조작하고, 무의식상태로 몰아넣고 몸을 열어제치기도 한다. 물론 전문인으로서 우리의 노하우에 대한 굳은 확신을 갖고서 한다. 하지만 좀더 가까이, 잔뜩 찌푸린 미간, 의혹과 과실, 성공만이 아니라 실패까지도 보일 만큼 가까이 다가가 보면, 아마도 의학이라는 것이 얼마나 어지럽고, 불확실하고, 예측불허한지 보게 될 것이다.

의학은 근본적으로 사람의 일이다. 이 점은 아직도 나를 때때로 깜짝깜짝 놀라게 한다. 의학과 그 놀라운 능력에 대해서 생각할 때 우리는 흔히 과학과, 과학이 질병과 고통에 맞서 싸우도록 우리에게 준 수단들, 즉 여러 가지 검사와 의료기기, 약품, 수술 등을 떠올린다. 그러한 것들이 의학이 이루어낸 사실상 모든 것의 중심에 자리잡고 있다는 것은 의심할 여지가 없다. 하지만 우리는 그것들이 실제로 어떻게 작동되고 있는지는 좀체 보지 못한다. 감기가 잘 낫지 않는다고 하자. 그럴 때 우리가 찾는 것은 과학이 아니라 의사다. 좋은 날도 있고 안 좋은 날도 있는 의사, 괴상한 웃음소리와 웃기는 머리모양의 의사, 봐야 할 환자가 셋이나 더 남은 의사, 알고 있는 것과 아직도 익히는 중인 기술 사이에 불가피하게 간극이 있는 의사.

얼마 전, 내가 레지던트로 근무하고 있는 병원에 한 소년이 헬리콥터로 이송되어 왔다. 이름은 그냥 리 트랜이라고 하자. 리는 초등학교를 갓 졸업했음직한 조그만 삐쭉머리 소년으로, 원래 건강체질이었다. 그런데 전 주부터 계속 마른기침을 하고 평소보다 기운이 없어 보였다. 지난 이틀간은 거의 먹지도 못했다. 리의 엄마는 감기려니 생각하고 대수롭지 않게 넘겼다. 그런데 그날 저녁, 아이가 안색이 창백해지고, 덜덜 떨고, 숨을 쌕쌕대며 몰아쉬더니 갑자기 호흡곤란을 일으켰다. 근처 병원의 응급실 의사들은 우선 증기호흡치료를 했다. 천식성 발작으로 생각한 것이다. 그런데 엑스레이를 찍어 봤더니 흉부 가운데에 커다란 덩어리가 보였다. 좀더 자세히 살펴보기 위해 CT 촬영을 했다. 거의 축구공만한 종양이 좀더 뚜렷이 보였다. 심장혈관을 뒤덮은 종양이 심장을 한쪽으로 밀어젖히고 양쪽 폐에 연결된 기도를 압박하고 있었다. 이미 우측 폐의 기도는 완전히 폐쇄되었고, 산소공급이 막힌 우측 폐는 마치 발육이 덜된 옥수수이삭처럼 짜부라져 있었다. 그 자리에는 대신 종양에서 흘러나온 수액이 바다를 이루고 있었다. 리는 오로지 좌측 폐에 기대 목숨을 유지하고 있었으나 종양은 그쪽 기도마저 압박해 오고 있었다. 동네 병원에는 그런 상황에 대처할 인적, 물적 수단이 없었다. 그래서 우리에게로 보낸 것이었다. 여긴 전문 의료진도 있고 첨단기기도 있으니까. 그러나 이것이 우리가 해야 할 일을 확신하고 있었다는 뜻은 아니다.

중환자실에 도착했을 때, 리의 숨소리에서는 의학용어로 천명이라고 하는 가늘고 높은 휘파람소리가 났다. 침대 세 개 건너편에서도 들릴 정도였다. 책에는 이런 상황에 대해 아주 명쾌하게 나와 있다. 극히 위험한 상태. 똑바로 눕히기만 해도 종양이 움직여 나머지 기도를 차단시킬 수 있다. 진정제나 마취제도 마찬가지 결과를 가져올 수 있다. 따라서 종양제거수술은 불가능하다. 수일간에 걸친 화학요법이 경우에 따라 종양의 크기를 줄이는 것으로 알려져 있다. 문제는 그럴 만한 시간을 버는 것이었는데, 리는 그날 밤을 넘길 수 있을지조차 불확실했다.

마취 전문의, 소아외과 전임의 1년차, 간호사 2명, 그리고 나까지 포함해 레지던트 3명이 리의 침대를 둘러싸고 서 있었다. 선임 소아외과의는 휴대폰으로 연결되어 집에서 달려오는 중이었으며, 종양학 전문의는 호출해 놓은 상태였다. 간호사 한 명이 리의 등에 베개를 받쳐 등을 최대한 곧추세웠다. 다른 간호사는 얼굴에 산소마스크를 씌우고 바이털 사인 추적장치를 연결했다. 동그랗게 뜬 소년의 눈에는 걱정이 가득했고 호흡은 정상치보다 두 배나 빨랐다. 식구들은 육로를 통해 오는 중이라 당도하려면 아직 멀었다. 하지만 리는 기특하게도 잘 버텼다. 이럴 때 아이들은 우리가 생각하는 것보다 훨씬 의젓할 때가 많다.

내 첫 소견은 종양이 나머지 기도를 폐쇄시키기 전에 마취과 의사가 기도에 호흡관을 삽입해 기도를 확보해야 한다는 것이었다. 하지만 마취 전문의는 미친 짓이라며 일축했다. 충분한 진정제도 없이 아이를 앉힌 채로 삽관을 해야 하기 때문이었다. 게다가 종양이 이미 기도 쪽으로 너무 많이 뻗쳐왔다. 때문에 관이 들어가지 않을 수도 있다고 했다.

소아외과 전임의가 다른 의견을 내놓았다. 우측 흉부에 카테터를 꽂아 흉수를 빼내면 종양이 좌측 폐에서 떨어져나오지 않겠느냐는 것이었다. 선임 소아외과의에게 휴대폰으로 물어보자 상황을 더 악화시킬 수도 있다며 걱정했다. 둥근 돌을 흔들어 놓으면 그것이 어느 쪽으로 굴러갈지 누가 알겠느냐는 것이었다. 하지만 아무도 더 좋은 대안을 생각해내지 못했다. 그래서 결국 그도 해 보자고 했다.

나는 어떤 처치를 할 것인지 리에게 최대한 쉽게 설명해 주었다. 알아들었는지는 모르겠지만 몰라도 매한가지였을 것이다. 필요한 물품을 준비한 뒤 두 사람이 리를 움직이지 않게 단단히 붙잡고, 다른 한 명이 늑골 사이에 국소마취제를 주사한 다음, 칼로 째서 틈을 낸 후 45센티미터 길이의 고무 카테터를 삽입했다. 피가 섞인 흉수가 관을 타고 1리터가량 쏟아져나왔다. 순간적으로 나는 우리가 뭔가 끔찍한 짓을 저지른 것 아닌가 더럭 겁이 났다. 그러나 결과는 기대 이상이었다. 종양이 오른쪽으로 움직이면서, 어떻게 된 건지 양쪽 폐의 기도가 모두 열렸다. 그 즉시 리의 숨소리가 편안해지고 조용해졌다. 몇 분간 지켜본 뒤 우리의 호흡도 편안해졌다.

나중에야 나는 그때 우리의 선택에 의문이 생겼다. 그건 정말 장님 문고리 잡기에 다름 아니었다. 우리는 만약의 사태에 대비한 백업 플랜도 갖고 있지 않았다. 나중에 도서관에서 비슷한 사례들에 대한 보고서를 찾아보고 나서야 나는 다른 선택지가 있었다는 것을 알게 되었다. 가장 안전한 방법은 심장수술 때 쓰는 것 같은 심폐 바이패스 펌프를 사용하는 것임이 명백했다. 적어도 비상용으로 대기라도 시켜 놓았어야 했다. 이 일에 대해 다른 사람들과 얘기를 나눠 보았으나 어느 누구도 자책하지 않았다. 리는 살았다. 중요한 건 그것이었다. 리는 현재 화학요법 치료 중이다. 흉수검사 결과 종양은 림프종으로 밝혀졌다. 종양 전문의는 리의 완치 가능성을 70% 이상으로 봤다.

이것이 바로 실제 의학이 벌어지는 순간들이다. 이 책이 발아되는 순간들이며, 우리가 있는 그대로의 현실을 목격하고 생각할 수 있는 순간들이다. 우리는 의학을 지식과 처치가 질서정연하게 조화를 이루는 분야라고 생각한다. 그러나 그렇지 않다. 의학은 불완전한 과학이며, 부단히 변화하는 지식, 불확실한 정보, 오류에 빠지기 쉬운 인간들의 모험이며, 목숨을 건 줄타기이다. 우리 일에는 과학이 있다. 그렇지만 그 안에는 또 습관과 직감, 때로는 단순한 낡은 추측도 있다. 우리가 아는 것과 우리가 목표하는 것 사이에는 늘 간극이 있다. 그 간극이 우리가 하는 모든 일들을 꼬이게 만든다.

나는 8년이라는 일반외과의 훈련기간을 거의 마쳐 가고 있는 외과 레지던트이다. 그 맹렬했던 경험이 이 책의 밑천이다. 그 전에는 실험실 과학자, 공중보건 연구원, 철학 및 윤리학도, 정부 보건정책 자문위원 따위의 일을 했다. 나는 또 두 의사의 아들이며, 한 여자의 남편이자, 세 아이의 아빠다. 이 글을 쓰면서 나는 다양한 입장에서 비롯된 나의 다양한 관점을 책 속에 담고자 노력했다. 하지만 무엇보다도 이 책은 매일매일 환자들을 보면서 부딪치고 목격했던 의료 현장에 대한 기록이다. 레지던트는 독특하게 유리한 위치에서 의학을 바라볼 수 있다. 내부자로서 모든 것을 보며 모든 것에 개입한다. 하지만 동시에 새롭게 본다.

어떤 면에서 현실 의학의 불확실성과 딜레마를 붙들고 씨름하는 것은 외과의학의 본질인지도 모르겠다. 외과의학은 의학으로서 최첨단을 걷지만, 최고의 외과의들조차도 과학과 인간 기술의 한계를 깊이 인식하고 있다. 그럼에도 불구하고 결단력 있게 행동해야 한다.

이 책의 제목 'Complications'(이 책의 원제—옮긴이)에는 의료 현장에서 발생하는 예기치 않은 곡절만이 아니라, 보다 근본적으로 우리가 하는 일의 밑바닥에 깔린 보다 큰 불확실성과 딜레마에 대한 나의 우려가 담겨 있다. 이것은 교과서에 나와 있지 않은, 그러나 이 바닥에 발을 들여놓은 이래 나를 당혹시키고 애먹이고 때로는 놀라게 만들었던 의학이다. 나는 이 책을 3부로 나누었다. 1부에서는 의사들의 오류가능성을 살펴보며, 어떻게 해서 의료과실이 발생하고, 풋내기 의사가 어떻게 칼 쓰는 법을 배워 가는지, 어떤 의사가 좋은 의사이며 그런 좋은 의사가 어떻게 나빠질 수 있는지를 살펴본다. 2부에서는 의학의 수수께끼와 미지의 세계, 그리고 그에 맞선 싸움에 초점을 맞춘다. 어떤 물리적 설명도 불가능한 극심한 요통을 겪는 건축가, 임신기간 내내 지독한 구토증을 겪어야 했던 젊은 임산부, 설명할 수 없는 심한 안면홍조로 직장에서 좌절을 겪어야 했던 한 텔레비전 여성 뉴스캐스터 등의 이야기이다. 마지막 3부에서는 의학의 불확실성 자체에 집중한다. 왜냐하면 의학에서 가장 치명적이고 흥미로운 것은 의학에 종사하는 우리가 얼마나 많이 아는가가 아니라 얼마나 모르는가, 그리고 어떻게 하면 보다 현명하게 그 무지와 대적할 것인가 하는 것이기 때문이다.

3부에 걸쳐서 이야기를 풀어놓으면서 나는 의료현실뿐 아니라 그 등장인물들, 즉 환자와 의사들을 똑같이 보여주고자 했다. 결국 내가 관심을 가졌던 것은 현실 속의 매일매일의 의학, 즉 과학의 단순성이 개별 생명들의 복잡성과 부딪쳤을 때의 바로 그 의학이다. 의학은 오늘날 우리 삶 속에 깊숙이 들어와 있음에도 여전히 많은 부분 감추어져 있고, 또 종종 곡해되고 있다. 의학은 보기보다 덜 완벽하며, 동시에 보기보다 더 특별하다.

1부 | 오류 가능성

칼 쓰기 연습과 도둑 학습

중심정맥관 삽입이 필요한 환자였다. "한번 해 봐요." 치프 레지던트 S가 말한다. 나는 한번도 해 본 적이 없었다. "세팅해 놓고 준비되면 호출하구."

외과 전공의 수련과정에 들어온 지 4주째 되던 때였다. 내 재킷식 가운 주머니는 출력한 환자 데이터, CPR(심폐소생술)요령과 진료정보 기록시스템 사용법을 적은 메모리카드, 외과 핸드북 두 권, 청진기, 상처 드레싱 용품, 식권 몇 장, 펜라이트, 가위, 그리고 합쳐서 1달러쯤 되는 동전들로 불룩했다. 환자 병동으로 계단을 올라가는데 주머니속이 요란하게 달그락거렸다.

잘 될 거야, 나는 속으로 되뇌었다. 처음으로 해 보는 제대로 된 외과 처치였다. 환자는 뚱뚱하고 말없는 50대 남자로 1주 전에 받은 개복수술에서 회복중이었는데, 장기기능이 회복되지 않아 식사를 하지 못했다. 나는 환자에게 정맥으로 영양을 공급해야 되기 때문에 흉부 쪽에 '특별한 관'을 삽입해야 한다고 설명했다. 관 삽입은 병실 침상에서 할 것이며, 반듯이 누운 상태에서 흉부를 국소마취시킨 후 집어넣을 것이라고 말해 주었다. 카테터 길이가 8인치나 되고, 심장으로 연결되는 대정맥까지 집어넣을 것이라는 얘기는 하지 않았다. 처치가 까다로워 솜씨를 요한다는 말도 하지 않았다. 출혈이나 폐 허탈 같은 '약간의 위험'이 수반된다는 얘기는 했다. 노련한 의사의 경우 그런 류의 문제는 백 번에 한 번 있을까말까 하다.

하지만 당연히 나는 노련함과는 거리가 멀었다. 전에 들은 적이 있는 의료사고 이야기들이 마음을 짓눌렀다. 레지던트가 실수로 대정맥을 찢어 놓는 바람에 과다출혈로 사망한 여자환자, 레지던트가 놓친 와이어가 심장으로 떠내려가 흉부를 열고 빼내야 했던 남자환자, 카테터를 삽입하다 심실 세동을 유발시켜 심장마비를 일으켰던 남자환자…. 하지만 환자한테 삽관 동의를 구할 때 그런 얘기는 입도 뻥끗 하지 않았다. 그가 '오케이' 했고, 따라서 나는 시작해도 되었다.

나는 S가 중심정맥관 삽입하는 걸 두 번 봤다. 그 가운데 한 번은 바로 전날이었다. 나는 한 단계 한 단계를 유심히 봐 두었다. 필요한 도구를 세팅하고, 환자를 눕히고, 등 뒤 견갑골 사이에 타월을 돌돌 말아 받쳐 가슴이 들리게 하고, 가슴에 소독약을 문지르고, 국소마취제인 리도카인을 주사한 다음, 완전멸균복장을 하고, 쇄골 아래 지점으로 3인치 길이의 두꺼운 주사바늘을 찔러넣는 모습을 눈도 깜짝하지 않고 지켜봤다. 환자는 움찔하지조차 않았다. S는 바늘로 폐를 찌르는 것을 피하는 법("각도를 높게 유지하고 쇄골 바로 아래까지 들어갑니다."), 상대정맥의 지류인 쇄골하정맥을 찾는 법("각도를 높게 유지하고 쇄골 바로 아래까지 들어갑니다.")을 가르쳐 주었다. S는 3인치나 되는 바늘을 거의 다 찔러넣은 다음 주사기 피스톤을 잡아당겼다. 제대로 들어갔다. 주사기에 적갈색 피가 차는 걸 보면 안 다. ("선홍색 피가 나오면 동맥을 찌른 거예요. 그럼 곤란하죠." S가 말했다.)

　일단 바늘이 정맥에 찔러졌으면 그 다음엔 혈관벽에 난 주사구멍을 넓혀서 카테터를 집어넣어야 하는데, 뇌 쪽으로 올라가지 않고 심장 쪽으로 내려가도록 방향을 잘 잡아서 끼워넣어야 하며 혈관이나 폐가 다치지 않게 해야 한다. 그러기 위해서는 가이드와이어로 방향을 잡은 다음 시작해야 한다고 S가 설명했다. 그녀는 주사바늘을 그대로 꽂아 둔 채 주사기 몸통만 분리해냈다. 피가 뿜어져나왔다. S는 전자기타의 D현 강선 기타줄처럼 생긴 60센티미터 길이의 20게이지 와이어를 집어들고는 주사바늘 구멍을 통해 정맥을 지나 대정맥으로 쑥쑥 집어넣었다. "절대 우격다짐으로 밀어넣으면 안 돼요." S가 주의를 줬다. "놓치면 정말 큰일 납니다." 심장 모니터에 빠른 심박 물결선이 나타나자 S는 얼른 와이어를 1인치가량 빼냈다. 와이어가 심장을 건드리는 바람에 순간적으로 부정맥이 유발되었던 것이다. "제대로 들어간 것 같군요." S가 나를 향해 나직이 말했다. 그리고는 환자를 향해, "아주 잘 하고 계세요. 이제 몇 분만 더 참으시면 됩니다." 하고 말했다. S는 바늘을 빼낸 다음 총알 모양의 굵고 딱딱한 플라스틱 확장기를 바늘구멍에 쑤셔넣어 입구를 넓혔다. 그런 다음 확장기를 제거하고, 와이어 바깥으로 스파게티 국수 굵기의 유연한 노랑색 플라스틱 튜브를 씌운 다음 다 들어갈 때까지 밀어넣었다. 이제 와이어를 제거해도 되었다. S는 카테터에 헤파린 용액을 주입하고 카테터를 가슴 피부에 고정 봉합했다. 다 끝난 것이었다.

　어떻게 하는 건지는 봤다. 이제는 내가 할 차례였다. 나는 먼저 필요한 준비물을 챙기기 시작했다. 중심정맥관 키트, 장갑, 가운, 모자, 마스크, 리도카인…. 준비하는 데만도 온종일 걸리는 것 같았다. 마침내 준비를 마친 나는 환자 방문 앞에 서서 허공을 노려보며 머릿속으로 순서를 점검해 보았다. 그런데 낭패스럽게도 잘 생각이 나지 않았다. 하지만 더 이상 지체할 수는 없었다. 이것 말고도 A부인 퇴원, B씨 복부 초음파 준비, C부인 피부봉합 스테이플 제거 등 할일이 태산 같았기 때문이다. 거기다 거의 15분 간격으로 호출기로 또 다른 임무가 떨어졌다. X씨가 구토증세가 있으니 한번 가 봐 달라, Y양 가족이 왔는데 '누군가' 면담해 줄 사람이 필요하다, Z씨가 하제가 필요하다 등등. 나는 심호흡을 한 번 하고 짐짓 '이런 일쯤은 많이 해 봤으니 염려 마시라!' 하는 표정을 지으며 관 삽입을 하러 들어갔다.

침대 옆 탁자에 준비물을 내려놓고, 환자복을 벗겨 가슴을 드러낸 다음 매트리스 위에 편평하게 눕히고, 양팔을 옆구리에 가지런히 붙였다. 오버헤드 형광등을 켜고 침대를 내 키에 맞게 올린 다음 S를 호출했다. 가운과 장갑을 착용하고, 멸균 트레이에 카테터와 가이드와이어 등 중심정맥관 키트의 물품들을 S가 했던 모양을 떠올리며 기억나는 대로 늘어놓았다. 주사기로 리도카인 5cc를 뽑아놓고 두 개의 스펀지 스틱을 황갈색 베타딘 소독액에 담근 다음 봉합 패키지를 개봉했다. 이제 시작만 하면 됐다.

S가 당도했다. "혈소판 수치는?"

가슴이 철렁했다. 확인하지 않았던 것이다. 큰일 날 뻔했다. 혈소판 수치가 너무 낮으면 중도에 과다출혈 문제가 생길 수 있었다. S가 가서 컴퓨터를 체크했다. 수치는 괜찮았다.

주눅이 든 채 나는 환자의 가슴을 스펀지 스틱으로 문지르기 시작했다. "타월 말아 넣었어요?" S가 물었다. 맙소사, 그것도 잊어먹었다. 환자가 나를 쳐다보았다. S는 아무 말 없이 타월을 갖다가 돌돌 말아서 환자의 등 밑에 받쳐넣었다. 나는 소독약을 다 바르고 나서 우측 상부 가슴만 드러나게 소독방포를 씌웠다. 기분이 이상한지 환자가 소독방포 밑에서 몸을 약간 움지럭거렸다. S는 트레이를 점검하고 있었다. 나는 마음의 준비를 했다.

"관 삽입 후 헤파린 주입할 주사기는 어디 있죠?" 이런 젠장! 이번에도 S가 가져왔다.

나는 환자의 흉부를 손으로 더듬어 쇄골 아래 지점을 찾았다. '여기 맞아요?' 나는 눈짓으로 물어보았다. 더 이상 환자의 신뢰를 떨어뜨리고 싶지 않았다. S가 고개를 끄덕였다. 나는 그 지점에 리도카인을 주사했다. ("좀 따끔하실 겁니다.") 그런 다음 3인치 바늘의 주사기를 살 속으로 찔러넣었다. 엉뚱한 데를 찌를까봐 한번에 몇 밀리미터씩 천천히, 머뭇거리듯이 바늘을 찔러넣었다. 웬 바늘이 이렇게 긴 거야, 하는 생각만 들었다. 남의 가슴에 이런 흉기를 찔러넣고 있다는 것이 믿겨지지 않았다. 각도를 유지하는 데만 골몰하다가 쇄골 아래가 아닌 쇄골을 정통으로 찔러 버렸다.

"욱!" 환자가 신음소리를 뱉었다.

"죄송합니다." 내가 말했다. S가 쇄골 아래로 들어가라고 파도 모양의 손 신호를 보냈다. 이번엔 아래로 들어갔다. 주사기 피스톤을 당겨보았다. 아무것도 나오지 않았다. S가 좀더 깊이 찌르라고 손짓했다. 더 깊이 찔렀다. 아무것도 나오지 않았다. 나는 바늘을 도로 빼낸 다음 바늘구멍을 막고 있는 조직을 씻어내고 다시 시도했다.

"윽!"

이번에도 너무 얕았다. 다시 쇄골 아래로 찔러넣었다. 피스톤을 당겨 보았다. 역시 아무것도 나오지 않았다. 너무 뚱뚱해서 그런 거야, 나는 속으로 불평했다. S가 장갑과 가운을 착용했다. "좀 볼까요?" S가 말했다. 나는 S에게 주사기를 건네고 옆으로 비켜섰다. S는 바늘을 찌른 다음 피스톤을 당겼다. 너무나도 쉽게 들어갔다. "금방 끝날 겁니다." S가 환자에게 말했다. 나는 완전히 바보가 된 기분이었다.

S는 내게 다음 단계를 계속하게 했는데 나는 또 다시 헤맸다. 플라스틱 슬리브에서 가이드와이어 코일을 꺼내기 전까지, 그리고 한쪽 끝을 환자의 몸속으로 집어넣어 보기 전까지 나는 가이드와이어가 그렇게 길고 흐느적거리는 줄 몰랐다. 하마터면 살균되지 않은 침대시트에 한쪽 끝이 닿을 뻔했다. 주사구멍을 확대하는 것도 S가 상기시켜 줄 때까지 까맣게 잊고 있었다. 게다가 확대기를 끼우고는 강하게 밀어넣지 않아 S가 밀어넣었다. 우여곡절 끝에 마침내 카테터를 삽입하고 헤파린을 주입한 다음 움직이지 않도록 봉합했다.

병실에서 나온 다음 S는 다음번에는 나아질 거라며, 지나간 일에 대해서는 너무 속 끓이지 말라고 했다. "잘 하게 될 거예요. 연습만 하면 되니까." 그녀가 말했다. 하지만 나는 확신이 서지 않았다. 중심정맥관 삽입은 여전히 내겐 완전 오리무중이었다. 게다가 다른 사람의 흉부에 그렇게 긴 바늘을 무턱대고 찔러넣는다는 것이 영 개운치가 않았다. 나는 두려움 속에서 엑스레이를 기다렸다. 하지만 엑스레이 상에는 이상이 없었다. 폐를 손상시키지도 않았고 카테터도 제자리에 삽입되었다.

의대생이라고 모두 외과에 매력을 느끼는 것은 아니다. 처음 수술실에 들어가는 의대생들은 외과 의사가 사람 몸에 메스를 들이대고 과일 자르듯 열어젖힐 때 공포에 질리거나 경이로움에 입을 딱 벌리거나 둘 중 하나다. 나는 입을 딱 벌리는 쪽이었다. 내 가슴을 뛰게 했던 것은 피와 장기만이 아니었다. 사람이 다른 사람의 몸에 대담하게 메스를 휘두를 수 있다는 그 사실이 내 입을 벌어지게 만들었다.

사람들이 외과의들을 빈정대며 하는 말이 있다. "때로 틀린다. 하지만 절대 의심하지 않는다." 그런데 그 말이 내게는 힘으로 느껴졌다. 날마다 외과의들은 불확실한 것들과 대면한다. 정보는 불충분하고, 과학은 모호하고, 자신의 지식과 능력은 결코 완벽하지 못하다. 가장 간단한 수술조차 성공적으로 끝난다고, 아니 환자의 생명이 무사할 것이라고 장담할 수 없다. 처음 수술대 앞에 섰을 때 나는 이 수술이 환자에게 유익하다는 것을, 모든 과정이 예정대로 잘 진행되고, 지혈도 잘 되고, 감염이나 장기손상도 없을 것임을 의사가 어떻게 알까 궁금했었다. 물론, 의사는 모른다. 그래도 그는 가른다.

그 뒤 아직 의대생이었을 때 직접 절개를 해 본 적이 있다. 집도의는 잠자는 환자의 복부에 스킨마크 펜으로 6인치 길이의 가로점선을 그은 다음 놀랍게도 간호사더러 내게 메스를 건네주라고 했다. 고압멸균기에서 갓 꺼내온 메스에는 아직 온기가 남아 있었다. 집도의는 내게 메스를 들지 않은 손의 엄지손가락과 집게손가락으로 살갗을 팽팽하게 펴고 단번에 부드럽게 지방층까지 가르라고 했다. 나는 살갗에 칼날을 들이대고 갈랐다. 그것은 그 행위의 계산된 폭력이 주는 흥분, 제대로 해야 된다는 불안감, 그리고 어쨌든 그 사람에게 이로운 일이라는 당당함이 뒤섞인 기묘하고 중독적인 경험이었다. 생각했던 것보다 훨씬 많은 힘을 가해야 한다는 것을 깨닫고 약간 멀미가 나기도 했다.(사람의 살갗은 상당히 두껍고 탄력적이다. 첫 시도에서 충분히 깊이 들어가지 못하는 바람에 두 번째에야 지방층까지 가를 수 있었다.) 그 순간 나는 외과의가 되고 싶어졌다. 잠깐 메스를 넘겨받은 아마추어가 아니라 일상처럼 익숙하고 자신 있게 메스를 휘두르는 진짜 칼잡이 말이다.

하지만 불행히도 레지던트는 그런 숙달된 느낌으로 시작하는 것이 아니라, 사람 살에 칼을 들이대거나 남의 가슴에 바늘을 찌르는 것을 저어하는 본능이 여전히 우세한 상태로 시작한다. 외과 레지던트가 된 첫 날, 나는 응급실로 배정을 받았다. 내 첫 환자 중에는 발바닥에 75센티미터 정도 되는 나무의자 다리를 매달고 이를 악물고 절름거리며 들어온, 검은머리에 마른 20대 후반의 여자가 있었다. 식탁의자에 앉으려는 순간 의자다리가 빠지길래 넘어지지 않으려고 펄쩍뛰어 일어나려다가 그만 의자다리에서 삐어져 나온 3인치 길이의 나사못을 맨발로 밟아 버렸다는 것이었다. 나는 겨우 일주일 전에 의대 졸업장을 받은 풋내기처럼 보이지 않으려고 무진 애를 쓰면서, 그런 광경은 백 번도 더 본 사람처럼 덤덤하고 무심한 표정을 짓기로 했다. 발을 살펴봤더니 엄지발가락 바닥 쪽 뼈에 나사못이 깊숙이 박혀 있었다. 출혈은 없었고, 촉진 소견으로는 골절도 없어 보였다.

"아휴, 많이 아프겠다." 바보같이 엉겁결에 말해 버렸다.

내가 할 일은 뻔했다. 파상풍 주사를 놓고 나사못을 빼내야 했다. 파상풍 주사를 지시했다. 그런데 나사못을 빼내는 문제를 놓고 자신이 없어지기 시작했다. 출혈을 하면 어쩌지? 잘못해서 뼈를 부러뜨리거나 그보다 안 좋은 상황이 생기면? 나는 잠시 양해를 구하고 당직인 외과 스태프인 W선생을 찾았다. 그는 자동차 충돌사고 환자를 보고 있었다. 환자는 말 그대로 만신창이었다. 사람들이 저마다 고함을 질러대고 사방에 피가 난자했다. 도저히 뭘 물어 볼 상황이 아니었다.

나는 엑스레이를 지시했다. 시간도 벌고 골절이 없다는 내 아마추어적 직감도 확인해 보고 싶었다. 과연, 엑스레이를 찍고 확인하는 데 한 시간가량이 걸렸으며, 골절은 보이지 않았다. 방사선과 의사는 '제1중족골두'에 보통 나사못이 박혀 있다고 했다. 나는 환자에게 엑스레이 사진을 보여주며, "제1중족골두에 나사못 박혀 있는 거 보이시죠?" 하고 말했다. 그런데 "어떻게 빼죠?" 환자가 물었다. "아, 네. 잠깐만요."

나는 다시 W선생을 찾아갔다. 그는 여전히 자동차사고 환자에 매달려 있었지만 잠시 막간을 틈타 엑스레이 필름을 보여줄 수 있었다. 그는 엑스레이를 보고는 쿡쿡 웃더니 어떻게 할 생각이냐고 물었다. "나사못을 빼야죠?!" 나는 용감하게 말했다. "그렇지." 바보, 그걸 말이라고 해, 하는 표정이었다. 그는 파상풍 주사를 잊지 말라고 주지시키고는 나를 쫓아보냈다.

환자에게로 돌아온 나는 나사못을 뺄 것이라고 말했다. '당신이?'라는 반문을 예상했지만, "네. 선생님."이라는 답이 돌아왔다. 이제 작업에 들어가야 했다. 처음에는 진찰대에 앉히고 다리만 옆으로 내리게 해서 할 생각이었지만 잘 될 것 같지가 않았다. 결국 의자다리가 공중에 덜렁거리게끔 진찰대 바깥으로 발만 빠져나오게 눕혀 놓고 빼기로 했다. 움직일 때마다 환자의 고통이 심해졌다. 나는 나사못이 박힌 곳에 국소마취제를 주사했다. 마취제가 약간은 도움이 됐다. 한 손으로 발을 잡고 다른 손으로 의자다리를 잡고 나사못을 빼려는 순간 나는 잠시 그 자리에 굳어 버렸다. 내가 정말 할 수 있을까? 정말 내가 해도 될까? 내가 어떻게 감히?

결국 그냥 하기로 했다. '하나, 둘, 셋!' 하며 잡아당겼다. 처음에는 조심스럽게 하다가 용기를 짜내서 세게 잡아당겼다. 환자가 신음소리를 냈다. 나사못은 꼼짝도 하지 않았다. 그런데 의자다리를 비틀어 돌려 봤더니 나사못이 쏙 빠졌다. 출혈도 없었다. 교과서에 자상에 대해 써 있는 대로 상처를 씻었다. 환자는 발이 쑤시긴 했지만 걸을 수 있었다. 나는 감염위험에 대해 주의를 주고, 유의할 징후에 대해 말해 줬다. 환자는 사냥꾼의 밧줄에서 구해 준 생쥐에게 사자가 그랬던 것처럼 고마워했고, 그날 밤 나는 하늘을 나는 기분으로 집으로 돌아갔다.

다른 분야도 마찬가지지만, 외과에서 기술과 자신감은 경험을 통해서 더듬더듬, 자존심을 상해 가며 얻어진다. 테니스 선수나 오보에 연주자나 하드드라이브 기술자와 마찬가지로 우리도 우리 일에 능숙해지려면 반복적으로 연습을 해야 한다. 한 가지 다른 점이 있다면 의학에서 연습 대상은 따뜻한 피가 흐르는 사람이라는 점뿐이다.

중심정맥관 삽입 두 번째 실습 때도 첫 번째 때보다 별반 나아진 게 없었다. 환자는 인공호흡기를 달고 있는 중환자실 환자로, 강력한 심장약을 심장으로 직접 투여하기 위해 관 삽입이 필요했다. 그 여자환자는 진정제가 다량 투여된 상태였는데, 나로서는 여간 다행스럽지 않았다. 내가 서툴게 해도 모를 테니까.

준비상태는 먼저보다 나았다. 타월을 말아서 받쳤고 헤파린 주사기도 준비했다. 검사결과도 미리 체크해서 이상 없다는 것을 확인했다. 가이드와이어가 사방으로 흐느적거려도 살균되지 않은 곳에 닿지 않도록 특별히 신경을 써서 소독방포를 넓게 깔았다.

그럼에도 불구하고 본 처치는 실패였다. 한 번은 바늘을 너무 얕게 찔렀고, 한 번은 너무 깊이 찔렀다. 낭패감이 주저감을 압도했고, 이 각도 저 각도로 여러 차례 시도해 봤지만 제대로 되지 않았다. 그러다 어느 순간 주사기 피스톤을 당겼는데 피가 빨려 들어왔다. 정맥에 들어간 것이다. 나는 한 손으로 주사기바늘 쪽을 꽉 붙잡고 다른 손으로 주사기 몸통을 잡아당겼다. 하지만 너무 꽉 끼어 있어서인지 바늘이 쑥 빠져 버렸다. 흉벽 내로 출혈이 시작되었다. 5분간 최대한 압박을 해 봤지만 환자의 가슴은 주사바늘 자국 주위로 검푸르게 멍이 들어 버렸다. 혈종 때문에 그곳으로는 더 이상 관을 삽입할 수 없게 되었다. 나는 그만 포기하고 싶었다. 하지만 환자는 관 삽입을 필요로 했고, 나를 지켜보던 선배(이번에는 2년차였다.)는 내가 끝까지 해야 한다며 꿈쩍도 하지 않았다. 폐 손상이 없다는 엑스레이 결과가 나오자 그는 새 키트를 가지고 반대쪽 흉부에 다시 해보라고 했다. 이번에도 나는 또 빗나갔다. 이러다 환자를 바늘집으로 만들겠다 싶었는지 그제야 자기가 나섰다. 그도 몇 분간에 걸쳐 두세 번 찌르고서야 정맥을 찾아냈다. 그나마 기분이 좀 나아졌다. 어쩌면 유난히 힘든 케이스였을 거야.

하지만 며칠 후 세 번째마저 실패했을 때는 정말이지 자괴감이 들었다. 찌르고, 찌르고, 또 찔렀건만 피는 나오지 않았다. 나는 옆으로 비켜섰고, 옆에서 지켜보던 선배는 단번에 들어갔다.

하나의 집단으로서 외과의들은 묘한 평등주의를 고수한다. 그들은 연습을 믿지 재능을 믿지 않는다. 흔히 사람들은 외과의가 되려면 손재주가 뛰어나야 한다고 생각하는데, 그렇지 않다. 외과 과정에 들어가기 위해 면접을 볼 때 바느질을 시켜 보거나, 손재주를 테스트하거나, 손을 떨지 않는지 확인하는 시험관은 아무도 없었다. 심지어 손가락 열 개가 다 있을 필요도 없을지 모른다. 물론 재능이 있으면 좋다. 교수들에 따르면 2,3년에 한두 명 특출하게 재능 있는 인재가 들어온다고 한다. 복잡한 손기술을 남달리 빨리 터득하고, 수술 부위 전체를 한눈에 파악하고, 문제가 발생하기 전에 문제점을 찾아내는 사람들. 그럼에도 불구하고 외과 스태프들은 성실하고, 꾸준하며, 몇 년이고 낮밤 가리지 않고 이 힘든 일에 붙어 있을 좀 꼴통 같은 사람을 찾는 것이 더 중요하다고 한다. 한 외과 교수님은 만약 힘들여 유전자 하나를 클론한 박사와 재능 있는 조각가 중에 하나를 택하라면 자기는 언제라도 박사 쪽을 택하겠노라고 했다. 물론 신체적으로는 조각가가 더 재능이 있겠지만 머리는 박사 쪽이 '말짱'할 것이기 때문이라고 했다. 결국 그쪽이 더 중요하다는 얘기다. 외과의들은 기술은 가르칠 수 있지만 끈기는 가르칠 수 없다고 생각한다. 사람 뽑는 방법 치고는 참 이상한 접근법이지만 이는 외과의 경우 말단부터 꼭대기까지 일관되게 적용된다. 그들은 경험이 전혀 없는 평범한 외과 지원자들을 뽑아 몇 년씩 훈련을 시키고, 자기네가 키워낸 의사들 가운데서 의료진을 충원한다.

그런데 잘 들어먹는다. 세계적인 바이올리니스트, 체스 그랜드 마스터, 프로 아이스스케이터, 수학자 등 각계의 최고 엘리트들을 대상으로 실시한 여러 연구들에 따르면, 일류와 이류의 가장 큰 차이점은 그들이 쌓은 체계적인 누적 연습량의 차이였다고 한다. 어쩌면 가장 중요한 능력은 반복연습을 할 수 있는 능력 그 자체인지도 모른다. 인지심리학자이자 수행 전문가인 앤더스 에릭슨Anders Ericsson은 지속적인 훈련을 하려는 의지가 바탕에 깔려 있을 때 선천적 인자들이 힘을 가장 잘 발휘한다고 적고 있다. 예를 들면 정상의 연주자들은 남들만큼만 연습하는 데 만족하지 못한다. (이것은 운동선수나 음악가들이 일단 은퇴하면 대개 연습을 그만두는 이유이기도 하다.) 어쨌든 정상의 연주자들은 남들보다 강한 의지를 가지고 연습에 몰두한다.

나는 확신이 없었다. 매번 근처에도 못 가는데 중심정맥관 삽입 연습을 계속하는 것이 무슨 소용이 있을까 싶었다. 내가 무엇을 잘못하고 있는지 분명히 알고 있다면 집중공략할 대상이라도 있을 것이다. 하지만 나는 알지 못했다. 물론 다들 나름대로 조언을 해 줬다. 바늘 경사각을 높여서 찔러라. 아니야, 경사각을 눕혀서 찔러야 돼. 바늘이 중간쯤 들어갔을 때 방향을 비틀어라. 아니야, 부드럽게 곡선을 그리듯 들어가야 해. 한동안 나는 중심정맥관 삽입을 요리조리 피했다. 하지만 얼마 못 가서 새 케이스가 하달됐다.

최악의 상황이었다. 늦은 오후였는데 전날 밤을 꼬박 새고 눈도 못 붙인 터였다. 환자는 135킬로그램도 더 나가는 심한 비만으로, 누우면 가슴과 복부 무게 때문에 숨쉬기가 힘들어 드러눕지도 못했다. 그런데 반드시 중심정맥관을 삽입해야 했다. 상처에 감염이 심해 시급히 정맥에 항생제를 투여해야 했는데, 아무도 팔뚝에서 정맥을 찾아내지 못했기 때문이었다. 나는 성공하리라는 기대조차 거의 하지 않았다. 하지만 레지던트는 하라면 한다.

환자 병실로 갔다. 그는 겁에 질린 얼굴로 자기는 드러누워서는 1분도 못 버틸 것이라고 했다. 하지만 상황이 상황이니만큼 최선을 다해 보겠노라고 했다. 일단 가능한 마지막 순간까지 침대에 기대앉은 상태에서 하고, 그 다음은 봐 가며 결정하기로 했다.

나는 먼저 준비상황을 점검했다. 검사결과 확인, 중심정맥관 키트 세팅, 타월 말아서 받치기 등등. 환자를 앉힌 상태에서 가슴에 소독약을 칠하고 소독방포를 덮었다. 이번에는 치프 레지던트인 S가 지켜보고 있었다. 모든 준비가 완료되자 나는 S에게 환자를 뒤로 눕히고, 얼굴에 산소마스크를 씌우라고 신호했다. 가슴살이 출렁거렸다. 쇄골하정맥에 들어가려면 쇄골부터 찾아야 하는데, 아무리 더듬어 봐도 찾을 수가 없었다. 그는 벌써 숨이 차는지 얼굴이 벌개지기 시작했다. 나는 '대신 하실래요?' 하는 표정으로 S를 쳐다봤다. '계속해요.' S가 신호했다. 나는 위치를 대충 어림잡은 다음 리도카인을 주사해 국소마취시키고 기다란 바늘을 찔러넣었다. 아직 멀었을 거라고 생각하고 있는데, 순간 바늘 끝이 쇄골 아래로 들어간 것을 느낄 수 있었다. 바늘을 좀더 깊이 찔러넣은 다음 피스톤을 당겼다. 신기하게 주사기에 피가 차올랐다. 제대로 들어갔다! 나는 온 정신을 집중해서 주사바늘이 움직이지 않도록 유의하면서 주사기의 몸통을 제거하고 가이드와이어를 바늘구멍으로 집어넣었다. 와이어가 술술 잘도 들어갔다. 환자는 호흡곤란으로 고전하고 있었다. 우리는 잠시 그를 일으켜 앉혀 숨을 돌리게 했다. 그리고 다시 눕힌 다음 확대기로 구멍을 벌리고 살살 카테터를 집어넣었다. "잘 했어요." S는 한마디를 남기고 가 버렸다.

　나는 아직도 그날 내가 뭘 다르게 했는지 모른다. 하지만 그때 이후로 중심정맥관은 잘 들어갔다. 연습이라는 건 그런 점에서 요상했다. 몇 날 며칠이고 부분부분, 조각조각만 잡히다가 어느 날 갑자기 전체가 잡히는 것이다. 의식적 학습이 무의식적 지식이 되기까지 정확하게 어떤 과정을 거치는지는 알 수 없다.

　이제는 중심정맥관 삽입을 백 번도 넘게 했다. 그렇다고 실패할 때가 전혀 없지는 않다. 나 역시 우리가 '불의의 사고'라고 부르는 일이 꽤 있었다. 환자의 폐를 찔러 구멍을 낸 적도 있었는데, 그것도 다른 병원에서 온 외과 의사의 우측 폐였다. 확률적으로 볼 때 그런 일은 앞으로도 분명 또 일어날 것이다. 아직도 순조롭게 되어야 할 일이 아무리 해도 잘 안 되는 경우가 가끔 있다. (그럴 때 우리끼리 하는 말이 있다. "어땠어?" 하고 물어 올 때 "완전히 벌 섰어." 하면 다들 알아듣는다.)

　반면에 때로는 모든 게 너무나 완벽하게 돌아갈 때도 있다. 생각하지도 않고 정신집중도 안 해도 뭐든지 쉽게 착착 된다. 바늘을 들어서 가슴을 찌르면 바늘이 지방층을 미끄러지듯 지나 뻑뻑한 근육층에 막혀 좀 고전하다가 다음 순간 미세하게 퉁기는 듯하며 정맥의 벽을 뚫고 들어가는 것이 느껴진다. 이건 단순히 쉬운 정도가 아니라 예술이다.

　외과 수련은 이런 과정의 반복이다. 실패를 거듭하며 헤매다가 한 조각 한 조각 알아가게 되고, 그러다 어느 순간 전체가 파악되고,

그러다 때때로 우아한 예술의 경지를 체험하게 되는 일련의 과정이 계속해서 반복된다. 위험부담이 더 크고 더 힘든 과제가 계속 나타나기 때문이다. 처음에는 장갑, 가운 착용법, 환자 소독방포 씌우기, 메스 잡는 법, 일정 길이의 실크 봉합사로 사각매듭 짓기 등 기본부터 익힌다. (진료정보 기록법, 컴퓨터 작동법, 약 처방법은 기본 중에 기본이다.) 그런 것들을 익히고 나면 난이도가 한 단계 올라간다. 메스로 피부 가르기, 전기소작기electrocautery 조작하기, 유방 절개하기, 출혈 장기 혈관 묶기, 종양 절제하기, 상처 봉합하기 따위를 익힌다. 한마디로 유방종양 절제술을 익히는 것이다. 내 경우에는 6개월이 지나기 전에 삽관, 충수 절제술, 피부이식, 탈장 교정술, 유방 절제술을 경험했고, 1년차 말엽에는 사지절단 수술, 림프절 생체검사, 치질 절제술 등을 하고 있었다. 2년차가 끝날 무렵에는 기관 절개술과 몇 번의 소장 수술, 복강경 담낭 절제수술 등에 참여하고 있었다.

나는 이제 수련과정 7년차다. 이제야 피부를 칼로 가르는 것쯤은 별일 아니며 그저 일의 시작에 불과한 것으로 느껴지기 시작했다. 하지만 몸 안으로 들어가면 다시 싸움이 시작된다. 요즈음 나는 복부 대동맥류 수술법과 췌장암 제거, 경동맥협착시 혈관확장법을 익히려고 애쓰는 중이다. 내가 파악한 바에 따르면 나는 특별한 재능이 있지도 아둔하지도 않다. 연습하고 또 연습함으로써 요령을 터득한다.

의료현장에서 환자들과 이러한 문제를 놓고 얘기하기는 어렵다. 사람을 대상으로 실습하는 것에 대한 도의적 책임은 늘 우리 몫이고, 그나마 대부분 입밖에 꺼내지도 못한다. 매번 수술 전에 나는 수술복 차림으로 수술환자 대기실로 가서 환자에게 내 소개를 한다. 매번 같은 방식으로 얘기한다. "안녕하세요? 닥터 가완디입니다. 외과 레지던트로서 집도의 선생님을 도울 겁니다." 대충 이런 식이다. 그리고는 손을 내밀고 미소를 짓는다. 어디 이상한 데는 없냐고 묻고, 이런저런 얘기를 나누다가 환자가 질문하면 답해 준다. 기겁을 하면서 "레지던트한테는 수술을 받지 않겠다."고 하는 환자들도 꽤 많다. 그러면 나는 "걱정 마세요. 전 그냥 어시스트만 합니다." 하며 안심시킨다. "수술은 항상 스태프 선생님이 책임집니다."

사실 아주 거짓말은 아니다. 수술은 스태프 선생이 책임지며, 그 사실을 모르는 레지던트는 없다. 최근 내가 한 75세 여자환자의 결장암 제거수술의 경우를 보자. 시작부터 스태프 선생은 내 건너편에 서 있었다. 어디를 자르고, 어떻게 종양을 분리시키고, 결장을 얼마만큼 잘라낼 것인지를 결정한 것은 내가 아니라 그였다.

하지만 어시스트만 한다고 말한 것은 그래도 좀 속임수 같다. 사실 내가 달랑 손만 빌려준 건 아니었으니까. 그렇지 않다면 왜 내가 메스를 잡았겠는가? 왜 내가 집도의 자리에 서 있고, 수술대를 180센티미터 조금 더 되는 내 키에 맞춰 올렸겠는가? 물론 나는 거들어 주기 위해 그 자리에 있었다. 그렇지만 실습을 한 것도 사실이다. 결장을 다시 이어 주어야 할 시점에 이 점은 분명해졌다. 절단된 장의 양 끝을 잇는 데는 수봉합과 자동문합 두 가지 방법이 있다. 자동문합 쪽이 훨씬 쉽고 빠르지만 스태프 선생은 수봉합을 지시했다. 그 것이 환자의 예후에 더 좋기 때문이 아니라 내게 경험의 기회를 주기 위해서였다. 제대로 잘 하면 결과는 비슷하지만 대신 스태프 선생이 두 눈을 부릅뜨고 지켜봐야 했다. 내 바느질은 느리고 들쭉날

쭉했다. 한 번은 바늘땀이 너무 듬성듬성하자 스태프 선생이 새지 않도록 되돌아가서 몇 땀 더 뜨라고 했다. 또 한 번은 바늘땀을 충분히 깊게 뜨지 않은 것을 보고 "손목을 좀더 틀어."라고 했다. "이렇게요?" 내가 물었고, "그래, 그런 식으로." 그가 대답했다. 나는 학습 중이었다.

오래전부터 의학계는 환자들에게 최상의 의료서비스를 제공해야 한다는 의무와 신출내기 의사들에게 경험을 쌓게 해야 한다는 두 가지 상반되는 명제 사이에서 고민해 왔다. 레지던트 제도는 감독과 누진적 책임부과를 통해 잠재적 위험을 완화시키고자 하는 시도다. 그리고 교수 과정에서 환자들이 실질적으로 이익을 보고 있다고 생각할 근거도 있다. 연구결과를 보면 일반적으로 수련의 제도가 있는 병원들이 없는 병원들보다 결과가 좋았다. 레지던트들은 미숙할 지는 몰라도 환자들을 체크하고, 질문하고, 그리고 스태프 선생들로 하여금 긴장을 놓지 못하게 한다는 점에서 도움이 되는 것 같다. 하지만 초보 의사가 중심정맥관 삽입, 유방암 제거, 결장 단면 봉합법을 익히는 사이 보내야 하는 처음 몇 번의 가슴 떨리는 순간들을 피해갈 방법은 아직 없다. 아무리 많은 안전장치를 해 놓는다 해도 보통 그러한 케이스들은 노련한 의사보다 초보의 경우에 잘 안 될 때가 더 많은 것이 사실이다.

우리는 그에 대해 어떠한 환상도 갖고 있지 않다. 스태프 선생 가족이 수술을 받아야 할 경우 병원 사람들은 수련의들을 얼마나 참여시킬까 고심한다. 스태프 선생한테서 평소처럼 하라는 지시를 받더라도 수술실에 들어가는 레지던트는 그날은 실습과는 거리가 멀 것임을 이미 알고 있다. 중심정맥관을 삽입해야 될 경우 확실히 초짜한테는 맡기지 않는다. 거꾸로, 레지던트들이 주로 담당하는 병동이나 클리닉은 대개 가난한 사람들이나 무보험 환자, 주정뱅이, 미친 사람들로 채워져 있다. 요즘 레지던트들은 스태프 선생의 참관이나 감독 없이 독자적으로 수술해 볼 기회가 거의 없다. 전문의 자격증 따고 나가서 단독으로 수술하려면 꼭 해 봐야 하는 과정이므로 레지던트가 혼자 집도한다면 그 대상은 대체로 환자들 중에서 가장 힘없는 이들일 경우가 많다.

이는 의사 수련에서 참 난감한 진상이다. 법원 판결은 말할 것도 없고 전통윤리나 공공도덕 측면에서도 최상의 의료서비스에 대한 환자의 권리는 의사의 수련이라는 목적보다 분명 상위에 있다. 사람들은 자신이 실습대상이 되는 것은 싫어하면서 숙련된 의사를 원한다. 하지만 만일 미래를 위해 누군가를 훈련시키지 않는다면 그 피해는 모두의 몫이다. 결국 학습은 소독방포 아래서, 마취 하에서, 때로는 암묵적으로 비밀리에 이루어진다. 이 딜레마는 비단 수련 중인 레지던트들이나 전임의들에게만 해당되는 것이 아니다. 실제로 학습과정은 사람들이 알고 있는 것보다 훨씬 오래 계속된다.

우리 남매는 오하이오주 아덴이라는 작은 마을에서 자랐다. 부모님이 모두 의사셨는데, 어머니는 일주일에 세 번 반나절 동안 파트타임으로 소아과 환자들을 보셨다. 그럴 수 있었던 것은 아버지의 비뇨기과 병원이 정신없이 바쁠 정도로 잘됐기 때문이다. 비뇨기과에 종사하신 지 25년이 넘은 아버지의 진찰실은 그 흔적들로 가득 채워져 있다. 한쪽 벽에는 진료기록파일로 꽉 채워져 있고, 환자들한테서 받은 선물들(책, 그림, 성경구절을 새긴 도자기, 직접 손으로 그림을 그린 서진(書鎭), 입으로 불어서 만든 유리공예품, 조각장식한 상자, 바지를 내리면 오줌을 갈기는 소년상 등)이 곳곳에 놓여 있으며, 오크제 책상 뒤의 아크릴 상자 안에는 그가 환자들 몸에서 제거해 낸 신장결석이 산더미처럼 쌓여 있다.

내 수련기간의 끝이 어렴풋이 보일 때가 되자 나는 비로소 아버지의 성공에 대해 골똘히 생각해 보게 됐다. 레지던트 시절 내내 나는 외과 의학을 교육을 통해 습득하고 실습을 통해 완성되는 확정된 지식과 기술의 결정체로 생각했다. 내 생각대로 일부 단위과업과 관련해서는 실력이 부드럽게 상승곡선을 그렸다. (내 경우에는 담낭 제거, 결장암 수술, 총알 제거, 맹장수술 등이고, 아버지의 경우는 신장 결석 제거, 고환암, 전립선 비대증 수술 등일 것이다.) 그 곡선은 대략 10~15년이면 절정에 이르고, 그 뒤로 오랫동안 일정한 높이를 유지하다가, 은퇴하기 5년 전쯤부터는 약간의 하향곡선을 그릴 수도 있을 것이다. 하지만 현실은 훨씬 복잡했다. 어떤 일에 웬만큼 능숙해졌다 싶으면 어느새 그건 시대에 뒤떨어진 구식이 되어 버린다고 아버지는 말씀하셨다. 신기술과 새로운 수술법이 나타나 구식을 대체하면 학습곡선은 처음부터 다시 시작된다. 아버지는, "내가 지금 시행하고 있는 기술의 4분의 3은 레지던트 시절에는 배운 적도 없는 것들이다."라고 말씀하셨다. 가령, 바늘땀을 뜰 때 "손목을 좀더 틀어!" 하는 식의 가르침을 줄 선생은커녕 제일 가까운 곳의 동료조차 삼십 리는 떨어져 있는 고립된 현실 속에서 아버지는 독학으로 음경보형물 삽입, 미세 수술법, 정관복원술, 발기신경 보존 전립선 절제술, 인공 요도괄약근 이식법을 익혀야 했다. 그는 또한 체외 충격파 쇄석기, 전기유압식 쇄석기, 레이저 쇄석기(모두 신장결석 분쇄

기다.) 사용법과 더블제이요관 스텐트, 실리콘 보형코일 스텐트, 후방삽입 다변적 길이 스텐트(구태여 이것들이 뭔지 묻지 마시길.) 유치하는 법과 광섬유 요관경 작동법 따위도 배워야 했다. 이 모든 기술과 테크닉은 그가 의사수련을 마친 뒤 새로 도입된 것들이다. 그 가운데는 옛 기술을 토대로 한 것도 있지만 대부분은 완전히 새로운 것들이다.

이는 사실상 모든 외과의들이 겪는 일이다. 끊임없이 의학기술의 혁신이 이루어지고 있기 때문에 도태되지 않으려면 최첨단 기술을 습득하기 위해 노력하는 수밖에 없다. 사실 신기술을 적용하지 않는 것은 환자들을 의미있는 의학적 진보로부터 단절시키는 일이기도 하다. 하지만 학습곡선의 위험은 레지던트 때나 개원의가 된 후에나 피할 수 없다.

기존의 외과의들을 위한 배움의 기회는 어쩔 수 없이 수련의 제도보다 훨씬 덜 조직화되어 있다. 중요한 신기기나 수술법이 나오면 의사들은 연례행사처럼 그에 관한 강좌를 들으러 간다. 보통 간단한 자료화면과 단계별로 정리한 유인물을 가지고 유명한 외과의들이 하루나 이틀 정도 진행하는 강연을 듣고, 비디오테이프를 받아와서 집에서 본다. 더러 동료의사의 시술 모습을 참관하기도 한다. 아버지는 종종 오하이오 주립병원이나 클리블랜드 클리닉에 가서 보고 오셨다. 하지만 실습에 참여할 기회는 많지 않았다. 레지던트들과는 달리 참관자들은 수술실에 들어갈 수 없으며, 동물이나 시체를 대상으로 하는 실습기회도 극히 적다. (영국에서는 영국답게 외과의들의 동물실습을 금지하고 있다.) 펄스다이레이저pulsed-dye laser가 나왔을 때 제조업체에서는 콜럼버스에 실험실을 만들어 놓고 각지의 비뇨기과 의사들로 하여금 와서 실습해 볼 수 있게 했다. 하지만 아버지가 가 봤더니, '소변 같은 액체가 들어 있는 시험관 속의 신장결석 부수기'와 '막조직을 손상시키지 않고 계란껍질 뚫어 보기'가 전부였다고 한다. 최근 우리 병원 외과에서는 외과용 로봇을 구입했다. 손목 둘에 팔이 셋 달리고 카메라가 장착된 놀랍도록 정교하게 만들어진 9만8천 달러짜리 로봇으로, 모두 직경이 밀리미터 단위이며 콘솔로 조종한다. 이것만 있으면 외과의들이 거의 어떤 수술이든지 작은 창구멍만 내고도 손 떨지 않고 할 수 있다. 외과 전문의 2명, 간호사 2명으로 구성된 팀이 산호세의 제조사 본부로 날아가 꼬박 하루 동안 로봇 조종법 교육을 받고 왔다. 돼지와 시신을 대상으로 실습도 해 봤다고 한다. (그 회사는 샌프란시스코에서 시체를 구입해 오는 모양이었다.) 그 정도면 통상의 경우보다는 훨씬 많은 실습을 한 셈이지만 결코 완전하다고는 할 수 없다. 그저 로봇 작동에 필요한 기본원리를 파악하고, 로봇 사용의 감을 잡기 시작하고, 로봇을 이용한 수술법을 이해하는 정도다. 사실 그것이 교육의 목표였다. 이제 돌아가서 조만간 배운 대로 시도해 보는 일만 남았다.

결국은 환자들이 혜택을 본다. 종종 그것도 아주 엄청나게. 하지만 처음 몇 환자들은 혜택을 보기는커녕 피해를 볼 수도 있다. 《브리티시 메디컬저널》 2000년 봄호에 자세하게 소개된 런던의 그레이트 오몬드 스트리트 병원 소아외과팀이 작성한 보고서 내용을 보면 이 점을 알 수 있다. 보고서는 1978년부터 1998년의 기간에 걸쳐 대혈관 전위TGA 심장질환아 325명을 대상으로 일관되게 새 수술법으로 수술한 결과를 기술하고 있다. 대혈관 전위는 선천성 심혈관 기형으로, 대동맥이 좌심실 대신 우심실에서 나오고, 폐동맥이 우심실이 아닌 좌심실에서 나온다. 그 결과 말초순환에서 들어온 정맥혈이 폐에서 산소를 공급받지 못하고 우심실에서 대동맥을 경유해 다시 체순환에 들어가므로, 체내에 산소공급이 되지 않아 생존할 수 없다. 환아들은 숨을 가득 들이마신다는 것이 어떤 것인지도 모른 채 파랗게 질려서 맥없이 죽어간다. 한동안 혈관치환술은 기술적으로 불가능하다고 여겨졌었다. 대신 외과의들은 세닝술식이라고 하는 수술법을 시술했다. 심방 내에 통로를 만들어 산소포화된 폐정맥을 우심실로 들어가게 하고, 정맥혈을 좌심실로 연결해 폐동맥을 통해 폐로 가게 하는 방법이었다. 세닝 수술 덕분에 아이들은 성인기까지 살 수 있게 되었다. 하지만 원래 폐순환을 맡도록 되어 있는 우심실은 좌심실만큼 오랫동안 체순환 압력을 감당할 수가 없다. 결국 환자들의 심장에 기능부전이 일어났으며, 대부분 성인기까지는 살지만 노년까지 사는 경우는 드물었다. 그러다 1980년대에 일련의 기술적 진보가 이루어지면서 대혈관 치환술을 안전하게 시술할 수 있게 되었다. 대혈관 치환술은 급속도로 선호되었다. 1986년 그레이트 오몬드 스트리트 병원 외과의들도 수술법을 바꾸기로 했는데, 보고서를 보면 그것은 두말할 필요도 없는 현명한 선택이었다. 성공적인 혈관 치환수술 후 연간 사망률은 세닝 수술 때의 4분의 1도 안 되며, 평균수명도 47세에서 63세로 늘어났다. 하지만 그 기술을 습득하기까지 치러야 했던 대가는 무시무시했다. 최초 70건의 치환수술은 수술사망률이 25%로, 세닝 수술 사망률 6%에 비해 엄청나게 높았다. (18명의 아이들이 목숨을 잃었다. 세닝 수술 시대의 총 수술 사망자수의 두 배가 넘는 수치다.) 세월이 흘러 기술이 숙달된 뒤에는 100명의 환아 중 5명만이 사망했다.

환자의 입장에서는 전문성과 진보 모두를 원한다. 아무도 직시하고 싶어 하지 않는 사실은 그 둘이 상호모순되는 바람이라는 것이다. 영국의 한 공공보고서에 "환자들의 안전에 관한 한 학습곡선은 존재하지 말아야 한다."는 글귀가 있었다. 하지만 그것은 희망사항일 뿐이다.

반도체 제조, 항공기 제조 등 산업계의 학습곡선 연구를 전문으로 했던 하버드 비즈니스스쿨 연구팀이 최근 외과의들의 학습곡선에 관한 연구를 시도했다. 18명의 심장 외과의와 수술팀을 따라다니며 최소침습 심장수술법이라는 신기술 습득과정을 추적했다. 이런 종류의 연구로는 처음이었다고 한다. 의학처럼 학습할 것이 부지기수로 널린 분야에서 임상의들의 학습결과를 비교한 연구가 하나도 없었다니 놀라지 않을 수 없다.

흉부 가운데를 갈라 개흉하는 대신 늑골 사이를 약간 째고 수술하는 이 새로운 심장수술법은 기존 방식보다 상당히 어려웠다. 절개부위가 너무 작아 심장 바이패스를 이용한 혈관 우회에 필요한 카테터와 클램프 등을 집어넣을 수가 없기 때문에 의사들은 겨드랑이 혈관을 통해 카테터와 풍선을 넣는 까다로운 수술법을 익혀야 했다. 훨씬 좁은 공간에서 수술을 하는 데도 익숙해져야 했다. 간호사, 마취 전문의, 체외 순환사 모두 각자 숙달해야 할 역할이 있었다. 모두 새로운 과제에, 새 도구, 문제발생의 여지가 있는 새 방법과 그 문제를 해결하는 새 해결법을 익혀야 했다. 예상대로 다들 상당한 학습곡선을 경험했다. 완전히 숙달된 팀의 경우 수술 한 건당 세 시간 내지 여섯 시간 정도 걸리지만, 초기에 이들 팀은 평균 세 배나 많은 시간을 소요했다. 하버드 연구팀이 유병률을 상세하게 추적하지는 못했지만 영향이 없었으리라 생각하는 것은 어리석은 일일 것이다.

그 연구에서 더욱 흥미로웠던 것은 팀들 간에 학습속도에 현저한 차이가 나타났다는 사실이다. 모든 팀은 똑같이 3일간의 강습을 받았으며, 모두 신기술 수용 경험이 있는 유명한 병원들에서 차출된 사람들이었다. 하지만 50건의 수술을 하는 과정에서 어떤 팀들은 수술시간을 절반으로 줄였는가 하면, 전혀 개선의 여지가 보이지 않는 팀들도 있었다. 실습만 한다고 기술이 숙달되는 것은 아니었다. 연구팀은 반복실습을 통한 숙달 정도는 의사와 팀구성원들이 어떻게 하느냐에 달려 있음을 알아냈다.

하버드 연구팀 중 유일한 의사였던 리차드 바머Richard Bohmer는 가장 빨리 습득한 팀과 가장 느린 팀을 여러 차례 방문한 후 너무나 대조되는 상황에 깜짝 놀랐다. 학습속도가 빠른 팀의 집도의는 느린 팀의 의사에 비해 훨씬 경험이 적었으며, 레지던트 딱지를 뗀 지 불과 몇 년밖에 안 된 의사였다. 하지만 그는 가장 호흡이 잘 맞는 사람들로 팀을 구성했으며, 처음 15건의 수술 동안은 새 팀원을 받지 않고 처음 멤버 그대로 밀고나갔다. 첫 수술 전에 예행연습을 했으며, 집중적인 학습을 위해 의도적으로 첫 주에 6건의 수술 스케줄을 잡았다. 그는 매 건마다 사전에 수술팀을 소집해 각 케이스를 세심하게 검토했으며, 수술 후 다시 브리핑 시간을 가졌다. 또한 각각의 수술결과를 꼼꼼하게 추적하도록 했다. 바머에 따르면, 그는 저돌적 스타일과는 거리가 먼 사람이었다고 한다. 그는 바머에게, "외과 의사는 다양한 의견을 수렴할 수 있도록 (다른 팀원들과) 적극적으로 협력할 필요가 있습니다."라고 말했다. 판에 박힌 진부한 말 같지만 그의 방식은 어찌됐든 성공을 거뒀다. 반면 느린 팀의 의사는 수술팀을 거의 아무렇게나 되는 대로 뽑았으며 그 팀을 계속해서 끌고 가지도 않았다. 처음 7건의 수술을 하는 동안 매번 구성원이 바뀌었으므로 사실상 팀이라고 할 수도 없었다. 게다가 그는 사전 브리핑은 물론 수술 후 브리핑도 갖지 않았으며 수술결과를 추적하지도 않았다.

하버드 비즈니스스쿨의 연구는 상당히 희망적인 소식을 전해 주었다. 의대실습생이든 레지던트든 관록 있는 전문의든 간호사든 간에 실습과정에 좀더 계획적으로 접근하고 경과를 면밀히 관찰기록하는 등 잘만 하면 학습곡선에 획기적인 변화를 가져올 수 있다는 것이다. 하지만 그 연구의 다른 내용들은 덜 고무적이었다. 아무리 뛰어난 의사라도 새로운 기술을 시도할 때는 정상궤도까지 올라오기 전에 일단 곤두박질쳤으며, 학습곡선은 예상보다 길었고, 생각보다 훨씬 복잡한 여러 가지 요소들의 영향을 받았다. 결국 초보자를 교육시킬 때는 어쩔 수 없이 환자에게 피해가 미칠 수밖에 없음을 단적으로 보여주는 것이다.

레지던트들이 앵무새처럼 "전 그냥 어시스트만 합니다."라고 미리 연막을 치거나, "이 케이스에 대해 새 수술법이 있는데 환자분 조건이 딱 들어맞습니다."라는 식으로 돌려 말하거나, "아직 배우는 중입니다."라고 사실대로 말하지 않고 "중심정맥관 삽입을 하셔야 합니다."라고만 말하는 것은 바로 이 때문이 아닐까, 하는 생각이 들었다. 우리도 뭔가를 처음 시도할 때 환자한테 알려야 한다고 느낄 때가 종종 있다. 하지만 그럴 때조차도 공표된 성공률을 인용하는 경우가 많다. 그건 사실 숙련된 의사들의 기록인데도 말이다. 우리가 아직 익숙하지 않아서 불가피하게 위험률이 높으니 좀더 경험 많은 의사한테 가는 게 낫겠습니다, 하고 환자들한테 얘기한 적이 있는가? 그럼에도 불구하고 수술에 동의하겠느냐고 물은 적이 있는가? 그런 경우는 듣도 보도 못했다. 목숨이 왔다갔다 하는 일인데 제정신이라면 어느 누가 실습대상이 되는 데 동의해 주겠는가?

이 가정에 반박하는 사람들도 많다. "이봐요, 의사가 된다는 게 어떤 건지 이해해 주는 사람들도 많아요." 얼마 전 사무실에 들렀을 때 한 보건정책 전문가가 내게 한 말이다. "이제 환자들한테 좀 솔직하게 말해도 된다고 생각합니다. 사회적 이익을 위해 봉사할 기회를 가지려는 사람들도 분명 있지 않겠소?" 그는 잠시 생각하더니 못을 박듯이 말했다. "암, 있고말고." 확신이 대단했다.

정말 깨끗하고 두루두루 좋은 방법이다. 환자들에게 솔직하게 툭 터놓고 물어 보고 환자들은 동의해 주고, 그렇게만 된다면 더 바랄 게 없다. 하지만 유감스럽게도 그건 있을 수 없는 일이다. 그의 책상 위에 갓난아기 사진이 놓여 있는 것을 보고 갑자기 아주 짓궂은 질문이 떠올랐다. "그래서, 아드님 분만할 때 레지던트가 하게 하셨습니까?"

잠시 침묵이 흘렀다. "아니, 레지던트들은 들어오지도 못하게 했지." 그가 고백했다.

"좋아요. 저한테 실습하세요."라고 말하는 환자들의 동의에 의존하는 수련 시스템의 가능성을 의심하게 되는 한 가지 이유는, 나부터도 거기에 동의하지 않을 것이기 때문이다. 어느 일요일 아침, 맏아이 워커가 갑자기 심한 심장 결함으로 인한 울혈성 심부전증을 일으켰다. 생후 11일밖에 안 됐을 때였다. 대동맥 전위는 아니었지만 긴 분절이 전혀 자라지 않은 것이 문제가 되었다. 우리 부부는 겁에 질려 제정신이 아니었다. 신장과 간도 이상을 보이기 시작했다. 하지만 워커는 다행히 수술 때까지 견뎌냈고, 교정수술은 성공적이었으며, 회복기간 중 약간의 문제가 있기는 했지만 2주 반 만에 퇴원할 수 있었다.

하지만 완전히 마음을 놓을 수 있는 상태는 아니었다. 출생 당시에는 2.7킬로그램 이상의 정상체중이었던 아이가 생후 1개월이 지났는데도 2.26킬로그램밖에 안 나가 체중증가를 위해 철저한 모니터링을 해야 했다. 워커는 벌써 끊었어야 할 심장약 두 가지를 계속 복용하고 있었다. 의사들은 장기적으로 볼 때 교정수술이 한계를 드러낼 것이라고 경고했다. 아이가 자라면 대동맥 안에 풍선을 삽입해 확장해 주거나 전체적인 치환수술을 해야 할 것이라고 했다. 정확히 언제, 얼마나 자주 그런 수술을 받아야 하는지에 대해서는 의사들도 말하지 못했다. 그저 소아심장 전문의가 추이를 면밀히 지켜본 후 결정할 일이라고만 했다.

퇴원할 때가 다 되어서도 우리는 그 일을 맡아 줄 심장 전문의를 정하지 못했다. 병원에 있을 때 워커는 세부전공 수련중인 전임의로부터 수십 년 경력의 스태프 선생들까지 심장 전문팀 전체의 보살핌을 받았다. 퇴원 전날, 젊은 전임의 하나가 내게 접근해 왔다. 그는 명함을 건네면서 언제쯤 워커를 봤으면 좋겠다며 은근히 진찰일정을 잡으려고 했다. 그는 심장팀 중에서 워커를 돌보는 데 가장 많은 시간을 할애했던 의사였다. 원인 모르게 숨차하는 아이를 데리고 왔을 때 워커를 처음 본 사람도 그였으며, 진단을 내린 이도 그였고, 워커한테 약을 투여해 안정시키고 외과의들과 의견을 조율하고 날마다 병실로 찾아와서 우리 질문에 답해 준 것도 그였다. 나는 전임의들이 이런 식으로 환자를 차지한다는 것을 알고 있었다. 대부분의 보호자들은 선수들 간의 미묘한 등급 차이를 잘 알지 못하기 때문에 의료진이 자기 아이의 목숨을 구해 주면 권하는 대로 아무 의사나 지정한다.

하지만 나는 그 차이를 알고 있었다. "죄송하지만, 저흰 뉴버거 선생님께 부탁드리려고 생각하는데요." 내가 말했다. 그녀는 그 병원의 소아심장팀 부팀장으로 워커와 같은 증상의 전문가로 널리 알려진 인물이었다. 젊은 의사의 얼굴에는 실망한 기색이 역력했다. 나는 사감이 있어서 그러는 건 아니라고 말했다. 뉴버거 선생 쪽이 좀더 경험이 많다는 것, 이유는 그게 다였다.

"아시다시피 스태프 선생님이 항상 뒷받침을 해 주십니다." 그가 말했다. 나는 고개를 저었다.

공평치 못한 처사라는 건 나도 안다. 아들아이는 보기 드문 케이스였고, 그 전임의는 경험이 필요했다. 다른 사람은 몰라도 레지던트인 나는 그런 상황을 이해해 주었어야 했다. 하지만 나는 내 결정에 추호도 흔들리지 않았다. 이건 내 아이의 문제였다. 선택권이 주어진다면 나는 언제라도 내 아이를 위해 최선의 치료를 택할 것이다. 도대체 어느 누가 다른 선택을 할 수 있겠는가?

의학의 미래를 그런 가능성 없는 희망에 의존해서는 안 될 것이다. 그리고 보면 어떤 의미에서 의사의 진실 회피는 불가피한 것이

다. 학습은 몰래 도둑질하듯 일종의 토지 공용수용eminent domain*
과 같은 형태로 이루어질 수밖에 없다. 지금 돌이켜보면 워커가 병
원에 있을 때도 여러 경우에 그랬다. 레지던트가 삽관을 했고, 외과
인턴이 수술실에 들어갔으며, 나를 찾아왔던 심장 전문 전임의가
중심정맥관을 삽입했다. 아무도 해도 좋겠느냐고 내게 묻지 않았
다. 만일 좀더 경험 있는 의사를 선택할 권리가 주어졌다면 나는 분
명히 그쪽을 택했을 것이다. 하지만 그런 선택권을 제공하지 않는
것이 이 조직이 돌아가는 방식이었기에 나도 그대로 따르는 수밖에
도리가 없었다.

이러한 우격다짐 방식의 운영법의 장점은 학습이 이루어진다는
것만이 아니다. 만일 학습이 필요하고 그것이 피해를 야기할 수 있
다면, 그렇다면 그것은 모든 사람에게 공평하게 적용되어야 한다.
선택권이 주어진다면 사람들은 다들 요리조리 빠져나갈 것이고, 선
택권은 공평하게 주어지지 않을 것이다. 그러한 선택권은 연줄 있
는 사람, 의학적 지식이 있는 사람들에게나 주어지고, 외부인들보
다는 내부인에게 주어질 것이다. 말하자면 의사 자녀에게는 주어지
지만 트럭 운전사 자녀에게는 주어지지 않을 것이다. 선택권을 모
든 사람에게 공평하게 줄 수 없다면 아예 아무한테도 안 주는 편이
나을지도 모른다.

오후 두 시, 중환
자실이다. 간호사가
G씨의 중심정맥관이
혈전으로 막혔다고

* 많은 국가들은 자국의 헌법에 사적소유권의 공용수용에 관한
조항을 두고 있다. 정부의 민간자산에 대한 공용수용에서는 다
음 두 가지 요건이 선행되어야 한다. 첫째, 공익(public interest)
을 위한 수용이어야 하며 둘째, 수용시 정당한 보상(just
compensation)이 이루어져야 한다는 것이다.—옮긴이

애기한다. G씨는 우리 쪽에 온 지 한 달이 넘은 환자다. 60대 후반의 사우스 보스턴 출신인 그는 오랜 병고에 지치고 쇠약해져 실낱같은 희망에 의지해, 아니 정확하게 말하면 정맥관에 의지해 목숨을 부지하고 있다. 소장에 여러 군데 구멍이 났는데 수술로 막지 못해 복부 함몰 부분에 난 두 개의 붉은 구멍을 통해서 피부로 장내 오염물이 새어나왔다. 그의 유일한 희망은 정맥을 통해 영양을 공급받으면서 이들 구멍이 치유되기를 기다리는 것이다. 중심정맥관을 갈아야 했다.

문제없다고 생각했다. 이제 나도 경험이 많이 쌓였으니까. 하지만 경험이 쌓이자 새로운 역할이 맡겨졌다. 이젠 내가 가르칠 차례가 된 것이다. "보고, 해 보고, 가르쳐라."는 말이 있는데, 그냥 하는 소리가 아니었다.

중환자실에는 3년차 레지던트 한 명이 근무하고 있었다. 중심정맥관 삽입을 한두 차례밖에 해 보지 않았다고 했다. 나는 G씨에 대해 애기하고 중심정맥관 교체할 시간이 있느냐고 물었다. 그녀는 내가 진짜로 그냥 묻는 줄 알고, 봐야 할 환자들이 밀려 있으며 좀 있으면 환자가 또 올 거라며 내가 하면 안 되겠느냐고 했다. 안 된다고 하자 금세 울상이 됐다. 그녀는 할일이 너무 많았다. 내가 그랬듯이. 어쩌면 겁을 먹은 건지도 몰랐다. 내가 그랬듯이.

순서를 말해 보라고 하자 3년차는 그제야 집중하기 시작했다. 일종의 리허설이라고 생각했다. 거의 모든 순서를 기억하고 있었지만, 결정적으로 검사결과 확인과 관 세척시 사용하는 헤파린 용액에 G씨가 지독한 알레르기를 보인다는 중요한 사실을 잊었다. 나는 그 사실을 주지시킨 다음, 준비해 놓고 호출하라고 했다.

나는 아직 이 새로운 역할에 적응하고 있는 중이다. 자기 실수 하나 책임지기도 힘든데 다른 사람 실수 치다꺼리하는 건 또 완전히 다른 문제다. 키트를 가져다 예행연습이라도 제대로 시킬 걸, 하는 생각이 불현듯 들었다. 그러다, 어쩜 안 될지도 모르겠다 싶었다. 키트 가격이 개당 2,3백 달러는 할 테니까. 다음을 위해 한번 확인해봐야겠다.

30분쯤 뒤 호출이 왔다. 환자의 몸에 소독방포가 씌워져 있었고, 3년차는 가운과 장갑을 착용하고 있었다. 3년차가 관 세척을 위해 식염수를 준비해 놨으며 검사결과는 이상 없다고 보고했다.

"타월은 말아넣었어요?" 내가 물었다.

깜빡했다. 나는 타월을 말아서 G씨의 등 밑을 받쳤다. 그리고 G씨의 얼굴을 들여다보며 이상한 데는 없느냐고 물어 봤다. 그가 고개를 끄덕였다. 불안한 기색은 없었다. 어차피 끝난 인생이다 싶은지 체념만 보였다.

3년차는 바늘을 찔러넣을 자리를 찾았다. 환자는 정말 뼈만 남았다. 나는 앙상하게 드러난 그의 갈비뼈를 보며 행여나 3년차가 폐를 찌르지 않을까 염려되었다. 그녀가 국소마취제를 주사했다. 그런 다음 커다란 주사바늘을 찔러넣었는데 각도가 영 엉망이었다. 나는 각도를 다시 잡으라고 손짓했다. 그런데 그게 도리어 자신감만 잃게 만들었다. 깊이 찔러넣긴 했지만 제대로 들어가지 못한 것이 보였다. 주사기 피스톤을 당겼지만 역시나 피는 나오지 않았다. 3년차는 바늘을 빼고 다시 시도했다. 각도가 또 틀렸다. 이번에는 G씨가 주사바늘의 통증을 느끼고 반사적으로 몸을 움칠했다. 나는 G씨의 팔을 잡았다. 3년차가 마취제를 좀더 투여했다. 지금이라도 내가 하겠다고 말하고 싶은 걸 가까스로 참았다. 해 보지 않으면 익힐 수 없다고 나 자신을 타일렀다. 3년차한테 한 번 더 기회를 주기로 했다.

닥터 컴퓨터와 미스터 머신

1996년 어느 여름날, 스웨덴의 룬트대학병원 관상동맥질환 팀장인 50세의 한스 오린Hans Ohlin은 심전도 기록지 2,240장이 산더미처럼 쌓인 사무실에 앉아 있었다. 심전도 검사결과는 편지지 크기의 그래프용지에 왼쪽에서 오른쪽으로 물결선으로 그려져 있다. 오린은 방해받지 않기 위해 사무실에 혼자 앉아서 판독했다. 그는 검사기록지들을 한 번에 한 장씩 신속하면서도 주의깊게 훑어본 후 심전도 당시 환자가 심장발작의 징후를 보였는지 여부에 따라 두 종류로 분리했다. 피곤으로 주의력이 떨어지는 것을 막기 위해 분류작업을 한 번에 2시간 이상 하지 않도록 했으며, 사이사이 충분한 휴식을 취하면서 1주일에 걸쳐 판독작업을 마무리했다. 부주의로 인한 실수가 있어서는 안 되었다. 아주 중요한 작업이었다. 이것은 의학판 딥 블루 대국으로, 오린은 심장학계의 게리 카스파로프가 되어 컴퓨터와 정면대결을 하고 있었다.

심전도 검사는 가장 흔한 진단검사 중 하나로 미국에서만도 1년에 5천만 건 이상 행해진다. 심전도 검사는 전극을 몸에 붙이고 심장수축에 따라 심근을 통해 흐르는 저압전류를 포착해 이를 심전도 출력프린트에 파형으로 기록하는 것이다. 심장발작을 일으키면 심장근육 일부가 죽으며, 전류는 죽은 조직을 빙 돌아가므로 전류의 흐름에 변화가 일어난다는 원리를 이용한 것이다. 그 결과 출력프린트의 파형에도 변화가 나타난다. 그런데 그러한 변화가 명백하게 보이는 경우도 있지만 아주 미묘해서 포착하기 어려울 때가 더 많다. 그럴 땐 의학 은어로 '특이사항 없음'이라고 한다.

의대생들에게 심전도는 처음엔 풀 길 없는 난제와 같다. 보통 심전도는 12개의 리드를 사용하며 각각의 리드는 출력프린트에 다른 모양의 기록을 남긴다. 의대생들은 이들 기록에서 십여 가지 특징을 식별해 내는 방법을 배운다. 각 특징에는 알파벳 이름이 붙여졌는데, 예를 들어 심장수축을 시작할 때 아래로 떨어지는 선은 Q파, 심장수축 절정일 때 상승선은 R파, 이어서 일어나는 하강선은 S파, 심장이완시 나타나는 곡선은 T파라고 한다. 때로는 여기저기 작은 변화들이 합쳐져 심장발작 징후를 보이기도 하지만 그렇지 않을 때도 있다. 나도 의대시절 처음에는 복잡한 수학문제 풀듯이 심전도 판독을 익혔다. 동기들과 나는 난해한 판독요령을 적은 메모리카드를 흰 가운 주머니에 넣고 다니면서 외웠다. 심박과 전류축 계측, 박동장애 확인, V1–V4에서 ST분절 상승폭이 1밀리미터보다 큰지 확인, R파 진행불량 확인(심장발작의 한 유형 예시) 등등.

중심정맥관 삽입이 쉬워졌듯이, 자꾸 반복하자 그런 정보를 다루는 것도 점차 쉬워졌다. 학습곡선은 기술뿐 아니라 진단에도 적용된다. 노련한 심장 전문의는 때때로 심장발작 징후를 한눈에 알아본다. 마치 아이가 방 맞은편에 서 있는 엄마를 알아보는 식이다. 하지만 사실 심전도는 굉장히 애매하다. 연구결과를 보면 심장발작으로 응급실에 실려온 환자 가운데 2~8%가 오진으로 퇴원조치되었으며, 그 가운데 4분의 1은 심정지 또는 사망했다. 그런 환자들의 경우 만약 집으로 돌려보내지 않았다 하더라도 심전도 검사결과가 잘못 판독된 경우 중요한 치료가 지연될 수 있다. 인간의 판단이라는 것은 아무리 노련한 전문가라 하더라도 객관적 확실성이 상당히 부족한 것이 사실이다. 그러므로 컴퓨터에게 심전도 판독을 가르쳐야 한다는 논리는 상당히 설득력이 있다. 만일 컴퓨터 판독결과가 인간의 판독결과보다 약간이라도 더 뛰어나다는 것이 증명된다면 매년 수천 명의 생명을 구할 수 있을 것이다.

컴퓨터가 사람보다 잘 할 수 있을 거라는 의견은 1990년에 처음 제기되었다. 당시 샌디에이고 캘리포니아대학 응급의학의였던 윌리엄 박스트William Baxt는 많은 화제를 불러일으켰던 그의 논문에서 '인공지능 신경망'이라는 일종의 컴퓨터 시스템을 이용하여 복잡하고 고차원적인 임상판단을 내릴 수 있음을 설명했다. 간단히 말하면, 그러한 전문 시스템은 인간 못지않게 경험을 통해 배운다. 성공한 케이스와 실패한 케이스의 피드백을 통해 진단능력을 향상시킬 수 있다는 것이다. 이후의 연구에서 박스트는 흉통 환자들을 대상으로 한 심장발작 진단에서 컴퓨터가 일단의 의사들을 손쉽게 능가할 수 있음을 증명해 보였다. 하지만 그의 연구에 참여했던 의사들 중 3분의 2는 경험이 부족한 레지던트들이었기 때문에 심전도 판독에 어려움을 겪었을 것이었다. 그렇다면 컴퓨터가 노련한 전문의도 능가할 수 있을까?

스웨덴 연구팀은 바로 이 의문을 풀어 보고자 했다. 연구를 주도한 랄스 에덴브란트Lars Edenbrandt는 인공지능 전문가로 오랜의 동료의사였다. 에덴브란트는 5년에 걸쳐 인공지능 시스템을 완성했는데 처음에는 스코틀랜드에서 하다가 스웨덴으로 옮겨가서 했다. 그는 컴퓨터에 만 명이 넘는 환자들의 심전도 기록을 입력하고, 심장발작 징후를 보이는 경우와 아닌 경우를 구분해 주었다. 입력된 자료 분석을 통해 그 컴퓨터는 애매하기 그지없는 심전도를 척척 판독해 낼 정도로 전문가가 되었다. 그런 다음 그는 동료의사 오린을 설득했다. 오린은 보통 1년에 만 건 정도의 심전도를 판독하는 스웨덴 최고의 심장 전문의였다. 에덴브란트는 컴퓨터와 오린의 대결을 위해 병원 진료기록 중에서 2,240건의 심전도를 골랐다. 그 가운데 정확히 절반인 1,120건은 심장발작 증상이 확인된 것이었다. 대결 결과는 1997년 가을 조용히 발표되었다. 오린은 620건을 맞췄고 컴퓨터는 738건을 맞췄다. 118건의 차이. 20%를 앞선 컴퓨터의 승리였다.

서양의학은 한 가지 명령의 지배를 받는다. 의료행위에서 기계적 완벽성을 추구하라는 명령이다. 의사 수련 첫날부터 실수는 용납되지 않는다는 것을 분명히 못 박는다. 환자들과의 유대관계를 돈독히 하기 위한 시간을 보내는 것은 좋지만, 엑스레이 사진은 다 찾아 놓아야 하고 투약 처방은 한 치도 틀림이 없이 정확해야 한다. 알레르기 증상이나 과거의 병력을 잊어서도 안 되며 오진이 있어서도 안 된다. 수술실에서는 시간은 물론 동작 하나, 피 한 방울도 낭비되어서는 안 된다.

이런 식의 완벽에 이르는 비결은 반복과 일상화이다. 심장수술, 혈관수술을 비롯한 온갖 수술에서 수술 생존율은 수술 집도의의 수술 횟수와 직접적인 연관이 있다. 25년 전에는 일반외과의가 자궁 적출술, 폐암 제거수술, 하지동맥 우회술까지 했었다. 요즘은 각 증상마다 전문가가 있어서 각자 자기 전문분야의 수술만 반복해서 한다. 수술실에서 동료의사들한테 듣는 가장 큰 찬사는 "가완디, 자넨 정말 기계 같아."라는 말이다. 여기서 '기계'라는 말은 그냥 하는 말이 아니다. 특정 상황 하에서 인간은 정말 기계처럼 행동할 수 있다.

비교적 간단한 외과수술인 탈장 교정수술의 경우를 살펴보자. 내가 외과 레지던트 1년차 때 배운 수술이다. 탈장은 복벽이 약화되어 복강내의 장기 또는 조직이 빠져나온 상태를 말하며, 주로 사타구니 부위(서혜부)에 많이 발생한다. 미국 대부분의 병원에서 빠져나온 장기를 집어넣고 복벽을 보강해 주는 탈장 교정수술은 90분가량 소요되며, 4천 달러를 웃도는 수술비가 들고, 재발률은 10~15%다. 하지만 토론토 외곽에 있는 소규모 메디컬센터인 숄다이스 병원에서는 이런 통계가 적용되지 않는다. 숄다이스에서 탈장 교정수술은 30~45분 정도 걸리며 재발률은 놀랍게도 1%밖에 되지 않는다. 게다가 수술비도 다른 곳의 절반 수준이다. 탈장수술을 하기에 세상에 이보다 더 좋은 곳은 아마 없을 것이다.

이 메디컬센터의 성공비결은 무엇일까? 대답은 간단하다. 거기서는 오로지 탈장수술만 한다. 숄다이스에 근무하는 12명의 의사들은 의사 1인당 1년에 600~800건 정도의 탈장수술을 한다고 한다. 대부분의 일반외과의들이 평생 동안 하는 것보다 많은 건수다. 이 분야에서만큼은 숄다이스의 의료진은 누구보다 잘 훈련되어 있으며 경험이 풍부하다. 조금 다른 방식으로 그들의 성공 이유를 공식화할 수 있다. 그것은, 반복은 생각하는 방식을 변화시킨다는 것이다. 하버드 소아외과의 루시앙 리페Lucian Leape는 의료과실에 대한 연구보고서에서 "전문가들은 문제해결을 점점 자동화시켜 가는 것이 특징이다."라고 썼다. 반복을 거듭하게 되면 많은 정신작용이 무의식화되면서 노력을 요하지 않게 된다. 우리가 매일 다니는 길을 운전할 때 기계적으로 하게 되는 것과 같은 이치다. 반면 새로운 상황은 대개 의식적 사고와 새로운 상황별 해결법을 요하는데, 새로운 해결법은 개발하는 데 시간이 걸리고, 실행하기도 어렵고, 과실을 범하기도 쉽다. 대부분의 상황에 자동화된 해결법이 있다는 것은 외과의에게 상당한 강점으로 작용한다. 스웨덴 연구팀의 심전도 연구는 기계가 의사를 대체해야 되는 상황이 있음을 보여주는 반면, 숄다이스의 예는 의사들을 좀더 기계처럼 되도록 훈련할 필요가 있음을 보여준다.

쌀쌀한 어느 월요일 아침, 나는 면으로 된 녹색 수술복 상의와 바지, 일회용 마스크와 종이모자를 착용하고 숄다이스 병원의 다섯 개 수술실을 구경하고 다녔다. 사실은 한 방만 보면 다 본 것이나 마찬가지였다. 3명의 의사가 6명의 환자를 수술하는 모습을 지켜봤지만 모두 표준 프로토콜에서 한 치도 벗어나지 않았다.

타일이 깔린 상자 모양의 수술실에서 나는 리차드 생Richard Sang 선생의 어깨너머로 수술 상황을 지켜봤다. 생 선생은 51세의 나이에 비하면 상당한 동안으로, 표정도 바꾸지 않고 농담을 던지는 재미있는 분이었다. 수술시간 내내 나와 얘기를 나누면서도 그의 손은 잠시도 쉬지 않고 거의 무의식적으로 움직였다. 어시스턴트는 어디를 당겨 줘야 할지 정확히 알고 있었으며, 간호사는 정확한 타이밍에 필요한 도구를 건네주었다. 지시할 필요가 없었다. 환자는 쾌활하고 놀랄 만큼 침착한 35세가량의 남자로, 요오드 소독약이 샛노랗게 칠해진 하복부를 드러내놓고 수술대 위에 누운 채 간간이 소독방포 밑에서 소리를 높여 어떻게 돼 가느냐고 물었다. 치골 경골 좌측에 자두 크기만하게 불룩 빠져나온 것이 보였다. 생 선생은 환자의 사타구니 접히는 선을 따라 왼쪽 고관절 상부와 치골을 잇는 사선 지점에 국소마취제를 주사했다. 생 선생이 10번 수술도를 가지고 그 선을 따라 단번에 4인치를 절개해 내자 노랗게 번쩍이는 지방층이 모습을 드러냈다. 어시스턴트가 절개부위 양쪽에 천을 갖다 대 피를 빨아들이고 양쪽으로 잡아당겼다.

생 선생은 민첩한 손놀림으로 복벽 근육 바깥층을 잘라 들어가 정색spermatic cord*을 노출시켰다. 이 환자는 정색 아래 근육벽이 약해져 탈장된 흔한 케이스였다. 생 선생은 잠시 속도를 늦추고 정색이 복벽 내벽를 통해 나온 지점을 따라 탈장된 데가 더 없는지 꼼꼼히 살폈다. 과연 그는 거기서 또 하나의 작은 탈장을 찾아냈다. 만일 그냥 넘어갔더라면 거의 100% 재발되었을 것이다. 생 선생은 정색 아래 나머지 근육층을 잘라서 복벽을 완전히 열고 빠져나온 복강 내용물을 제자리로 쑤셔넣었다. 탈장수술은 쿠션 천이 찢겨져 솜이 비어져 나왔을 때 솜을 도로 쑤셔넣고 나서 찢어진 부위를 마주 꿰매든가 헝겊조각을 대고 꿰매는 것과 마찬가지다. 우리 병원에서는 보통 탈장낭을 집어넣은 후 플라스틱같이 생긴 메쉬라는 튼튼한 인공막을 덮고 이를 주변조직에 꿰매어 고정시킨다. 보강이 확실히 되는데다 시술도 쉽다. 하지만 숄다이스 병원의 다른 의사들과 마찬가지로 그 이야기를 하자 생 선생도 비웃었다. 그들은 메쉬는 감염위험이 있으며(이물질이니까), 비용이 많이 들고(수백 달러 정도 드니까), 불필요하다
(그것 없이도 남들이   * 부고환에서 정낭으로 정자를 이끄는 끈 모양의 통로.—옮긴이

부러워할 만큼 잘 할 수 있으니까)고 생각했다.

나와 그런 대안들에 대해 얘기하면서 생 선생은 각 근육층의 끝단이 더블단추의 양복처럼 포개지도록 유의하며 세 근육층으로 된 복벽을 가느다란 와이어로 봉합했다. 생 선생이 환자의 피부 절개 부위를 작은 클립으로 봉하고 소독방포를 걷자 환자는 수술대에서 다리를 휙 내리더니 일어서서 걸어나갔다. 수술은 딱 30분 걸렸다.

다른 병원에서도 많은 의사들이 숄다이스식 탈장 교정법을 사용하지만 재발률은 별반 다르지 않다. 숄다이스 병원이 특별한 것은 테크닉에만 있지 않다. 숄다이스의 의사들은 탈장 교정수술을 마치 인텔사에서 컴퓨터칩 조립하듯이 한다. 그들은 자신들을 '집중화 공장'이라고 즐겨 부른다. 병원건물조차도 탈장환자들 위주로 설계되었다. 병실에는 전화나 텔레비전이 없고 식사는 아래층 식당에 준비된다. 결과적으로 환자들은 일어나서 걸어다니는 수밖에 없고, 그럼으로써 활동부족으로 인해 생기는 폐렴이나 다리 혈전 같은 수술 합병증을 예방할 수 있다.

생 선생은 환자를 간호사한테 넘겨주고는 다음 환자를 보기 위해 다른 수술실로 직행했다. 채 3분도 지나기 전에 수술실은 벌써 깨끗하게 치워지고 시트와 도구도 이미 새것으로 바뀌어져 있었다. 곧 다음 수술이 시작되었다. 나는 병원 설립자의 아들이면서 자신도 탈장수술 전문가인 바이언즈 숄다이스Byrnes Shouldice에게 하루 종일 탈장수술만 하면 지겹지 않느냐고 물었다. "아뇨." 그는 스타트렉에 나오는 스팍 같은 목소리로 말했다. "완벽은 희열을 주지요."

역설적으로, 이런 유의 초전문화는 최상의 의료서비스를 위해 과연 수련과정을 마친 의사가 필요할까 하는 의문이 들게 한다. 내가 숄다이스 병원에서 본 세 명의 의사들은 미국의 일반 병원에서는 시술을 할 수 없다. 일반외과 전공의 수련과정을 마치지 않았기 때문이다. 생 선생은 가정의학과 의사였고, 바이언즈 쇼울다이스는 의대 졸업 후 바로 들어온 케이스이고, 과장 선생은 산부인과 의사였다. 하지만 1년가량 견습기간을 거친 후 그들은 세계 최고의 탈장수술 전문가가 되었다. 만일 평생 탈장수술이나 대장 내시경검사만 할 것이라면 굳이 전문의가 되기까지의 기나긴 훈련과정(의대 본과 4년에 5년 이상의 수련의 과정)이 과연 필요한 것일까? 전문영역에 따라서는 스웨덴 심전도 연구에서 제시한 것처럼 굳이 인간이 아니어도 되지 않을까?

숄다이스 병원에서와 같은 기계화가 의료행위에서 보다 나은 결과를 낼 수 있음을 의학계도 인식하기 시작했지만 대다수의 의사들은 아직 완전히 확신하지 못하고 있다. 특히 그 같은 관점을 진단 분야에 적용하는 것은 더욱 꺼린다. 의사들 대부분은 진단이란 누구 말마따나 '요리'와 같아서 일반화시킬 수 있는 것이 아니라고 믿고 있으며, 반드시 환자 개개인의 특이상황을 고려해야 한다고 생각하기 때문이다.

지당한 얘기 아닌가? 응급의학부 외과 컨설턴트로 있으면 복통을 호소하는 환자가 맹장염인지 봐 달라는 경우가 종종 있다. 나는 환자의 말을 주의깊게 듣고 나서 복부를 촉진해 보고 통증의 질과 위치, 체온, 식욕, 그밖의 검사결과 등 여러 사항들을 종합하여 진단을 내린다. 공식에 대입하여 결과를 계산해 내지는 않는다. 수술을 해야 할지, 일단 입원시키고 동태를 지켜볼지, 아니면 그냥 집으로 돌려보낼지는 임상의로서의 판단력, 즉 직감을 가지고 판단한다. 일반적인 통계에 어긋나는 사례들을 얼마든지 많다. 맘 잡고 착실하게 사는 상습범, 기적적으로 회복한 말기암 환자 등. 심리학에 '부러진 다리 문제'라고 하는 것이 있다. 어떤 사람이 다음 주에 영화를 보러 갈 것인가 말 것인가를 예측할 때 통계학적 공식이 높은 적중률을 보일 수 있다. 하지만 그 사람이 다리가 부러져 누워 있다는 사실을 아는 사람은 통계보다 정확하게 예견할 수 있다. 어떤 공식도 그와 같은 예외적 변수들을 무한대로 고려할 수는 없다. 때문에 진단을 내릴 때 의사들은 오랜 세월 갈고닦은 자신의 직감에 의존하는 편이 더 낫다고 믿는 것이다.

한번은 주말당직 중에 우측 하복부에 통증을 호소하는 39세 여자 환자를 보게 됐다. 전형적인 맹장염 증상에는 들어맞지 않았다. 환자는 통증도 그런대로 견딜 만하고 열이나 구토증상도 없다고 했다. 무엇보다 배가 고프다고 했으며 복부를 누를 때 펄쩍뛰지 않았다. 검사결과도 대체로 모호했다. 그럼에도 불구하고 나는 스태프 선생에게 충수 절제수술을 제시했다. 백혈구 수치가 높다는 것은 염증이 있다는 뜻이고 무엇보다 병색이 있어 보였기 때문이다. 병자들한테서는 그 외양이나 분위기에서 뭔가 병기가 느껴진다. 레지던트 생활을 얼마간 하다 보면 알게 된다. 정확히 뭐가 어떻게 잘못됐는지는 몰라도 뭔가 이상이 있다는 건 확실히 느낄 수 있다. 스태프 선생은 내 진단을 받아들여 수술을 했고 맹장염을 찾아냈다.

그로부터 얼마 후 그 여자환자와 거의 판박이 증상을 보이는 65세 환자가 왔다. 검사결과도 똑같이 모호했다. 이번엔 복부 촬영도 해 봤지만 별 도움이 되지 않았다. 이 환자도 일반적인 맹장염 증상에는 들어맞지 않았으나 맹장염에 걸린 것처럼 병색이 보였다. 하지만 열어 봤더니 맹장에는 이상이 없었다. 그는 게실염이었다. 보통 수술하지 않고 보존적 치료를 하는 결장 게실*염증이었다.

두 번째 케이스가 첫 번째보다 더 전형적인가? 내 직감이 나를 엉뚱한 길로 이끄는 경우는 얼마나 많은가? 스웨덴 연구의 근본적 의미는 현대의학의 중심에 자리잡고 있는 개별적, 직감적 접근방식에 문제가 있다는 것이며, 그러한 접근방식이 오진을 방지하기보다 오진을 야기한다는 것이다. 의학 외의 분야에서도 그 같은 결론을 뒷받침하는 연구들이 많다. 지난 40여 년간 인지심리학자들은 예측 및 진단에서 기계적인 연산 접근방식이 인간의 판단보다 대체로 낫다는 것을 여러 차례 증명해 보였다. 심리학자 폴 밀Paul Meehl은 이제는 고전이 된 1954년의 논문 〈임상적 예측 대 통계적 예측〉에서 일리노이주의 가석방자들을 대상으로 한 연구조사 결과를 보여주고 있다. 그 연구조사는 가석방자의 재범 가능성에 대한 교도소 정신과 의사들의 예측, 연령, 전과 횟수, 범죄 유형 등의 요인들을 고려하여 만든 초보적 수준의 공식에서 얻어낸 예측결과를 비교한 것이다. 조악한 수준에도 불구하고 공식은 정신과 의사들보다 훨씬 더 정확하게 가석방자의 재범 가능성을 예측해 냈다. 최근 논문에서 밀과 사회과학자 데이빗 파우스트David Faust, 로빈 도스Robyn Dawes는 기업의 도산 가능성에서 간 질환자의 수명 예측에 이르기까지 각양각색의 예측과 관련해, 인간의 판단과 통계적 공식 또는 컴퓨터의 예측결과를 비교연구한 논문 100여 개를 검토했

* 기관, 식도, 위, 장 등과 같이 관강(管腔)을 가진 장기의 일부가 불룩하게 바깥쪽으로 돌출하여 맹낭(盲囊)을 이루고 있는 것.—옮긴이

다. 거의 모든 경우에 통계적 사고는 인간의 판단과 비슷하거나 나았다. 그렇다면 인간과 컴퓨터가 공동작업할 경우 최상의 결과를 빚어낼 수 있지 않을까 하는 생각을 할 수도 있을 것이다. 하지만 연구가들이 지적한 대로 그것은 별 의미가 없다. 왜냐하면 의견이 일치할 때는 아무 문제가 없고, 의견이 일치하지 않을 때는 연구결과에 의하면 컴퓨터의 판단을 따르는 편이 낫기 때문이다.

잘 발달된 컴퓨터 알고리즘이 인간보다 우수한 이유는 뭘까? 도스가 관찰한 바에 따르면, 첫째 인간은 일관성이 없기 때문이다. 우리는 다른 사람들의 제안, 우리가 사물을 보는 순서, 최근의 경험, 주의를 산만하게 하는 요소, 그리고 정보의 구성방식 등에 의해 쉽게 영향을 받는다. 둘째, 인간은 다수의 인자들을 고려하는 데 기계만큼 능숙하지 못하기 때문이다. 인간은 어떤 변수의 비중은 너무 크게 보고 다른 변수는 너무 가볍게 보는 오류를 범하기 쉽다. 훌륭한 컴퓨터 프로그램은 일관되며 각 요인에 적절한 비중을 기계적으로 부과한다. 끝으로 밀은 이렇게 묻는다. 상점에 가서 물건을 살 때 점원이 바구니를 훑어보고 '어, 17달러어치 같네요.' 하면 그냥 17달러를 내겠는가? 경험이 많은 훈련이 잘 된 점원의 경우 맞출 수도 있다. 하지만 우리는 단순하게 가격을 합산해 총액을 내는 컴퓨터가 더 정확하며 일관성 있다는 사실을 누구나 인정한다. 스웨덴의 연구결과가 보여주듯이 오린은 쉬 드러나는 실수는 거의 없었다. 그럼에도 불구하고 많은 심전도는 어떻게 보면 이상 없고 어떻게 보면 심장발작 징후가 보이는 애매한 회색지대에 있었다. 의사들은 데이터가 제시하는 방향을 그 데이터에만 충실히 기대어 판단하지 못하고 가장 최근에 본 심전도의 모양 같은 외적 요소들에 쉽게 영향을 받는다.

적어도 최소한이나마 컴퓨터에게 진단을 맡기는 것은 불가피해 보인다. 자궁 경부에서 채취한 도말표본에서 암 또는 전암병소 같은 비정상적 세포를 식별하는 작업은 전에는 주로 병리의가 하던 일인데 요즘은 팹넷 같은 네트워크를 이용하는 것이 추세다. 거의 모든 의학 분야에 걸쳐서 인공 신경네트워크 사용에 대해 1,000여 개가 넘는 연구조사가 완료되었다. 맹장염, 치매, 신경정신과 응급상태, 성병을 진단하는 네트워크가 개발되었으며, 암 치료, 장기이식, 심장판막수술의 성공률을 예측하는 네트워크도 있고, 흉부 엑스레이, 유방촬영사진, 핵의학 심장사진 판독시스템 등도 고안되었다.

의학계 일부는 이미 치료에서 전문화, 자동화 치료의 이점을 보여준 숄다이스 병원의 교훈을 확대적용하기 시작했다. 자신의 저서 《시장지향적 의료활동 Market-Driven Health Care》에서 '의료 집중화 공장'이라는 표현을 처음 사용했던 하버드 비즈니스스쿨의 교수 레지나 헤르츠링거 Regina Herzlinger는 텍사스 심장연구소, 듀크대학 골수이식센터 등 여러 실례를 들어 보였다. 유방암 환자들한테는 암 전담 외과의, 종양 전문의, 방사선 치료사, 성형외과 의사, 사회복지사, 영양사가 있고 모든 임직원들이 날마다 유방암 환자들만 상대하는 유방암 전문 치료센터가 제일 좋을 것이다. 요즘은 거의 모든 병원이 천식이나 뇌졸중 같은 몇 가지 흔한 증상의 치료에 대한 프로토콜과 알고리즘을 마련해 놓고 있다. 새로운 인공 신경네트워크는 이러한 교훈을 진단 영역으로 넓혔을 뿐이다.

그러나 이와 같은 의학의 기계화에 대한 반감은 여전히 남아 있다. 일부는 근시안적 발상일 수도 있다. 의사들은 익숙한 방식을 바꾸기를 지독히 싫어하는 경향이 있으니까. 하지만 그 반감의 일부는 이유 있는 걱정에서 비롯된 것이다. 온갖 기술적 이점에도 불구하고 기계화된 의학에는 중요한 뭔가가 빠져 있다. 오늘날 의료는 이미 인간적 접촉이 부족한데, 기술주의적 풍조는 의학이 지키고자 하는 대다수의 사람들을 소외시키고 있다. 지금도 환자들이 일개 번호로 느껴질 때가 너무나 많다.

하지만 정이 넘치는 인간관계와 기술이 서로 대립되는 것만은 아니다. 둘이 상호보완해 줄 수가 있다. 좀 이상하게 들리겠지만 기계가 의학의 가장 좋은 벗이 될 수 있다는 것이다. 기본적으로 의료과실만큼 환자와 의사 사이를 가로막는 장애물은 없다. 기계도 완벽하지 않은데 사람인 우리가 과실을 범하지 않을 수야 없겠지만, 의사에 대한 환자의 신뢰는 과실을 줄일 때 커질 수 있다. 더욱이 컴퓨터 시스템이 의학의 기술적 작업영역을 점점 더 많이 떠맡게 됨에 따라 의사들은 기술이 도입되기 오래 전에 중요시되었던 치료, 예를 들면 환자와 대화 나누기 같은 치료의 중요성을 깨닫게 될 수도 있다. 의학적 치료는 우리의 생사에 관한 것이므로 무슨 문제가 왜 생겼으며, 가능한 치료방법은 무엇이며, 가능하지 않은 것은 무엇인지 이해하는 데 우리는 늘 의사들의 도움을 필요로 한다. 전문가와 전문 시스템이 갈수록 더 복잡하게 얽히는 의학세계에서 식견 있는 가이드요 신뢰할 만한 벗으로서 의사의 의무는 전보다 더 커졌다. 진단 결정은 기계가 할 수 있을지 모르지만 치료하는 데는 여전히 의사가 필요하다.

의사들이 과실을 범할 때

대부분의 일반인들에게 의료과실은 근본적으로 나쁜 의사들 때문에 발생하는 문제이다. 특히 변호사들이나 매스컴의 눈에는 그렇게 보이고 있다. 의료현장에서 뭔가가 잘못되는 방식은 보통 밖으로 잘 드러나지 않으며, 그래서 잘못 이해하는 경우가 많다. 의료과실은 실제로 발생한다. 우리는 그러한 실수를 비정상적인 '사건'으로 간주하는 경향이 있다. 그러나 실상은 그렇지가 않다.

몇 년 전 겨울의 상쾌한 금요일 새벽 두 시에 멸균 가운과 장갑 차림으로 칼에 찔린 십대의 복부를 당기고 있는데 호출기가 울렸다. "코드 트라우마, 3분." 수술실 간호사가 내 호출기의 메시지를 소리 내어 읽어 주었다. 구급차가 곧 또 다른 외상환자를 싣고 들어온다는 얘기였다. 응급실 당직인 나는 환자가 도착하는 순간 그 자리에 대기하고 있어야 했다. 나는 수술대에서 물러나 가운을 벗었다. 자상 환자한테는 나 말고도 집도의인 마이클 볼 선생(담당의인 스태프 선생)과 치프 레지던트인 데이빗 헤르난데스(일반외과 전공의)가 있었다. 평소 같으면 이들 둘이 와서 새로 들어오는 외상환자 처치를 감독하고 도와줬겠지만 지금은 자리를 뜰 수가 없었다. 40세의 건조하고 사색적인 스타일의 볼 선생이 문을 향해 가는 나를 힐끗 쳐다보며 말했다. "문제가 생기면 연락해. 둘 중 아무라도 쌩하니 달려갈 테니."

그런데 정말로 문제가 생길 줄이야. 이 얘기를 공개하면서 관련된 이들의 이름을 포함해 당시 상황에 대해 몇 가지 세부사항을 바꾸기는 했지만 그래도 환자와 나 자신, 그리고 나머지 의료진에게 피해가 가지 않는 선에서 최대한 실제상황에 충실하게 전하고자 한다.

응급실은 한 층 올라가야 했다. 나는 한 번에 두 계단씩 뛰어올라가 마침 응급구조사가 90킬로그램이 넘어 보이는 30대 여자를 밀고 들어오는 순간에 당도했다. 환자는 오렌지색 플라스틱 척추보호대 위에 미동도 없이 누워 있었다. 두 눈은 감겨 있었고, 안색은 창백했으며, 코피가 흘러나오고 있었다. 간호사 한 명이 외상처치구획 1호실로 안내했다. 수술실처럼 꾸며놓은 진찰실로, 녹색 타일벽에 모니터 장치가 있고 이동식 엑스레이를 들여놓을 공간도 있었다. 우리는 환자를 들어서 침대로 옮긴 다음 작업에 들어갔다. 한 간호사가 여자의 옷을 잘라내기 시작했고, 다른 간호사는 바이털사인을 추적했으며, 또 다른 간호사는 대량주입용 정맥주사 바늘을 오른쪽 팔뚝에 꽂았다. 외과 인턴 하나가 방광에 폴리카테터를 끼워넣었다. 응급의학 당직 스태프는 사무엘 존스라는 바싹 마른 몸매에 《슬리피 할로우》에 나오는 이카보드 크레인 같은 분위기를 풍기는 50대 남자였다. 그는 팔짱을 끼고 한쪽에 서서 가만히 지켜보고 있었다. 내가 주도적으로 진행해도 좋다는 표시였다.

수련 병원에서 '순간순간'의 치료는 대부분 레지던트들이 한다. 수련 연차에 따라 맡는 직무는 다르지만 완전히 단독으로 하는 경우는 절대 없다. 언제나 스태프 선생이 자리를 지키며 우리의 결정을 감독한다. 그날 밤은 존스 선생이 당직 스태프였고 그에게 환자 응급처치 관리의 책임이 있었으므로 나는 그에게서 주도권을 넘겨받았다. 게다가 그는 외과의가 아니었으므로 외과적 전문지식에 대해서는 오히려 나에게 의지했다.

"어떻게 된 거죠?" 내가 물었다.

응급구조사가 빠른 어조로 읊어대기 시작했다. "고속주행 중에 전복사고를 당한 신원불명의 백인여자로 사고 당시 안전벨트를 착용하지 않아 차에서 튕겨나왔으며 반응을 보이지 않았습니다. 맥박 100, 혈압 100에 60, 자력호흡 분당 30회…."

그가 말하는 사이에 나는 여자를 진찰하기 시작했다. 외상환자 처치 1단계는 늘 똑같다. 환자가 총알을 열 방을 맞았든 트럭에 치었든 가스레인지에 화상을 입었든 가장 먼저 해야 할 일은 호흡곤란이 없게 하는 것이다. 여자의 호흡은 얕고 빨랐다. 산소농도계 센서를 손가락에 부착해 혈중 산소농도를 측정했다. '산소포화농도'는 실내측정시 95%가 넘어야 정상이다. 그런데 여자는 얼굴에 산소마스크를 씌우고 밸브를 최대한 올렸는데도 90%밖에 되지 않았다.

"산소공급이 잘 안 돼." 나는 신나는 일 있으면 깨워 줘, 하듯이 굴곡 없는 모노톤으로 말했다. 레지던트 생활 3개월이면 누구나 익히는 말투다. 나는 입 안에 손가락을 넣어 기도를 막는 이물질이 없는지 살펴보고 청진기로 폐가 허탈되지 않았는지 확인했다. 앰부를 집어다 투명 마스크를 코와 입 위에 덮어씌우고 앰부주머니를 꽉 눌렀다. 앰부주머니는 한쪽 방향의 밸브만 있는 일종의 고무주머니로 한 번 누를 때마다 1리터의 공기를 내뿜는다. 그렇게 1분가량 하자 산소농도가 안정선인 98%로 올라갔다. 환자는 확실히 호흡하는 데 우리 도움을 필요로 했다. "삽관하죠." 내가 말했다. 성대를 통해 기관으로 관을 집어넣으라는 말로, 그렇게 하면 기도가 확보되고 기계호흡이 가능해진다.

존스 선생이 자기가 삽관을 하겠다고 나섰다. 그는 Mac3 후두경을 집어들었다. 후두경은 상당히 무식하게 생긴 L자형의 금속도구로, 입과 목구멍을 열어 기도를 유지하는 데 사용된다. 구두주걱같이 생긴 블레이드를 입 안 깊숙이 후두까지 살살 집어넣고 핸들을 입천장을 향해 휙 올렸다. 방해되지 않게 혀를 내리누르고 입과 목구멍을 열어젖히니 기관 입구에 천막 모양으로 늘어진 성대가 보였다. 환자는 움츠리거나 구역질을 하지도 않았다. 여전히 의식이 전혀 없었다.

"석션!" 그가 외쳤다. "아무것도 안 보여."

그는 한 컵가량의 피와 응혈을 빨아냈다. 그런 다음 집게손가락 정도 굵기에 길이는 손가락 세 배 정도인 투명한 고무튜브인 기관내관을 집어들고 성대 사이로 집어넣으려고 애썼다. 1분이 지나자 환자의 산소농도가 떨어지기 시작했다.

"70%로 떨어졌어요." 간호사가 알렸다.

존스 선생은 튜브를 집어넣으려고 계속 실랑이를 했지만 튜브는 애꿎게 자꾸 성대에 가서 부딪쳤다. 환자의 입술이 새파랗게 질리기 시작했다.

"60%." 간호사가 말했다.

존스 선생은 환자의 입속에 든 도구를 다 빼내고 다시 앰부 마스크를 씌웠다. 산소농도계의 녹색 표시등이 잠시 60% 부근에서 맴돌다가 꾸준히 올라가더니 97%에 도달했다. 몇 분 후 그는 마스크를 벗기고 다시 삽관을 시도했다. 또다시 출혈이 생겼다. 어딘가는 부어오른 데도 있었을 것이다. 그렇게 목구멍을 찔러댔는데도 안 되는 모양이었다. 산소농도가 다시 60%로 곤두박질쳤다. 존스 선생은 다시 도구를 빼내고 95%로 올라갈 때까지 앰부주머니를 '눌러댔다.'

아무리 해도 삽관이 안 될 때 다음 단계는 전문가의 도움을 청하는 것이다. "마취과에 연락하죠." 내가 말했고 존스 선생이 동의했다. 그 사이 나는 계속해서 외상 표준프로토콜에 따라 진찰을 마치고 수액과 기본검사, 엑스레이를 지시했다. 그러는 사이 아마 5분가량이 흘렀을 것이다.

환자의 산소농도가 92%로 떨어졌다. 큰 변화는 아니었지만 수동으로 산소공급을 받고 있는 환자 치고 분명 정상은 아니었다. 나는 혹시 손가락에서 센서가 빠졌나 확인해 봤다. 아니었다. "산소 최대로 올렸어요?" 간호사에게 물어봤다.

"다 올렸어요." 간호사가 대답했다.

환자의 폐에 다시 청진기를 대 봤다. 폐 허탈은 아니었다. "삽관을 해야 돼." 존스 선생이 말했다. 그는 산소마스크를 떼고 또다시 삽관을 시도했다.

내 머릿속 어딘가에서는 성대가 붓거나 출혈이 생겨 기도가 막혔을 가능성에 대해 분명 인식했을 것이다. 만일 그렇다면, 그 때문에 튜브 삽입이 불가능했다면, 그렇다면 환자를 살릴 유일한 방법은 응급 기관절개술, 즉 목에 구멍을 내 기관으로 호흡관을 집어넣는 것뿐이었다. 괜히 삽관을 재시도하는 것은 성대 경련만 일으켜 갑작스런 기도폐쇄를 야기할 수 있었다. 바로 그 상황이었다.

만약 그때 내 생각이 거기까지 미쳤더라면 '응급 기관절개술'을 하기에는 내가 얼마나 준비가 부족한지에 대해서도 생각이 미쳤을 것이다. 그 방 안의 유일한 외과의로서 기관절개 경험이 가장 많은 것은 사실이지만 여전히 경험이 부족했다. 여섯 차례 정도 어시스트를 하기는 했지만 그 가운데 한 번만 빼고는 응급상황이 아니었으므로 화급을 다투는 응급수술법을 사용하지 않았다. 그러니까 응급 기관절개술은 염소를 상대로 한 번 실습해 본 것이 전부였다. 따라서 즉시 볼 선생에게 지원요청을 했어야 했다. 만약을 대비해서 조명, 석션기, 멸균 수술도구 등 기관절개술에 필요한 준비도 해 놓았어야 했다. 산소농도가 조금 떨어졌다고 삽관한다고 난리를 피울 것이 아니라 지원인력이 올 때까지 기다리라고 존스 선생에게 말했어야 했다. 환자의 기도가 이미 폐쇄되고 있음을 알아차릴 수도 있었을 것이다. 그랬다면 상황이 아직 그래도 안정적일 때, 그나마 좀 여유를 가지고 할 수 있을 때 메스를 잡고 기관절개를 할 수 있었을 것이다. 하지만 나는 어떤 이유에서인지, 자기과신 때문인지, 부주의인지, 미련한 바람, 망설임, 또는 상황의 불확실성 때문인지 그만 시기를 놓쳐 버리고 말았다.

존스 선생은 환자 위에 몸을 구부리고 성대를 통해 관을 집어넣는 데 골몰했다. 산소농도가 다시 60%로 떨어지자 그는 멈추고 다시 산소마스크를 씌웠다. 우리는 모니터를 응시했다. 수치가 올라가지 않았다. 환자의 입술은 아직 파랬다. 존스 선생이 앰부주머니를 더 열심히 눌러댔다.

"저항이 있어." 그가 말했다.

불현듯 '사고다!' 하는 생각이 뇌리를 스쳤다. "빌어먹을! 기도가 막혀 버렸어." 내가 말했다. "기관절개 키트! 조명! 누구 25번 수술실에 연락해서 볼 선생님 좀 오시라고 해!"

갑자기 사방에서 사람들이 허둥지둥 뛰어다녔다. 나는 당황하지 않고 최대한 침착하게 진행하려고 노력했다. 외과 인턴에게 멸균 가운과 장갑을 착용하라고 시키고 선반에서 황갈색 소독약을 가져와 환자의 목에 한 병을 몽땅 쏟아부었다. 간호사가 기관절개 키트를 열어 멸균소독된 소독방포와 도구들을 꺼냈다. 나는 가운과 새 장갑을 착용하면서 머릿속으로 순서를 점검했다. 간단해, 아주 간단한 거야. 속으로 그렇게 되뇌면서 나 자신을 진정시키려고 노력했다. 울대뼈라고도 하는 갑상연골과 그 아래 윤상연골 사이에 윤상갑상연골간막이라는 섬유질의 얇은 막이 있다. 거길 잘라 들어가면, 짜잔! 바로 기관 안이다. 기관에 들어갔으면 그 다음은 배관용 이음관같이 생긴 4인치 길이의 기관절개용 튜브를 절개창에 끼워넣고 튜브에 산소와 인공호흡기를 연결시키면 다된 것이다. 어쨌거나 이론은 그랬다.

나는 목 부분을 제외한 환자 몸 전체에 소독방포를 덮었다. 목이 무슨 통나무처럼 두꺼워 보였다. 나는 갑상연골이 돌출된 부분을 찾아 목을 더듬었다. 하지만 지방층이 워낙 두꺼워 연골을 찾을 수가 없었다. 갑자기 불안감에 휩싸였다. 어디를 자르지? 수평으로 잘라야 하나, 수직으로 잘라야 하나? 이러는 나 자신이 싫었다. 외과의는 절대 당황해서는 안 되거늘, 나는 당황하고 있었다.

"더 밝은 조명이 필요해." 내가 말했다.

누군가 찾으러 보내졌다.

"볼 선생님은?" 내가 물었다. 그다지 고무적인 질문은 아니었다.

"오시는 중이에요." 간호사가 말했다.

기다릴 시간이 없었다. 산소공급 없이 4분을 경과하면 사망하지 않더라도 영구적인 뇌손상을 입게 된다. 마침내 나는 메스를 잡고 잘랐다. 간신히 잘랐다. 메스를 힘껏 휘둘러 선택과목에서 배운 대로 목 중앙을 좌에서 우측으로 가로질러 3인치가량 절개했다. 인턴한테 견인기로 절개창을 벌리게 하고, 가위로 절개해 들어가다가 그만 정맥을 건드렸다. 출혈이 심하지는 않았지만, 상처에 피가 가득 고여 아무것도 보이지가 않았다. 인턴이 손가락으로 출혈 부위를 지혈했다. 나는 석션을 요청했다. 하지만 석션도 잘 작동되지 않았다. 삽관할 때 흡입관이 혈전으로 막혀 버렸던 것이다.

"누가 가서 새 흡입관 좀 가져와." 내가 말했다. "조명은 어떻게 됐어?"

마침내 조무사가 기다란 오버헤드 조명을 밀고들어와 플러그를 꽂고 스위치를 켰다. 그래도 침침했다. 손전등이 차라리 나을 뻔했다.

나는 거즈로 피를 닦아낸 다음 손끝으로 절개창 안쪽을 만져 봤다. 확신할 수는 없었지만 그래도 갑상연골과 윤상연골의 단단한 융기 사이로 윤상갑상연골간막이 느껴지는 것 같았다. 나는 그 부위를 왼손으로 짚었다.

경험 많은 은발의 마취과 의사 제임스 오코너 선생이 방으로 들어왔다. 존스 선생이 그에게 환자 상태에 대해 간단히 브리핑하고 산소호흡기를 인계했다.

오른손에 펜을 쥐듯 메스를 쥐고 나는 절개창 안쪽에 갑상연골 부위라고 생각되는 지점으로 메스를 들이댔다. 어두운 조명과 피 때문에 잘 보이지 않아 짧게짧게 끊어가며 덮여 있는 지방층과 조직을 잘라들어가는데, 어느 순간 메스가 단단한 갑상연골에 긁히는 것이 느껴졌다. 연골을 따라 칼끝으로 틈새에 다다를 때까지 훑어내려갔다. 거기가 윤상갑상연골간막이기를 바라면서 나는 과감하게 잘라들어갔다. 갑자기 조직이 튕기는 걸 느끼는 순간 나는 1인치 길이의 창구멍을 냈다.

구멍으로 집게손가락을 집어넣는데 꼭 빡빡한 빨래집게 입을 비집어 여는 것 같았다. 구멍 안에 공간이 느껴지는 것 같았다. 그런데 왜 공기 이동 소리가 안 나지? 더 깊이 들어가야 하나? 도대체 제대로 찾아들어가기는 한 걸까?

"들어간 것 같아요." 다른 사람들도 그렇지만 사실 나 자신을 안심시키기 위해 한 말이었다.

"그러길 바래." 오코너 선생이 말했다. "시간 여유가 별로 없어."

나는 기관절개용 튜브를 집어서 끼워넣으려고 했으나 뭔가에 가로막힌 것 같았다. 비틀고 돌려서 마침내 쑤셔넣었다. 바로 그때 볼 선생이 당도했다. 그는 서둘러 침대로 와 상체를 구부리고 환자를 살펴봤다. "들어갔나?" 그가 물었다. 나는 그런 것 같다고 대답했다. 앰부주머니가 기관절개용 튜브 끝에 꽂아졌다. 그런데 앰부백을 누르자 공기가 크르륵 소리를 내며 구멍에서 도로 올라왔다. 볼 선생이 재빨리 장갑과 가운을 착용했다.

"기도폐쇄되고 얼마나 됐지?"

"모르겠어요. 한 3분."

상황을 바로잡을 시간이 1분 정도밖에 없다는 걸 알고 볼 선생의 얼굴이 굳어졌다. 그는 내 자리를 차지하고 기관절개용 튜브를 바로 빼 버렸다. "세상에, 엉망이군." 그가 말했다. "이래서야 아무것도 못 보겠네. 당최 제대로 들어갔는지 알 수가 없어. 조명하고 석션 좀 더 좋게 안 되나?" 새 석션이 그에게 건네졌다. 그는 신속하게 상처를 깨끗이 석션하고 작업에 들어갔다.

환자의 산소포화농도는 산소농도계 최저치 이하로 떨어져 더 이상 감지조차 되지 않았다. 심장박동도 느려지기 시작했다. 처음에는 60회로 떨어지더니 다음 순간 40회로 떨어졌다. 이제 맥박도 전혀 안 잡혔다. 나는 두 손을 깍지 껴서 손바닥을 환자 가슴에 얹고 환자 쪽으로 상체를 굽히고 팔꿈치를 접었다펴다 하며 흉부압박(심장마사지)을 하기 시작했다.

볼 선생이 환자에게서 고개를 들고 오코너 선생을 쳐다봤다. "시간 안에 기도확보를 못할 것 같은데." 그가 말했다. "오코너 선생이 위쪽에서 다시 시도해 보지." 이 말은 사실상 내 실패를 인정하는 것이었다. 경구 삽관을 재시도하는 것은 의미가 없었다. 그저 죽어가는 걸 손놓고 보고 있을 수 없으니 뭔가를 하는 것뿐이었다. 나는 한 대 얻어맞은 것 같았지만 누구와도 눈을 맞추지 않고 흉부압박에만 열중했다. 끝났구나, 생각했다.

그런데 그때, 놀랍게도 오코너 선생이 "들어갔다!" 하고 소리쳤다. 용케 소아용 기관내관을 성대를 통해 집어넣는 데 성공한 것이다. 튜브를 통해 기관으로 산소가 수동공급되기 시작하자 30초 만에 환자의 심장이 되살아나 심박이 분당 120회로 올라갔다. 산소농도는 60%를 기록한 다음 계속 올라갔다. 다시 30초가 지나자 97%가 됐다. 방 안에 있던 사람들은 마치 자신들의 숨이 막혔다 터진 것처럼 안도의 숨을 내쉬었다. 볼 선생과 나는 다음 단계 처치에 관해 상의할 때 외에는 거의 말을 하지 않았다. 그리고 나서 볼 선생은 자상환자 수술을 마무리하러 아래층으로 내려갔다.

우리는 마침내 환자의 신원을 확인했다. 이름은 루이즈 윌리엄스라고 하자. 윌리엄스는 34세이며 인근 교외에서 혼자 살았다. 도착 당시 알콜농도는 법정한도의 세 배나 되는 수치였으며, 아마도 그것이 의식불명의 원인이었던 것 같았다. 뇌진탕에 몇 군데 열상, 그리고 상당한 연조직 손상이 눈에 띄었다. 하지만 엑스레이와 정밀검사 결과 충돌사고로 인한 다른 손상은 없었다. 그날 밤 볼 선생과 헤르난데스는 환자를 수술실로 데려다 기관절개수술을 제대로 했다. 볼 선생은 수술을 마치고 환자 가족과 만난 자리에서, 도착 당시 위급한 상황이었으며 기도확보에 어려움이 있었다는 것, 그 결과 상당히 긴 시간 동안 산소공급이 안 됐으며, 따라서 뇌기능이 얼마나 손상됐을지 지금으로서는 확실히 말할 수 없다는 얘기를 했다. 윌리엄스의 식구들은 아무 항의 없이 그의 말을 경청했다. 그들로서는 기다리는 수밖에 달리 도리가 없었다.

외과 의료사고 사례를 몇 가지 살펴보자. 일반외과의가 커다란 금속제 도구를 환자 복부에 남겨둔 채 닫아서 내장과 방광벽이 찢어진 경우도 있었고, 암 전문 외과의가 엉뚱한 유방의 생검을 하는 바람에 암 진단이 몇 달이나 늦어진 적도 있었고, 심장 전문 외과의가 심장판막수술 중 작지만 중요한 단계를 건너뛰는 바람에 환자가 사망한 경우도 있었다. 그리고 한 번은 복통을 호소하며 응급실로 실려온 남자환자를 일반외과의가 CT 촬영도 하지 않고 신장결석으로 추정했다가 18시간 후 정밀검사에서 복부 대동맥류 파열로 나타나 얼마 후 환자가 사망한 적도 있었다.

그런 중대한 과오를 범한 사람들을 어떻게 시술하게 놔 둘 수 있을까? 우리는 그들을 '무능'하고 '비윤리적'이며 '직무태만한' 의사들이라고 생각하며, 그들이 처벌되기를 바란다. 그래서 의료소송, 미디어 스캔들, 정직, 해고 등 그러한 의료사고를 다루는 공공시스템이 생겨나게 된 것이다.

하지만 의료계에는 악덕 의료행위와 그 행위자에 대한 이러한 단순논리적 관점을 교란시키는 중요한 진실이 있다. 그것은 모든 의사들이 끔찍한 과실을 범한다는 것이다. 방금 전 열거한 의료사고들만 해도 내가 아는 명망 높은 외과의들의 이야기다. 일류 의대의 외과 선생님들에게 지난해 범했던 실수에 대해 얘기해 달라고 청해서 수집한 것이다. 모두들 얘깃거리가 있었다.

1991년, 《뉴잉글랜드 의학저널 *New England Journal of Medicine*》은 '하버드 진료실태 연구The Harvard Medical Practice Study'라는 프로젝트의 기념비적인 논문들을 시리즈로 실었다. 3만 명이 넘는 뉴욕 소재 병원 입원환자들을 대상으로 조사한 결과, 입원환자 중 약 4%가 병원치료에서 야기된 합병증으로 입원기간이 길어지거나 장애를 갖게 되거나 사망했으며, 그 같은 합병증의 3분의 2는 치료상의 과실로 인한 것이었다. 그리고 넷 중 하나, 즉 전체 입원환자의 1%의 경우는 실질적인 직무태만에 해당되었다. 이를 전국적으로 확대추정해 보면 매년 44,000명이 넘는 환자들이 적어도 부분적으로는 의료과실이 원인이 되어 목숨을 잃는다는 얘기다. 뒤이어 전국 곳곳에서 행해진 연구조사들도 의료과실이 만연해 있음을 확인시켜 주었다. 갑작스런 심박동 정지시 임상의들의 대처능력을 조사한 한 소규모 연구에서는 임상의 30명 중 27명이 충전량을 틀리게 부과한다든가, 특정 모델의 작동법 파악에 너무 많은 시간을 허비하는 등 제세동기defibrillator 사용에 문제를 보였다. 1995년에 발표된 한 연구에 따르면, 엉뚱한 약을 주거나 잘못된 용량을 주는 등의 투약 실수는 입원환자 모두에게 거의 한 번꼴로 일어나며, 대체로 별 문제 없이 넘어가지만 그중 1%는 심각한 결과를 낳기도 했다.

위험한 소수 의사들에 국한되어 과실이 일어난다면 의료소송도 소수집단의 의사들에게만 집중되어 나타나야 할 것이나 실제는 균일한 종 모양의 분포도를 보인다. 대부분의 외과의들은 의사생활 중 적어도 한 번은 소송을 당한다. 특정 종류의 과실에 대한 연구들 역시 상습범이 문제가 아님을 보여주었다. 병원 환자들을 돌보는 거의 모든 의사들이 매년 중대한 과실을 범하며 심지어 직무태만을 범하기도 한다는 것이다. 이런 이유로 의사들은 언론에서 끔찍한 의료사고가 또 났다며 떠들어댈 때도 좀처럼 분개하지 않으며, 대개 보통 사람들과 다른 반응을 보인다. 자신의 일이었을 수도 있기 때문이다. 중요한 것은 어떻게 하면 나쁜 의사들을 환자들로부터 차단시키느냐가 아니라, 어떻게 하면 좋은 의사들이 환자들에게 피해를 입히는 것을 막느냐 하는 것이다.

의료소송은 매우 비효율적인 방책이다. 하버드대 법률 및 공중보건 교수 트로옌 브레넌Troyen Brennan은 지금까지 연구에서 소송이 의료사고 발생률을 감소시킨다는 증거는 없다고 지적했다. 공격 무기가 부정확한 탓일 수도 있을 것이다. 브레넌 교수는 이어서 '하버드 진료실태 연구'에서 환자들에 관한 몇 가지 연구를 주도했다. 그는 수준 이하의 치료를 받은 환자들 중 소송을 건 이들은 2%도 채 안 된다는 것을 발견했다. 거꾸로, 소송을 제기한 환자들 가운데 실제로 의료진의 부주의로 인해 피해를 본 사람은 극소수였다. 환자들이 승소할 가능성은 대개 결과가 얼마나 나쁘냐에 달려 있었다. 그 결과가 질병으로 인한 것인지 치료상의 불가피한 위험 때문인지는 중요하지 않았다.

의료소송에서 보다 뿌리 깊은 문제는 과실을 죄악시함으로써 의사들이 과실을 인정하고 공공연하게 논의하지 못하게 한다는 것이다. 그러한 사법 시스템은 환자와 의사를 적대시키고, 서로 몰아붙여 사건을 심하게 왜곡시킨다. 일이 잘못될 경우 의사가 환자에게 자신의 실수에 대해 정직하게 얘기하기란 거의 불가능하다. 병원측 변호사들은 발생한 사고에 대해서는 환자들에게 이야기해야 하지만 과책사유가 의사 쪽에 있다는 암시는 절대 하지 말라고 경고한다. 그러한 '자백'은 의사의 윤리성에 대해 흑백논리로 밀어붙이는 법정에서 결정적으로 불리한 증거로 사용될 수 있기 때문이다. 때문에 의사들은 기껏해야 이렇게 말하고 만다. "일이 이렇게 되어서 정말 유감입니다."

하지만 의사들이 자신의 실수에 대해, 비록 환자들에게는 아니더라도 적어도 의사들끼리 솔직하게 얘기할 수 있는 곳이 한 군데 있다. '유병 및 사망사례 회의Morbidity and Mortality Conference' 또는 간단히 'M&M 콘퍼런스'라고 하는 것으로, 미국의 거의 모든 수련 병원에서 대개 매주 한 번씩 열린다. 이 제도가 존속될 수 있는 것은 빈번한 이의제기에도 불구하고 미국 대부분의 주에서 법적 개시法的開示, legal discovery 요구로부터 회의록을 보호하는 법이 아직 유효하기 때문이다. 외과의들은 특히 M&M 콘퍼런스를 진지하게 받아들인다. 외부인 방청을 금하고 비공개로 진행되는 이 회의에서 그들은 자신의 책임 아래 발생한 과실과 불의의 사고 및 사망 사례를 검토·비평하고, 책임소재를 가리고, 다음을 위해 개선책을 모색한다.

우리 병원에서는 매주 화요일 5시에 M&M 콘퍼런스가 열린다. 회의장소는 우리 모두 본받아야 할 훌륭한 업적을 남긴 명의들의 유화 초상화가 벽면에 줄줄이 걸려 있는 융단이 깔린 계단식 강의실이다. 이 회의에는 인턴부터 학과장까지 외과의는 모두 참석해야 하고 또 외과를 '도는' 의대 실습생들도 참석하기 때문에 참석인원이 거의 100명 가까이 된다. 우리는 줄지어 들어와서 그날 논의될 사례들의 리스트 복사물을 한 장씩 집어들고 자리에 가서 앉는다. 맨 앞줄은 나이 지긋한 고참 스태프 선생들 차지다. 수술복을 벗고 짙은 색 양복 차림의 무뚝뚝하고 심각한 남자들이 청문회의 상원의원 패널처럼 일렬로 앉아 있다. 그 줄 한가운데, 그러니까 각 사례 발표자들이 발표를 하게 될 목제 단상에서 가장 가까운 자리에 학과장이 사자처럼 떡하니 버티고 앉아 있다. 그 다음 몇 줄은 나머지 스태프 선생들 차지로, 첫째 줄보다는 연령층도 낮고 여자도 몇 명 섞여 있다. 치프 레지던트들은 흰 가운을 입고 대개 옆줄에 앉고, 나는 짧은 흰색 상의에 녹색 수술복 바지를 입은 다른 레지던트들과 함께 뒷줄에 앉는다.

각 사례에 대해 심장, 혈관, 외상 등 해당 분과의 치프 레지던트가 정보를 수집하고 단상에 나가 발표한다. 통상적인 주간의 사례들 가운데 몇 가지를 소개하면 다음과 같다(기밀유지를 위해 약간의 변화를 가했음). 심장판막수술 후 출혈과다로 사망한 68세 남자환자, 좌측 다리 동맥우회술 후 염증으로 재수술을 해야 했던 47세 여자

환자, 담낭 절제술 후 복부에 배관을 삽입해 담즙을 빼 주어야 했던 44세 여자환자, 수술 후 출혈로 재수술을 해야 했던 환자 3명, 심장 우회술 후 심박동 정지가 일어난 63세 남자환자, 복부 수술봉합선 이 갑자기 터져서 내장이 거의 빠져나올 뻔했던 66세 여자환자의 사례…. 내가 응급 기관절개에 실패했던 윌리엄스의 사례는 그 가운데 하나에 불과했다. 외상환자였으므로 외상과의 치프 레지던트 인 데이빗 헤르난데스가 기록을 검토하고, 나를 포함한 관련 의료 진에게서 정보를 수집했다. 회의 당일에 앞에 나가서 당시 상황을 설명했던 것도 그였다.

헤르난데스는 키가 크고 활달하며 성격 좋은 사람으로 평소에는 얘기도 곧잘 재미나게 하는 편이지만, 사실만을 간결·정확하게 전달해야 하는 M&M 프레젠테이션인지라 대충 이런 식으로 얘기했다. "안전벨트를 착용하지 않고 고속으로 달리다 전복사고를 당한 34세 여자환자 사례로, 현장에서는 바이털이 안정적이었던 것으로 보이나 반응이 없었으며, 삽관 없이 구급차에 실려 왔고, 도착 당시 GCS 7이었습니다." GCS는 글래스고우 혼수척도Glasgow Coma Scale의 약자다. 이것은 외상성 뇌손상 이후 혼수의 중증도와 의식 장해를 평가하기 위해 개발된 것으로, 3에서 15점 사이면 뇌손상이 있음을 나타내며 점수가 낮을수록 환자의 신경학적 상태가 나쁘다. GCS 7이면 혼수상태 범주에 든다. "응급실에서 삽관이 시도되었으나 성공하지 못했으며, 기도폐쇄의 원인이 되었을 수 있습니다. 응급 기관절개술도 시도되었으나 역시 성공하지 못했습니다."

이러한 프레젠테이션은 치프 레지던트들의 입장을 곤란하게 만들 수 있다. 어떤 사례를 올릴지 결정하는 것은 스태프 선생이 아니라 치프 레지던트들이다. 이는 스태프 선생들이 혹여라도 과실을 은폐하는 것을 방지하기 위함이다. 하지만 이러한 관례는 어찌됐건 아랫사람인 치프 레지던트들을 미묘한 입장에 처하게 만든다. 따라서 M&M 프레젠테이션을 무난하게 치르기 위해 보고자들은 불가피하게 약간의 세부사항을 생략하거나 빈번하게 수동태 표현을 쓰게 된다. 응급 기관절개를 잘못한 사람은 사라지고 그냥 "응급 기관절개가 시도되었으나 성공하지 못했다."가 되는 것이다. 하지만 그 말이 전하는 메시지는 누구에게나 분명했다.

헤르난데스가 계속했다. "환자는 심박동 정지로 심장마사지를 요했습니다. 그때 마취과 의사가 소아용 기관내관 삽입에 성공, 환자의 바이털이 안정을 되찾았습니다. 이후 OR(수술실)에서 기관절개를 마무리했습니다."

그러니까 윌리엄스는 심박동이 정지될 만큼 오랫동안 산소공급이 끊겨져 있었으며 뇌졸중 이상의 심한 뇌손상을 입었을 가능성이 높다. 이것은 누가 말하지 않아도 다들 알았다. 헤르난데스는 다행스런 예후를 전하는 것으로 마무리했다. "정밀검사 결과 영구적인 뇌손상이나 다른 큰 손상은 보이지 않았습니다. 기관절개 튜브는 내원 2일째에 제거했으며, 환자는 상태가 호전되어 내원 3일째에 퇴원조치했습니다." 윌리엄스는 다음날 아침 약간 멍하지만 시장기를 느끼며 깨어났고, 신경반응도 정상이었고 정신도 말짱했다. 그제야 가족들은 물론 나도 한시름 놓을 수 있었다. 몇 주만 지나면 이 일도 상처가 아물어 흉터만 남을 것이다.

하지만 책임을 추궁당할 시점에는 그렇지 못했다. 맨 앞줄에서 즉각 불벼락이 떨어졌다. "응급 기관절개술이 시도됐으나 성공하지 못했다는 게 무슨 뜻인가?" 나는 자라목처럼 기어들어갔다. 얼굴이 화끈 달아올랐다.

"제 환자였습니다." 첫째 줄에 있던 볼 선생이 나섰다. 이는 담당의 선생들이 운을 떼는 방식으로, 이 짧은 말 속에 외과 세계의 문화가 고스란히 담겨 있다. '수평적 조직'의 장점에 대한 비즈니스스쿨과 미국 대기업들의 온갖 칭송과 선전에도 불구하고 외과의들의 사회는 구식 위계조직을 유지하고 있다. 문제가 생기면 담당의가 모든 책임을 진다. 실수로 대동맥을 찢은 것이 누구의 손인가는 중요하지 않다. 간호사가 투약을 잘못할 때 담당의 선생이 집에서 자고 있었다고 해도 마찬가지다. M&M 콘퍼런스에서 모든 책임은 담당의 선생이 떠맡는다.

볼 선생은 응급실 당직의 삽관 실패와 상황이 악화됐을 때 현장에 있지 못했던 자신의 불찰을 먼저 얘기했다. 그는 변명처럼 들리지 않고 단순히 악조건을 설명하는 것처럼 들리도록 유의하면서 조명의 열악함과 환자의 목이 심하게 두꺼웠던 점을 설명했다. 몇몇 스태프 선생들이 동병상련에 고개를 가로저었다. 그 중 두서너 명이 세부사항을 명백히 하기 위해 몇 가지 질문을 했다. 볼 선생의 어조는 시종일관 무감정하고 초연했다. 마치 콸라룸푸르의 소요사태를 보도하는 CNN 뉴스캐스터 같은 태도였다.

늘 그렇듯이 우리 병원 외과 의료서비스의 질을 총괄책임지는 학과장이 마지막 질문을 던졌다. "어떻게 했더라면 좋았겠는가?" 그가 물었다. OR에서 자상환자를 보는 데는 시간이 오래 걸리지 않았으므로, 그 시점에 헤르난데스를 ER(응급실)로 보내든가 아니면 헤르난데스한테 닫으라고 하고 자기가 올라가든가 했어야 했다고 볼 선생이 답했다. 사람들이 고개를 끄덕였다. 교훈을 얻었군. 다음 사례.

M&M 콘퍼런스 중에 왜 좀 더 빨리 지원요청을 하지 않았으며, 왜 윌리엄스에게 필요한 기술과 지식을 갖추지 못했느냐고 내게 묻는 사람은 아무도 없었다. 그렇다고 내 행동이 그대로 용인되었다는 말은 아니다. 외과 같은 위계사회에서 내 과실을 처리하는 것은 볼 선생의 몫이었다. 사고 다음날 볼 선생이 복도에서 나를 불러세워 옆으로 데려갔다. 그는 화가 났다기보다는 상처 입은 목소리로 내 잘못을 조목조목 짚어나갔다. 첫째, 응급 기관절개술에서는 목을 수직절개하는 편이 더 좋았을 것이다. 상하 수직방향으로 흐르는 혈관을 상할 위험이 없기 때문이다. 이는 적어도 책에서라도 읽고 숙지하고 있었어야 할 상식적인 문제로, 그랬더라면 기도확보가 훨씬 쉬웠을 것이다. 둘째, 기도확보에 문제가 발생한 것이 분명할 때 왜 자기에게 연락하지 않았는지 이해할 수 없다. 그것은 단순한 무지보다 더 나쁘다고 했다. 나는 아무런 변명도 하지 않았다. 이런 사례에 대해 좀더 준비를 갖추고 다음에는 신속하게 지원요청을 하겠다고 약속했다.

볼 선생이 형광등불이 환하게 켜진 복도를 걸어내려간 후에도 나는 창피한 나머지 속이 다 쓰렸다. 이건 가책이 아니었다. 가책이란 나쁜 짓을 했을 때 느끼는 것이다. 내가 느낀 것은 수치심이었다. 잘못한 것은 나였기 때문이다. 하지만 외과의는 이런 감정상태를 길게 끌고가서는 안 된다는 것을 나도 잘 알았다. 자신의 한계를 깨닫는 것과 자기 회의에 빠지는 것은 별개의 문제다. 그 뒤 전국적으로 이름난 외과의 한 분에게서 양성으로 판명된 종양 제거수술을 하다가 지혈에 실패하는 바람에 환자를 사망하게 했다는 얘기를 들은 적이 있다. 그는 "완전한 살인이었다."고 말했다. 그 후 그는 가까스로 수술을 하기는 했지만 수술할 때마다 자꾸 주저하게 되고 결단을 내리지 못했다고 한다. 그 일은 몇 달 동안 그의 직무수행에 영향을 미쳤다.

하지만 자신감 상실보다 더 나쁜 것은 방어적 반응이다. 외과의들 중에는 다른 사람들 잘못은 잘 보면서 자기 잘못은 보지 못하는 이들이 있다. 그들은 자신의 능력에 대해 어떤 의문이나 두려움도 없다. 결과적으로 그들은 자신의 실수에서 아무것도 배우지 못하고 자신의 한계도 알지 못한다. 한 외과의는 두려움을 모르는 외과의를 만나는 건 드물지만 어쩌다 그런 사람을 만나면 등골이 오싹해진다고 했다. 그는 "수술할 때 약간의 두려움을 느끼지 않는 의사는 자기 환자에게 심각한 해를 입히게 되어 있다."고 말했다.

M&M의 분위기는 자기 회의와 부인이라는 두 가지 부정적 태도가 끼어들지 못하도록 주도면밀하게 계획된다. M&M은 의사들에게 과실에 대한 '올바른' 관점을 주입시키는 문화의식 행사이기 때문이다. 피할 수 있는 해가 가해진 사례에 대해 "어떻게 했으면 좋았겠는가?"라고 학과장이 물을 때, "달리 방도가 없었다."는 대답이 용납되는 경우는 극히 드물다.

나름대로 M&M은 상당히 고차원적이고 인간적인 제도이다. 법정이나 매스컴과는 달리 M&M은 인간의 실수는 일반적으로 처벌에 의해 방지될 수 있는 문제가 아니며, 실수를 피하는 것은 대체로 의지의 문제라고 본다. 이를테면 항상 충분한 지식과 정보를 확보하고, 늘 경계태세를 늦추지 않고, 수만 가지 잘못될 만한 상황을 예기하고, 문제가 발생하기 전에 미연에 방지하려는 노력을 통해 실수를 피할 수 있다는 것이다. 과실을 범하는 것은 매도되어야 마땅한 일은 아니지만 다소간의 수치심은 따른다. 사실 M&M 정신은 역설적으로 보일 수도 있다. 실수를 용납하지 않는다는 매우 미국적인 사고방식을 강력히 지지하지만, M&M 콘퍼런스의 존재 자체, 그것이 매주 스케줄 표에 빠지지 않고 들어 있다는 사실 자체는 과실이 의학의 불가피한 일부분임을 인정하는 증거나 마찬가지기 때문이다.

하지만 왜 그렇게 자주 과실이 발생하는 걸까? 의료과실 전문가 루시앙 리페는 대부분의 다른 산업들은 그 업무가 반도체 조립이든 리츠칼튼 호텔의 고객 서비스 업무든 간에 병원과 같은 오류율을 묵인하지 않는다는 점을 지적했다. 항공업은 오작동 빈도수를 10만 비행당 1로 줄였으며, 그것도 대부분은 유해한 결과가 없는 것들이다. 요즘 제너럴 일렉트릭사가 주창하는 '식스 시그마' 품질운동은 제품불량 발생률을 거의 100만 분의 1 이하로 줄이는 것을 목표로 한다.

물론 환자는 비행기보다 훨씬 복잡하고 저마다 다르며, 의학은 제품을 수리해서 돌려보내 주거나 제품 카탈로그 한 장 보내 주는 것으로 끝나는 문제가 아니다. 의학은 인간이 시도한 어떤 분야보다 복잡한 분야라고 할 수 있다. 하지만 과거 20여 년 동안 인지심리학에서부터 '인간요소' 공학, 그리고 TMI 원자력발전소 참사와 인도 보팔의 독가스 유출사고 같은 재난들에 대한 연구에 이르기까지 모두 똑같은 결론을 내놓았다. 모든 인간은 실수를 범하며, 그것도 빈번하게 예측할 수 있는 양식화된 방식으로 과실을 범하므로, 이러한 현실에 맞추지 못한 시스템들은 과실을 없애기보다 도리어 악화시킬 수 있다는 것이다.

영국의 심리학자 제임스 리즌James Reason은 자신의 저서 《인간의 실수Human Error》에서 우리가 특정 실수를 반복하는 경향이 있는 것은 직관적으로 생각하고 행동하려는 뇌의 비상한 능력에 대한 대가라고 주장했다. 우리 인간의 뇌는 쉬지 않고 쏟아져들어오는 감각 정보를 매번 새로운 상황으로 처리하며, 시간을 허비하지 않고 직관적으로 신속히 선별해 버린다. 따라서 인간의 완벽성에 의존하는 시스템들에는 리즌이 말하는 소위 '잠재과실,' 즉 발생 대기중인 과실이 내포되어 있다. 의학에는 그러한 예가 아주 많다. 처방전 쓰는 것만 해도 그렇다. 우리 모두 알다시피 신뢰할 수 없는 기억과 주의력에 의존하는 기계적 처리과정이기 때문에, 때때로 의사들이 용량이나 약 이름을 잘못 기입하는 일이 일어날 수밖에 없다. 처방전을 제대로 썼더라도 오독될 위험이 있다. (컴퓨터 처방전달시스템은 이런 종류의 실수를 거의 100% 방지하지만 아직 소수의 병원에서만 채택해 사용하고 있다.) 제조업체들이 인간인 작동자를 염두에 두지 않고 만드는 경향이 있는 의료기구 또한 잠재과실 우려가 많은 분야이다. 의사들이 제세동기 사용에 문제를 보일 수밖에 없는 한 가지 이유는 장비설계에 표준이 없기 때문이다. 과중한 업무부담과 정신없는 환경, 팀원들 간의 부적절한 의사소통은 모두 시스템 잠재과실의 대표적인 예라 할 수 있다.

제임스 리즌은 또 하나 중요한 점을 관찰해 냈다. 사고는 단순히 발생하는 것이 아니라 점진적으로 전개된다는 것이다. 복잡한 시스템에서는 오직 한 가지의 잘못으로 큰 손상이 발생되는 경우는 드물다. 인간은 실책이 명백할 때 놀라울 정도로 조정에 능하며, 시스템들에는 종종 방어기제가 마련되어 있다. 예를 들어, 의사가 내린 처방전은 관례상 약사와 간호사들의 점검과 재점검을 거친다. 하지만 실책이 늘 분명하게 눈에 띄는 것은 아니며, 잠재과실의 결과로 백업 시스템 자체가 작동하지 않을 때도 종종 있다. 약사가 1천 개 처방전 중에서 한 개의 점검을 빠뜨린다. 기계 경고음이 작동하지 않는다. 한 명뿐인 외상외과 스태프 선생마저 수술방에 묶여 있다. 일이 잘못될 때는 대개 이와 같이 일련의 실패가 겹쳐져 큰 실패를 만들어낸다.

M&M은 이런 것들은 전혀 고려에 넣지 않는다. 그런 이유로 많은 전문가들이 M&M을 과실분석과 의료서비스 개선에 있어 다소 구태의연한 접근법이라고 본다. 임상의에게 어떻게 다르게 할 수 있었을까, 또는 어떻게 했어야만 했을까를 물음으로써 그 자신과 다른 이들이 다음을 위해 교훈을 얻을 수 있게 하는 것만으로는 충분치 않다. 의사는 실패에 빠지도록 만들어진 일련의 사건의 최종 행위자일 뿐일 경우가 종종 있다. 따라서 과실 전문가들은 보다 철저한 정밀진단과 교정이 필요한 것은 개별 행위자들이 아니라 과정 그 자체라고 생각한다. 어떤 의미에서 그들은 의학을 산업화하고자 한다. 그리고 이미 성공을 주장한다. 그 하나가 탈장 교정 수술 '집중화 공장'인 쇼울다이스 병원이고, 훨씬 광범위한 다른 하나는 그들의 권고를 듣고 놀랄 만한 성과를 이뤄낸 마취과의 전문화이다.

미국 마취과학회The American Society of Anesthesiologists의 엠블렘 중

심에는 '쉼 없는 경계'라는 문구가 적혀 있다. 환자를 전신마취시킬 때 마취의는 환자의 몸에 대해 거의 모든 제어권을 갖는다. 몸은 마비되고, 뇌는 무의식 상태가 되고, 몸에 연결된 기계로 호흡, 심박, 혈압 등 생명유지에 필요한 중추적 기능들을 조절한다. 기계와 인간 신체의 복잡성을 고려할 때 간단한 수술이라도 잘못될 가능성이 무한대로 존재한다. 하지만 마취의들은 문제점만 탐지되면 대체로 해결 가능함을 알게 되었다. 1940년대에 마취사고로 인한 사망은 수술 2,500건당 한 건밖에 없었으며, 1960년대에서 1980년대에는 수술 1만 건 가운데 하나나 둘 정도로 줄어들었다.

하지만 엘리슨 피어스Ellison Pierce는 늘 그 수치조차도 부당하다고 생각했다. 1960년 펜실베이니아대학과 노스캐롤라이나대학을 갓 졸업하고 마취 전문의의 길에 들어선 그날부터 그는 그가 발견하거나 관여한 마취 사망사고에 대한 상세기록 파일을 간수해 왔다. 하지만 그 중에서도 한 사례는 특히 두고두고 마음에 걸렸다. 친구 부부가 전신마취 하에 사랑니를 빼기 위해 18세 된 딸아이를 그에게로 데려왔다. 그런데 호흡관을 기관으로 삽입한다는 게 그만 식도로 잘못 넣었다. 비교적 흔한 가벼운 사고였는데 실수를 발견하지 못하는 바람에 큰 사고가 되어 버렸다. 산소공급을 받지 못한 소녀는 몇 분 안에 사망하고 말았다. 1만 대 1의 사망률이라 할지라도 미국에서 매년 약 3,500만 건의 마취가 행해진다는 것을 생각하면 3,500명이 그 소녀와 같은 애꿎은 죽음을 당해야 함을 의미한다는 것을 피어스는 뼈저리게 알았던 것이다.

1982년, 미국 마취과학회 부회장으로 선출된 피어스는 마취 사망률에 대해 뭔가 조치를 취할 기회를 갖게 되었다. 같은 해 ABC방송국의 '20/20'이라는 프로그램에서 마취과 학계에 상당한 파문을 일으킨 폭로성 보도를 내보냈다. 이렇게 시작하는 내용이었다. "마취에 들어가게 되면 여러분은 아주 긴 여행길에 오르게 됩니다. 피할수 있는 방법이 있다면 피하십시오. 전신마취는 대부분의 경우 안전하지만 인간의 실수나 부주의의 위험이 있으며, 마취 전문의의 숫자가 절대적으로 부족한 실정입니다. 확률에 따르면 올해만도 6천 명의 환자가 마취사고로 사망하거나 뇌손상을 입게 될 것이라고 합니다." 그 프로그램은 미국 곳곳에서 일어난 몇 가지 겁나는 마취사고 사례를 소개했다. 그 프로가 야기시킨 작은 위기와 그 당시 의사 배상책임보험 보험료의 갑작스런 인상을 배경으로 피어스는 마취과학회를 움직여 마취사고 문제에 힘을 모을 수 있게 되었다.

피어스는 의사가 아니라 제프리 쿠퍼Jeffrey Cooper라는 엔지니어에게 아이디어를 의뢰했다. 제프리 쿠퍼는 〈예방가능한 마취사고: 인적인 요소들에 관한 연구Preventable Anesthesia Mishaps : A Study of Human Factors〉라는 제목의 1978년 논문의 주요 저자로, 소탈하지만 깐깐한 데가 있는 사람이다. 쿠퍼는 1972년 26세 때 마취학 연구가들을 위한 기기개발 작업을 위해 매사추세츠 종합병원 생물공학부에 고용되었다. 그런데 자꾸 수술실로 마음이 끌려서 거기서 마취의들을 관찰하며 몇 시간씩 보냈다. 처음 그의 눈에 띈 것은 마취기기의 설계가 너무 엉망이라는 것이었다. 일례로, 기기 중 절반은 다이얼을 시계방향으로 돌리면 마취제의 농도가 낮아졌으나, 나머지 절반은 농도가 높아졌다. 쿠퍼는 1950년대부터 항공기사고 분석에 사용되어 온 '중요사건 기술법'이라는 테크닉을 도입해 보기로 했다. 마취기기가 마취사고의 원인이 될 수 있는지를 알아보기 위함이었다. 그 테크닉은 위험한 사건에 대해 가능한 한 많은 상세정보를 확보하기 위해 고안된 꼼꼼한 인터뷰에 입각한 것으로, 예를 들면 특정 사고가 어떻게 해서 발생되었으며, 원인 요소들은 무엇인가 알아낸 다음 그렇게 알아낸 정보를 여러 다른 사례들의 정보와 합하여 일정한 양식을 찾아내는 것이다.

따라서 숨김없는 정직한 보고를 얻어내는 것이 무엇보다 중요하다. 연방항공국은 위험한 항공사건을 보고·분석하는 정식 시스템을 갖고 있다. 그 시스템이 항공기 안전성 개선에 놀라운 성공을 거둘 수 있었던 것은 두 가지 원칙 덕분이었다. 10일 안에 사건보고를 하는 비행사들은 처벌을 자동면제해 주고, 그 보고서는 개별 비행사들에 대해 아무 이해관계가 없는 중립적인 외부기관인 나사NASA로 보내졌다. 그가 의사가 아니라 엔지니어라는 사실은 쿠퍼에게 십중팔구 이점으로 작용했을 것이다. 마취의들은 그를 위협이 되지 않는 믿음직한 조사가로 생각해 솔직하게 털어놓았다.

그 결과, 의학계의 과실을 과학적으로 고찰한 최초의 심층 연구 결과가 나왔다. 359개의 과실에 대한 그의 상세한 분석은 마취라는 전문직에 대해 이전의 어떤 것과도 다른 새로운 관점을 제공했다. 마취 초기가 가장 위험한 시점이라는 일반적인 인식과는 반대로 경계심이 풀어지는 마취 중간에 사고가 많이 일어난다는 것을 알게 되었다. 가장 흔한 사고는 환자의 호흡유지에 문제가 발생하는 것으로, 호흡관이 빠진 것을 감지하지 못하거나, 호흡관을 잘못 연결하거나, 기도유지 실패 또는 마취기기 사용상의 실수로 인한 결과일 때가 많았다. 쿠퍼는 또한 경험부족, 기구에 대한 친밀도 부족, 팀원들 간의 의사소통 부족, 서두름, 부주의, 피곤 등 마찬가지로 중요한 원인 요소들도 열거했다.

그 연구를 계기로 마취의들 간에 광범위한 논쟁과 토론이 이루어졌지만 피어스가 나서기까지 문제해결을 위한 합심된 노력은 없었다. 처음에는 마취과학회를 통해, 그리고 나중에는 그가 설립한 재단을 통해 피어스는 쿠퍼가 밝혀낸 문제점들을 줄이는 방법을 모색하기 위한 연구에 재정을 지원했으며, 전세계에서 아이디어를 모으기 위한 국제회의를 후원하고, 마취기기 설계가들로 하여금 안전성을 검토하게 했다.

그 모든 노력이 효과를 나타냈다. 마취과 레지던트들의 근무시간이 단축되고, 제조업체들도 오류에 빠지기 쉬운 인간 운용자를 염두에 두고 기계를 재설계하기 시작했다. 다이얼은 한 방향으로 움직이도록 표준화되었으며, 마취가스가 우발적으로 추가 투여되지 않도록 잠금장치가 부착되었고, 산소공급이 제로점으로 내려가지 않도록 조정장치에도 수정이 가해졌다.

과실을 직접적으로 없앨 수 없는 부분에서는 문제를 조기발견하기 위한 신뢰할 만한 방법을 찾기 시작했다. 예를 들면, 기관과 식도는 너무 가깝게 붙어 있어서 때때로 호흡관을 잘못 삽입하는 일이 어쩔 수 없이 생기게 된다. 때문에 마취의들은 양쪽 폐에 청진기를 갖다대고 숨소리를 들어 봄으로써 삽관이 제대로 됐는지 확인했었다. 하지만 쿠퍼가 조사한 바에 따르면 피어스의 친구 딸처럼 식도로 잘못 삽입되었으나 조기에 발견되지 않아 사망에 이르게 된 마취사고들이 놀라울 정도로 많았다. 좀더 효과적인 뭔가가 필요했다. 실제로 이런 류의 과실을 탐지할 수 있는 모니터들이 이미 수년 전부터 상용화되었으나 비용 문제도 있고 해서 이 기기를 사용하는 마취의들은 상대적으로 거의 없는 실정이었다. 그 중 한 모니터는 양쪽 폐에서 배출되는 이산화탄소를 탐지함으로써 튜브가 기관에 삽입되었음을 확인했다. 다른 유형의 모니터인 맥박산소계측기는 말초동맥혈액의 산소포화도를 측정함으로써 환자의 호흡계에 문제가 발생했음을 조기에 경고했다. 피어스를 비롯한 이들의 노력으로 마취과학회는 전신마취를 받는 모든 환자들에 대해 이 두가지 유형의 모니터 사용을 공식 표준화했다. 이제 호흡관 연결 불량이나 기관이 아닌 식도 삽관으로 인한 마취 사망사고는 옛일이 되어 버렸다. 10년 만에 전체 마취사망률도 20만 건 이상에 하나 정도로 떨어졌다. 과거의 20분의 1도 안 되는 수치다.

그러나 개혁가들은 거기서 멈추지 않았다. 스탠포드대학 마취과 교수 데이빗 가바David Gava는 마취의의 작업능력 향상에 초점을 맞추었다. 가바 교수는 항공업계에서 조종사의 경험이 매우 중요한데 경험을 쌓을 기회가 불충분하다는 데 공감하고 대책을 마련한 것을 예로 들었다. 이제는 조종사들이 심각한 기기고장이나 기능불량을 직접 경험해 볼 기회가 거의 없기 때문에 항공사들은 조종사들에게 매년 의무적으로 위기상황 시뮬레이션 훈련을 받게 했다. 의사들도 그렇게 하면 안 될까?

의사이면서 공학에도 일가견이 있는 가바 교수는 '이글 페이션트 시뮬레이터'라는 마취 시뮬레이션 시스템의 설계를 지휘했다. 이 시뮬레이터는 실물 크기의 컴퓨터 작동 마네킹으로 놀랍도록 사실적인 행동이 가능하다. 순환계에 심장박동도 있고 사람처럼 양쪽 폐로 산소를 들이마시고 이산화탄소를 내뿜는다. 마취약을 주사하거나 흡입시키면 마취제의 종류와 투여량을 탐지해 내며 심박수와 혈압, 산소농도가 그에 따라 적절한 반응을 보인다. 마네킹 환자는 기도 팽창이나 출혈, 심장 기능장애도 나타낼 수 있도록 만들어졌다. 실제와 조금도 다름없는 장비가 갖추어진 시뮬레이션실에는 수술대에 마네킹이 눕혀져 있고, 여기서 레지던트들뿐 아니라 노련한 스태프 선생들도 수술 중의 마취기기 고장, 정전, 심박동 정지에서 기도폐쇄로 응급 기관절개술을 요하는 제왕절개수술 환자 케이스에 이르기까지 온갖 종류의 위험하고 때로 괴팍스런 시나리오에 대해 효과적으로 대응하는 법을 익힌다.

마취과가 '시스템' 실패를 분석하고 교정하는 데 선두에 서 온 것은 분명하지만 다른 곳에서도 변화의 조짐이 보이고 있다. 일례로, 미의학협회는 1997년 환자안전재단을 설립하고 쿠퍼와 피어스에게 이사회에서 일해 달라고 요청했다. 이 재단은 현재 의료과실 중 가장 흔한 유형인 조제 실수를 줄이기 위한 병원 처방 전담시스템의 새로운 기준 마련과 협의회 후원 및 연구자금 지원을 하고 있다.

외과에서도 약간의 고무적인 발전이 있었다. 예를 들어, 엉뚱한 무릎이나 발 또는 다른 신체부위를 수술하는 일은 드물긴 하지만 되풀이되는 실수였으며, 그에 대한 전형적인 대응책은 해당 의사를 해고하는 것이었다. 하지만 최근 들어 병원과 외과의들은 인체의 좌우대칭성으로 인해 그러한 실수가 반복될 가능성을 인식하기 시작했다. 1998년 미국 정형외과의사회는 그러한 실수를 방지하는 간단한 방법을 지지하고 나섰다. 수술에 들어가기 전에 외과의가 수술 부위의 머릿글자를 마커로 표시하는 것을 표준관행으로 삼기로 한 것이다.

다트머스에 본부를 둔 북부 뉴잉글랜드 심장혈관질환 연구집단도 또 하나의 성공담을 전한다. 이 연구집단은 제프리 쿠퍼처럼 의료사고에 대한 심층연구를 실시하지는 않았지만, 통계를 면밀히 분석·검토함으로써 개선방향을 제시했다. 컨소시엄 산하 6개 병원의 심장수술 사망과 그밖의 안 좋은 결과(상처 감염, 지혈 실패, 뇌손상)를 추적하고, 관련된 다양한 위험요소를 밝혀내고자 한 것이다. 연구집단은 일례로, 혈관우회로 수술 후 빈혈증상을 보이는 환자들이 사망률이 상대적으로 높으며, 빈혈증은 체구가 작은 환자들에게서 더 많이 발생된다는 것을 발견하고, 인공심폐기에 '주입'하는 용액이 빈혈증을 일으킨다는 것을 알아냈다. 용액이 환자의 피를 희석시키기 때문에 환자의 체구가 작을수록(혈액공급량이 적을수록) 크게 영향을 받았다. 컨소시엄 회원 병원들은 이제 그 문제에 대해서는 몇 가지 유망한 해결책을 찾았다. 그리고 한 병원에서 실무진이 수술팀에게 수술전 검사기록을 잘못 '전달'하는 실수를 범한 것을 발견하고는 수술실에 오는 모든 환자들에 대해 조종사들이 쓰는 것 같은 점검표를 사용하도록 함으로써 문제를 해결했다. 이러한 노력으로 많은 부분이 표준화되었으며, 그 결과 1991년에서 1996년 사이에 6개 회원 병원에서의 사망률이 4%에서 3%로 감소되었다. 이는 293명의 사망을 막았음을 뜻한다. 연구의 범위와 기술에 있어 한계가 있었음에도 불구하고 북부 뉴잉글랜드 심장 연구집단은 그래도 예외적인 경우에 해당된다. 의료현장의 문제점에 대한 구체적인 정보는 아직 많지 않은 것이 현실이다. 잠재과실과 시스템상의 요인이 외과 과실의 원인일 수 있다는 증거는 표준화된 프로토콜의 부재, 의사의 경험부족, 병원의 경험부족, 기술과 테크닉의 부적절한 안배, 인원 부족, 팀웍 결핍, 하루 중 수술 시점, 관리의료* 및 의료 산업화의 악영향 등 여기저기에서 찾아볼 수 있다. 하지만 어떤 것이 주 위험요인인지 우리는 아직 알지 못한다. 외과도 대다수의 다른 의학 분야들처럼 제프리 쿠퍼를 기다리나 보다.

별 다를 것 없는 날의 별 다르지 않은 담낭 절제수술이었다. 수술대에는 40대 부인이 소독약이 칠해진 둥근 배만 빼고 파란색 종이 소독방포를 온몸에 덮어쓴 채 누워 있었다. 담낭은 손가락 길이 정도의 바람 빠진 풍선 모양의 올리브색 담즙주머니로, 간 아래쪽에 있으며 늘어나기도 한다. 담석이 생기면 이 환자가 경험한 것 같은 극심한 통증이 찾아온다. 하지만 담낭만 제거하면 고통도 끝난다.

이 수술에도 위험이 따르지만 전보다는 훨씬 덜하다. 10여 년 전만 해도 외과의들은 담낭 절제시 복부를 6인치나 가르는 개복수술을 시행해야 했고 환자들은 거의 1주일을 입원해 있으면서 수술상처가 회복되기를 기다려야 했다. 요즘은 작은 창구멍을 통해 초소형 복강경 카메라와 도구를 집어넣어 담석을 제거한다. 흔히 주간 수술로 행해지는 이 수술법은 복강경 담낭 절제술 또는 간단히 '랩콜lap chole'이라고 한다. 매년 50만 명의 미국인들이 이 수술법으로 담낭을 제거하며, 우리 병원에서도 매년 수백 건의 복강경 담낭 절제술

* 최근 의료비 부담이 높아지자 보험가입자의 의료기관 선택 제한, 수술·입원의 사전허가, 전문의 진료 전에 일반의 진료 의무화 등 의료시설 이용에 제한을 두는 '관리의료managed care 형태'의 민간보험이 확산되고 있다. HMO(health maintenance organization) 등이 대표적. 공급자가 미리 정해진 기간 안에 수요를 계획하여 가입자에게 모든 서비스의 양을 미리 정하여 돈을 받는 것이고, 모든 것은 사람당 인두세를 중심으로 이루어진다. 때문에 진료당 의보수가를 계산하는 방식으로 불필요한 처치를 남발하던 것과는 반대로 의료기관에서 가능하면 처치를 덜하려고 하는 행태가 벌어지기도 한다.—옮긴이

이 시술된다.

스태프 선생이 시작하라는 신호를 보냈다. 나는 배꼽 바로 위에 1
인치 길이의 반원을 눈 깜박할 사이, 아니 살 깜박하는 사이에 재빨
리 절개했다. 지방층과 근막을 잘라 복부 안으로 들어가, 수술도구
를 넣었다뺐다 하는 1/2인치 폭의 유도관 '포트'의 위치를 잡았다.
우리는 포트의 측면 구멍에 가스관을 연결시키고 복부가 부풀어 타
이어처럼 팽창될 때까지 이산화탄소를 집어넣었다. 그런 다음 초소
형 카메라인 복강경을 집어넣었다. 1미터가량 떨어진 모니터에 환
자의 내장이 모습을 드러냈다. 복부가 가스로 팽창됐기 때문에 카
메라를 움직일 공간이 생겼다. 나는 카메라를 간 쪽으로 돌려 봤다.
담낭이 간 밑에서 빠끔히 고개를 내밀고 있는 것이 보였다.

우리는 네 개의 포트가 정사각형을 이루도록 좀더 작은 절개구멍
세 개를 더 낸 다음 포트를 집어넣었다. 스태프 선생이 자기 쪽 포트
를 통해 두 개의 기다란 '감자(forcep)'를 집어넣었다. 백화점 점원이
꼭대기 선반의 모자를 꺼낼 때 사용함직한 도구의 축소형같이 생긴
것이다. 그는 모니터를 보면서 감자를 서서히 움직여 간 아래쪽으
로 들어가 담낭을 감자로 단단히 잡은 다음 모니터에 보이게 끌어당
겼다. 이제 본격적인 수술에 들어갈 준비가 되었다.

담낭 절제는 아주 간단하다. 담낭에 연결된 담낭관과 혈관을 잘
라 묶고, 고무 같은 담낭을 배꼽 부근의 절개창을 통해 복부에서 꺼
낸다. 그런 다음 배에서 이산화탄소를 빼내고 포트를 철수시킨 다
음 절개부위를 몇 바늘 꿰매 주고 나서 반창고 몇 장을 찰싹 붙여 주
면 끝난다. 한 가지 함정이 있기는 하다. 담낭관은 간이 지방의 소화
흡수를 위해 장으로 담즙을 분비하는 유일한 통로인 간관의 분선이

다. 만일 잘못해서 담즙관 본선인 간관을 건드리면 담즙이 간으로 역류해 들어가 간을 파괴하기 시작한다. 그 경우 10%에서 20%는 환자가 사망하며, 살아남는다 해도 간이 영구적인 손상을 입어 결국 간 이식을 받아야 하는 경우도 있다. 의대 교과서를 보면 "간관의 손상은 거의 100% 수술 중 잘못으로 인한 것으로 외과의에게는 큰 망신이다."라고 적혀 있다. 그 말처럼 이건 변명의 여지가 없는 진짜 과실이므로 복강경 담낭 절제술을 하는 다른 수술팀들처럼 우리도 온 신경을 곤두세웠다.

나는 박리 도구를 가지고 담낭 밑면을 덮은 노란색 지방층과 섬유질의 하얀 조직을 조심스럽게 박리해 나갔다. 이제 넓은 줄기목이 보이고 에워싼 조직 사이로 가느다란 관이 보였다. 도관은 데이지 줄기만큼 가늘었지만 모니터상에서는 굵은 수도관처럼 확대되어 보였다. 나는 간관이 아닌 담낭관임을 확실히 하기 위해 주변 조직을 좀더 박리했다. 스태프 선생과 나는 늘 그렇듯이 이 시점에서 손을 멈추고 논의를 했다. 담낭관의 목이 우리가 보고 있는 관에 직통으로 연결되어 있었다. 그러니까 담낭관임에 틀림없었다. 그 관을 길게 빼내 보았지만 간관이라는 흔적은 전혀 보이지 않았다. 모든 것이 완벽해 보인다는 데 우리는 의견을 같이했다. "진행하지." 스태프 선생이 말했다.

나는 뭐든 입에 물려 놓고 누르기만 하면 V자형 금속클립으로 꽉 물어 버리는 협자를 삽입했다. 협자를 도관 쪽으로 가져가 막 누르려는 순간, 관 맨 꼭대기에 지방질의 작은 구체 같은 것이 화면상으로 보였다. 크게 이상한 건 아니었지만 뭔가 좀 찜찜했다. 나는 협자 끝으로 구체를 가볍게 옆으로 밀쳐 보았다. 그러자 작은 구체가 아니라 얇은 조직층이 모습을 드러냈으며 그 아래로 우리가 담낭관이라고 생각했던 도관에 분선이 달린 것이 보였다. 가슴이 철렁했다. 확인하지 않고 그냥 진행했더라면 간관을 잘라 버릴 뻔했다.

여기에 의료과실의 모순이 있었다. 외과의가 수술부위를 정확히 찾아내기 위해 세심한 주의를 기울이고 정확한 테크닉을 구사한다면 간관을 잘라내는 일 같은 건 절대 없어야 한다. 이건 피할 수 있는 과실의 전형이다. 그럼에도 불구하고 노련한 외과의라도 2백 건의 복강경 담낭 제거술 중 한 번 정도는 그런 끔찍한 손상을 입힌다는 것이 여러 연구에서 보여지고 있다. 바꿔 말하면, 내가 이번에는 어떻게 피할 수 있었지만, 통계적으로 볼 때 내가 아무리 노력한다고 해도 내 앞으로의 의사생활 중 적어도 한 번은 그런 실수를 범하게 될 것이라는 얘기다.

하지만 비관할 필요는 없다. 인지심리학자나 산업오류 전문가들이 보여준 것처럼 방법이 없는 것은 아니다. 마취과에서 이루어낸 성과를 볼 때, 사람이 아니라 과정을 면밀히 분석, 검토함으로써 우리도 분명 극적인 개선을 이루어낼 수 있을 것이다. 그러나 시스템과 조직구조를 강조할 필요가 있기는 하지만 의료의 산업화에는 분명 한계가 있다. 인간의 완벽성에 대한 신념을 버리는 것은 의료시스템의 행위자인 우리에게는 수족을 잘라내는 것과 같다. 언젠가 내가 누군가의 간관을 잘라낼 것이라고 통계수치가 말한다 해도 나는 담낭 절제수술에 들어갈 때마다 내 의지와 노력으로 그 통계를 깰 수 있다고 믿을 것이다. 이것은 단순한 직업상의 자만이나 허세가 아니다. 더할 나위 없이 '최적화된' 시스템에서라도 좋은 의료서비스를 위해 없어서는 안 될 부분이다. 지난번 복강경 담낭 절제수술은 내게 실수가 얼마나 어이없이 일어날 수 있는가를 가르쳐 주었지만 또 하나의 중요한 사실을 깨우쳐 주었다. 노력이 중요하다는 것, 성실과 세심한 주의로 실수를 면할 수 있음을 가르쳐 준 것이다.

이것으로 대다수의 의사들이 왜 '시스템 문제,' '끊임없는 품질개선,' '프로세스 리엔지니어링' 같은 말들을 달가워하지 않는지 설명이 될 수 있을 것이다. 그런 것들은 무미건조한 시스템언어지 사람들한테 쓰는 말이 아니라는 것이다. 나 역시 예외는 아니다. 내 안의 뭔가가 나의 자의성에 대한 인정을 요구한다. 그 자의성이 곧 최종책임을 뜻하는데도 말이다. 금요일 밤 응급실, 손에 메스를 들고서 입술은 파랗고 목구멍은 붓고 피가 낭자한 가운데 갑자기 기도가 폐쇄된 루이즈 윌리엄스를 내려다보며 서 있던 그 순간으로 되돌아가 보자. 시스템 엔지니어들이 몇 가지 유용한 변화를 제안했을 수는 있다. 아마 예비용 석선장치와 좀더 밝은 조명을 늘 손닿는 데 준비해 두라고 할 것이다. 그러한 위기에 좀더 잘 대처하도록 나를 훈련시키고, 어쩌면 염소 몇 마리를 가지고 실습을 좀더 해 보라고 할 수도 있다. 어떤 상황 하에서라도 응급 기관절개술은 너무 까다로우니까 사람보다 잘 할 수 있는 자동화된 장치, 로봇 같은 것을 고안해 대체하자고 할 수도 있다.

확률은 내게 불리하지만 그렇다고 해서 내가 성공할 가능성이 아주 없는 건 아니다. 좋은 의사는 받을 수 있는 도움을 최대한 활용하는 법인데 나는 그걸 하지 못했다. 할 수 있을 때 도움을 청하지 않은 것은 논란의 여지 없는 확실한 내 잘못이었다. 환자의 목에 메스를 들이대고 수평 절개선을 내는 데 최선을 다한 것으로는 충분치 않았다. 오코너 선생이 어떻게 때맞춰 호흡관 삽입에 성공한 것은 순전히 운이었다. 그 환자와 내가 운이 좋았던 것이다.

내 의사면허증을 빼앗거나 나를 법정으로 보내는 것이 잘못이라는 논리는 얼마든지 있다. 그러나 그 어떤 논리도 나를 사면해 주지는 못한다. 비록 한계는 있지만 개인의 과실 책임에 대한 칼날 같은 원칙은 M&M의 큰 덕목이다. 어떤 조치가 취해진다 해도 의사들은 때때로 비틀거릴 것이며, 그런 우리에게 완벽을 요구하는 것은 온당치 못하다. 우리에게 요구할 것은 완벽이 아니라 완벽을 향한 중단 없는 노력이어야 할 것이다.

구천 명의 외과의사들

"자네 총회에 갈 건가?" 스태프 선생이 물었다.

"저요?" 내가 반문했다. 다가오는 미국 외과학회 정기총회를 말하는 것이었다. 내가 갈 수 있으리라고는 상상도 못했다.

정기총회는 의학계에서 상당히 중요한 행사다. 의사였던 우리 부모님도 30년간 꼬박 참석했다. 어릴 때 부모님을 따라 몇 번 간 적이 있는데, 사람들이 굉장히 많고 굉장히 크고 흥분되는 행사였던 것으로 어렴풋이 기억된다. 레지던트가 된 후로는 매년 10월 중순이면 수술 스케줄이 갑자기 비는 데에 익숙해졌다. 스태프 선생님들이 다같이 가방을 싸들고 총회로 날아가 버리기 때문이다. 하지만 우리 레지던트들은 기간요원격으로 남는 불운한 스태프 선생들(대개 제일 연배가 낮은 사람)과 함께 뒤에 남아 총회와는 관계없이 계속 들어오는 외상환자들과 응급환자들을 돌봐야 한다. 그래도 평소와는 달리 많은 시간을 레지던트 휴게실에서 늘어지게 쉴 수 있다. 납작한 갈색 카펫 위에 푹 꺼진 소파 하나와 고장난 배젓기 운동기구, TV 두 대가 덩그러니 놓여 있고, 음료수 빈 깡통이 여기저기 굴러다니는 어두침침하고 곰팡내나는 동굴 같은 방에서 중국음식을 사다먹으면서 작동되는 한쪽 텔레비전으로 시즌 종반을 향하는 야구경기를 시청하는 게 고작이긴 하지만.

하지만 매년 상급 레지던트 몇 명은 총회에 따라간다. 6년째가 되자 나도 거기에 낄 연차가 되었다고 했다. 병원에서는 여행경비 지급을 위해 적게나마 자금을 마련해 놓고 있었다. 며칠 후 나는 시카고행 비행기티켓과 하이야트 리전시호텔 예약권, 그리고 제86회 외과 임상 연차학술대회 참가자 명찰을 받았다. 보잉 737기를 타고 뉴햄프셔 상공 2만7천 피트로 올라가서야 나는 일주일간 세 아이들을 독차지하고 집에서 편히 보낼 아내가 부러워지면서 도대체 그런 데는 뭘 하러 가나 하는 생각이 들었다.

육중한 느낌의 시카고 맥코믹 플레이스 컨벤션센터에 도착해 보니, 나는 총회에 참가한 9,312명의 외과의 중 하나에 불과했다. (총회 취재차 나온 일간지에서 참가인원을 보도했다.) 건물은 공항터미널같이 생겼으며 러시아워 시간대의 펜스테이션같이 북적거렸다. 나는 에스컬레이터를 타고 중앙홀 위의 테라스로 올라가 건물 주변을 둘러봤다. 이 건물 주위에만 내가 자란 마을 인구 전체만큼이나 많은 이들이 외과 얘기를 하며 왔다갔다 한다는 생각이 불현듯 들었다. 대개 감색 양복저고리를 편안하게 걸치고 구겨진 와이셔츠에 보수적 성향의 넥타이를 맨 중년남자들로, 두세 명씩 모여 서서는 모두 입가에 미소를 띠고 악수를 나누고 그동안의 얘기를 나누느라 바빴다. 거의 다들 안경을 썼으며, 수술할 때처럼 약간 구부정한 자세로 서 있었다. 그리고 몇몇은 한쪽에 혼자 서서 프로그램 안내책자를 훑어보며 뭘 볼까 고민하고 있었다.

참석자들은 모두 도착 당시 388쪽 분량의 프로그램 안내책자를 하나씩 받았다. 첫째 날 아침의 영상유도 유방생검법에 대한 코스부터 마지막 날인 여섯째 날의 '진료실에서 행하는 항문직장질환 치료, 어디까지 갈 수 있을까?'라는 제목의 패널 프레젠테이션까지 프로그램은 무궁무진했다. 나도 프로그램 안내책자를 부지런히 한 페이지 한 페이지 넘겨보며 눈에 띄는 것마다 파랑색 볼펜으로 동그라미 표시를 해 나갔다. 이곳이야말로 새로운 것, 더 좋은 것을 찾을 수 있으며, 좀더 완벽에 가까운 것을 배울 수 있는 곳이라는 결론을 내렸다. 가능한 한 많은 프로그램에 참석해야 된다는 의무감 같은 것이 느껴졌다. 얼마 못 가 내 책은 온통 파랗게 되어 버렸다. 첫날 아침만도 유익해 보이는 프로그램을 스무 개도 넘게 동그라미 쳐 놔서 다시 골라야 할 판이었다. 나는 목 부위에 대한 적절한 박리법 강좌를 들으러 갈까, 두부 총상 처치의 새로운 진보에 대한 임상회의에 갈까 고심하다가 결국 서혜부 탈장 교정의 최선의 방법에 대한 패널 토론회에 가기로 결정을 내렸다.

나도 일찍 간 편인데 1,500석의 강당 좌석은 이미 꽉 차 있었다. 입추의 여지가 없을 정도로 만원이었다. 나는 강당 뒤쪽에 둘러선 사람들 틈에 끼어섰다. 앞의 강단은 거의 보이지 않았지만 초대형 비디오 화면에 토론 참석자들이 하나씩 클로즈업됐다. 11명의 외과의들이 하나씩 차례로 강단에 서서 파워포인트 슬라이드를 보여주며 데이터를 놓고 각자 주장을 펼쳤다.

연구결과, 탈장 교정에는 리히텐슈타인 수술법이 가장 신뢰할 만하다는 결론이 나왔습니다. 첫 번째 외과의가 읊조리듯 말했다. 아닙니다. 리히텐슈타인법은 부적절합니다. 쇼울다이스 기법이 최고로 판명되었습니다. 두 번째 의사가 반박했다. 세 번째 의사가 나오더니 말했다. 두 분 다 틀리셨습니다. 복강경 수술을 해야 합니다. 또 다른 의사가 올라왔다. 그보다 좋은 방법이 있습니다. 제가 특허를 낸 특수장비를 사용하면 어쩌구 저쩌구…. 그런 식으로 2시간 반 동안 공방이 계속됐다. 때때로 감정들이 격해지기도 했다. 청중석에서 날카로운 질문들이 쏟아져나왔다. 그러나 해답을 얻지는 못했다. 하지만 강당은 마지막까지 시작할 때 그대로 만원이었다.

오후에는 시사실에 갔다. 조직위에서는 3,4백 석 규모의 시사실 세 개를 마련해 놓고 매일 하루 종일 수술실황 필름을 돌려댔다. 불 꺼진 시사실로 뛰어들어가 앉는 순간부터 나는 화면에서 눈을 떼지 못했다. 무모하다 싶을 정도로 대담한 수술, 아주 복잡하고 난해한 수술, 기막히게 간단한 수술. 첫 번째 필름은 맨해튼의 메모리얼 슬로안 케터링 암센터의 것이었다. 화면은 개복된 복부 클로즈업으로 시작되었다. 피묻은 장갑 낀 손밖에 안 보이는 의사는 환자의 췌장 후부에 생긴 암덩어리를 절제하는 대단히 까다롭고 위험한 수술을 시도하고 있었다. 종양은 굽이굽이 튼 창자와 격자무늬로 얽힌 혈관과 위, 비장에 둘러싸여 깊숙이 숨어 있었다. 하지만 화면 속의 의사는 꼭꼭 숨은 종양 들어내기를 마치 재미난 놀이 하듯 했다. 그는 약하디 약한 혈관을 홱 잡아챈 다음 중요 장기에서 몇 밀리미터밖에 안 떨어진 조직을 메스로 쓱 뺐다. 말썽을 피하는 요령을 몇 가지 보여주는가 싶더니, 다음 순간 췌장 절반이 트레이에 담겨 있었다.

또 다른 필름은 프랑스 스트라스부르 수술팀이 환자의 골반 심부로부터 결장 암덩어리를 제거하고 나서, 반창고만 살짝 붙여도 될 정도로 작은 절개창을 통해 전적으로 복강경만 이용해 창자를 재연결하는 내용이었다. 그것은 마술사 후디니의 탈출묘기같이 놀라운

묘기로, 젓가락을 이용해 병 속에 모형 자동차를 조립하는 것과 비슷하다 할 수 있었다. 관객들은 믿기지 않는 듯 눈을 동그랗게 뜨고 지켜봤다.

하지만 가장 멋졌던 것은 젠커 게실이라고 알려진 식도기형 교정 수술을 보여준 텍사스 휴스턴의 외과의였다. 보통 목 옆에 절개창을 내고 한 시간 이상 소요되는 수술인데, 필름 속 의사는 피부절개도 하지 않고 환자의 입을 통해 15분 만에 수술을 끝냈다. 나는 거의 4시간 동안 꼼짝 않고 앉아서 필름을 관람했다. 그리고 불이 켜지자 흥분된 가슴을 안고 말없이 눈을 껌벅이며 환한 바깥세상으로 걸어나왔다.

임상회의는 매일 밤 10시 반까지 줄이 늘어서 있었으나 소리만 요란한 현학과 진정한 고차원, 평범과 비범 사이를 왔다갔다 하는 것이 모두 내가 처음 들어갔던 두 회의와 별반 다르지 않았다. 하지만 그런 프로그램들을 총회의 진수라고 해야 할지는 말하기 어렵다. 총회에 참석해 보면 그것이 학술대회이기도 하지만 상업적 쇼이기도 하다는 것을 금세 알게 된다. 스테이플 없이 문합하는 조직 문합기, 3차원적으로 보게 해 주는 광섬유 스코프 등 들어보지도 못한 근사한 신개발품 광고들이 호텔방 텔레비전뿐 아니라 컨벤션센터를 왕래하는 셔틀버스 안까지 밤낮없이 방영된다. 의약품과 의료기기 회사들은 밤마다 무료 만찬초대권을 뿌려대다. 그리고 컨벤션장에는 총회에 참가등록한 2백여 개 회사들에서 파견된 5천3백 명이 넘는 세일즈맨들이 곳곳에 포진하고 있다. 외과의 2명 당 1명이 넘는 비율이다.

세일즈 활동의 주무대는 북적북적한 축구장 크기의 '기술부문 전시장'이다. 거기에다 저마다 부스를 차리고 제품을 홍보하는데, 그냥 부스라고 하기가 뭣할 정도다. 2층짜리 간이건물을 세워 놓고, 펄스광 조명에 최고급의 미끈한 스틸 진열대와 멀티미디어 프레젠테이션을 설치해 놓았는데, 한 회사는 전시장에 아예 수술실까지 완벽하게 조립해 놓았다. 외과의들은 2백 달러짜리 가위, 1만6천 달러짜리 복부 견인기, 5만 달러짜리 수술대를 아무렇지도 않게 사는 사람들이다. 그런 만큼 그들의 관심을 끌기 위한 홍보활동은 강도도 높고 공도 많이 들일 수밖에 없다.

피해갈 수도 없었다. 총회 조직위는 컨벤션장의 노른자위 자리를 세일즈맨들에게 내주었다. 아니 좀더 정확하게 말하면 팔았다. 전시장은 등록 데스크와 인접해 있어 컨벤션장에 도착하자마자 제일 먼저 눈에 띄게 되어 있었다. 게다가 과학전시장으로 가려면 휘황찬란한 기술전시장의 미로를 지나가야만 했다. 오후에 분자생물학 전시관에 가려고 그리로 들어갔다가 분자생물관 쪽은 가 보지도 못하고 말았다. 눈길 닿는 곳마다 걸음을 옮기지 못하게 만드는 것투성이였기 때문이다.

싸구려 선물 세례가 발걸음을 붙잡을 때도 있다. 부스마다 골프공, 만년필, 펜라이트, 야구모자, 끈끈이 패드, 사탕 등을 공짜로 나눠 주었다. 물론 모두 회사로고가 찍혀 있고, 그 회사가 마케팅하는 신기술에 대한 선전지나 팜플렛과 함께 건네졌다. 연봉이 여섯 자리수인 외과의들이 그런 시시껄절한 뇌물을 거들떠보겠느냐고? 천만의 말씀. 한 제약회사 부스가 유난히 분주해 보여서 봤더니, 튼튼한 흰색 캔버스 가방을 나눠 주고 있었다. 가방 옆에 4인치 높이로 제품 이름이 큼지막하게 파랑색으로 찍혀 있고, 가방을 받으려면 전화번호와 주소를 알려줘야 했는데도 의사들은 그 가방을 받으려고 줄을 늘어섰다. 오로지 여기저기서 주는 온갖 종류의 증정품을 담기 위해서였다. (전년도보다 소득이 좋지 않다고 투덜대는 의사도 있었다. 레이밴 선글라스를 받은 적도 있었다나.)

때때로 회사들은 좀더 잠재의식에 호소하는 방법으로 의사 손님들을 잡아끌었다. 이를테면 생긋 웃는 미녀 아가씨 3명을 부스에 배치해 두는 식이다. 늘씬한 각선미의 갈색머리 미녀가 널을 뛰어도 좋을 만큼 기다란 속눈썹을 내리깔면서 은근한 목소리로 속삭였다. "우리 피부 보셨나요?" 물론 그녀는 자기네 회사에서 신개발한 화상환자용 인공피부를 말하는 것이었지만, 그렇게 나오는데 어떻게 거부하겠는가? 다음 순간 나는 페트리 접시에 든 거의 반투명한 하얀색 인공피부(4×6인치 1장에 95달러)를 겸자로 찔러 보고 있었다. "진짜 꽤 괜찮은 걸." 하고 생각하면서.

하지만 제품을 내놓고 직접 시험해 보게 하는 것만큼 효과적인 전술은 없다. 세일즈맨들이 자기네 최신기기와 날고기 한 접시를 가져다 놓으면 우리는 까마귀떼처럼 몰려들었다. 그날 오후 나는 알루미늄 과자판에 놓인 갓 잡아 노리끼리한 13파운드짜리 칠면조 고기(약 15달러)와 초음파 진동 메스세트(1만5천 달러 상당)에 정신을 빼앗겼다. 유리 카운터에 서서 초음파 충격파를 이용하는 전자메스로 칠면조의 피부와 근육층을 가르고, 두껍고 얇게 떠 보기도 하고, 깊이 천공도 해 보고, 까다로운 박리도 해 보고, 다양한 모델들의 무게감과 느낌도 테스트해 보며 10분간 아주 만족스럽고 행복한 시간을 보냈다. 다른 부스에 가서는 수술용 장갑을 끼고서 야드당 50달러짜리 신제품 봉합사 몇 줄을 가지고 닭고기 살 째진 데를 봉합해 보았다. 뒤에 다른 의사 네 명이 줄을 서서 기다리고 있지만 않았더라면 반 시간 정도 더 있으면서 매듭도 지어 보고 맞물림법도 연습해 봤을 텐데 좀 아쉬웠다. 오후 동안에 나는 냉동육을 소작하고, 최신 복강경 기구를 이용해 마네킹 복부에서 '담석'(사실은 땅콩초코볼이었음)을 제거하고, 자동문합기를 가지고 섬뜩하게 사람 살처럼 생긴 살덩이의 창상을 봉합해 봤다. (세일즈맨은 살살 빼며 끝까지 뭔지 안 가르쳐 줬다.)

오늘은 다른 데 가 보기는 틀렸구나, 하고 포기하고 있는데 한쪽에서 50여 명의 의사들이 양복을 입고 헤드셋 마이크를 낀 남자와 프로젝션 스크린을 에워싸고 있는 모습이 보였다. 도대체 뭔데 그렇게 난리들인가 싶어 보러 갔더니, 상당히 많이 탈항된 내치핵(암치질) 절제수술을 생중계하는 중이었다. 보기에 펜실베이니아 병원 수술실 같았다. 제조업체는 보통 30분 걸리는 수술을 5분도 안 걸리게 해 준다며 신개발한 일회용 장치(250달러)를 선전하고 있었다. 헤드셋을 낀 남자가 질문을 받아 수천 마일 떨어진 곳에서 수술하고 있는 외과의에게 전달했다.

"지금 쌈지봉합 하시는 겁니까?" 남자가 물었다.

"그렇습니다." 의사가 대답했다. "치핵 근저점에서 2센티미터 떨어진 부분에 쌈지봉합으로 대여섯 땀 뜨고 있습니다."

그런 다음 그가 그 장치를 카메라 앞에 들이댔다. 하얗고 반짝반짝한 것이 아주 멋져 보였다. 그 기술이 실제로 유용하고 효과적이며 신뢰할 만한가에 대한 확실한 증거를 찾고자 하는 고매한 이성은 어디다 팽개쳤는지 우리는 모두 넋이 나가 화면을 뚫어져라 쳐다보고 서 있었다.

쇼가 끝난 후 몇 발자국 떨어진 곳에 얼굴에 마마자국이 있는 한 남자가 구겨진 밤색 양복을 입고 작은 부스에 혼자 쓸쓸하게 앉아 있는 모습이 눈에 들어왔다. 다들 볼 것 없다는 듯 그를 스쳐지나갔으며, 그의 물건을 보려고 멈춰서는 사람은 하나도 없었다. 그는 비디오 스크린도 미끈한 스틸 디스플레이대도 없었고, 스텐실된 골프 티도 나눠주지 않았다. 컴퓨터로 프린트해 뽑은 로고도 없는 회사 명판('사이언티아'라고 적혀 있었음)과 골동품처럼 보이는 수백 권의 외과 의서가 전부였다. 안된 생각이 들어 좀 둘러보려고 멈춰섰다가 그가 내 놓은 물건을 살펴보고는 나는 거의 기절할 뻔했다. 몇 가지 예를 들면 세계 최초로 외과수술에 소독제를 사용했던 조셉 리스터Joseph Lister가 그 소독법을 상술한 1867년 논문 원본과, 위대한 외과의 윌리엄 할스테드William Halsted의 논문집 1924년 초판본, 세계 최초 장기이식 협의회의 1955년 의사록 원본이 있었으며, 1899년 외과 도구 카탈로그와 2세기 묵은 외과 교본, 마이모니데스 Maimonides가 쓴 의학 교본의 복사판 완본, 남북전쟁 당시 연합군 외과 의사의 1863년 일지도 있었다. 그의 나무궤짝과 선반은 보물창고였다. 나는 오후 나머지 시간을 그 속에 파묻혀서 보냈다.

누렇게 바래 바스라질 것 같은 고서의 책장을 뒤적이며 나는 마침내 진짜 가치있는 것을 발견했다는 생각이 들었다. 총회기간 내내 전시장은 물론이고 강당에서도 누군가 나를 속일 것만 같아 긴장의 끈을 놓으면 안 될 것 같은 생각이 들었었다. 진짜 지속적인 가치가 있어 보이는 신약과 신기기, 도구들이 분명 있기는 했다. 하지만 그것들을 둘러싼 쇼맨십과 그 모든 현란함의 거품을 뺐을 때 그들의 실제 모습에 대해서는 확신이 가지 않았다. 고서판매 부스는 내가 경탄할 만한 가치있는 뭔가를 찾았음을 확신할 수 있는 곳이었다.

컨벤션장에는 중차대한 일의 진행현장에 동참한다고 확신할 수 있는 곳이 또 있었다. 필름이 상영되고, 실용기술회의가 열리고, 상 행위가 벌어지는 중앙홀에서 멀리 떨어져 나오면 작은 회의실이 몇 개 붙어 있었다. 그곳에서는 '외과 포럼'이 열리고 있었는데, 매일 온갖 분야의 연구가들이 모여 각자 진행하고 있는 연구에 대해 논의했다. 포럼의 주제는 유전학에서부터 면역학, 물리학, 인구통계학에 이르기까지 다양했다. 방청석에는 사람들이 드문드문 앉아 있었고 토론 내용도 거의 머릿속에 들어오지 않았다. 요즘은 연구분야들이 워낙 많아서 기본용어 정도 꿰고 있기도 불가능하다. 하지만 거기 앉아서 과학자들이 자기들끼리 하는 소리를 듣다 보니 지식의 첨단, 접근가능한 미개척 영역이 어렴풋이 잡히는 듯했다.

올해의 화두는 조직공학이었다. 장기 발달과정을 정확히 파악한 뒤 그 지식을 활용해 인공 장기를 만들어 손상되거나 병든 장기를 대체하고자 하는 연구분야다. 진보는 놀라우리만큼 빠른 속도로 일어나고 있었다. 몇 년 전 페트리 접시에서 인공 귀를 배양해 생쥐의 등에 이식한 사진이 일간지마다 대문짝만하게 실린 적이 있었다. 그러나 좀더 복잡한 구조나 인체실험은 확실히 아직도 10년 이상 기다려야 할 것 같았다. 하지만 지금 과학자들은 그들이 실험실에서 배양해 낸 심장판막, 혈관, 장기 단편의 사진을 보여주고 있었다. 그들이 논의하는 문제는 이제 더 이상 어떻게 그와 같은 일을 해내느냐가 아니라, 어떻게 하면 더 잘 할 수 있을까 하는 것이었다. 일례로, 인공 심장판막의 경우 돼지의 심장에 이식실험해 봤을 때는 작동이 잘 됐는데 인체에 필요한 만큼 오래 버티지 못하는 것이 문제였다. 인공 장기 단편 역시 쥐에 이식했을 때는 놀라운 기능을 보였는데, 기대만큼 영양분을 흡수하지 않았다. 이를 몇 인치가 아니라 몇 피트 길이로 배양하는 방법을 알아내는 것이 과학자들의 앞으로의 과제다. 로스앤젤레스에 있는 세다스-시나이 병원의 한 연구팀은 실제로 임시용 생체공학 간(肝)의 인체실험을 시도하는 선까지 갔다.

연구팀은 먼저 10여 명의 환자들의 데이터를 제시해 보였다. 실험대상이 된 환자들은 모두 말기 간기능부전으로 그냥 두면 90%는 간 이식수술을 기다리다 수술도 못해 보고 생을 마치게 될 이들이었다. 하지만 연구팀의 발표에 따르면 생체공학 간 덕분에 그 환자들 모두 간 기증자를 찾을 때까지 살 수 있었다고 한다. 대체로 10여 일 정도 생명연장이 된 것으로 전례없는 성과였다. 더욱 놀라운 것은, 약물과용으로 말기 간기능부전 상태였던 환자 4명이 이식수술을 받을 필요가 없어졌다는 사실이었다. 생체공학 간이 환자 본인의 간이 회복, 재생될 때까지 버텨 줬던 것이다. 방청석에 앉아 듣다가 이들 의사들이 해낸 일의 의미가 실감나게 다가오면서 갑자기 현기증이 느껴졌다. 1세기 반 경 전 조셉 리스터가 소독약에 대한 연구결과를 처음 발표했을 때 그의 왕립외과의사협회 동료들도 이런 느낌이었을까, 하는 생각이 들었다.

강연, 상업쇼, 학술조사, 이런 것들이 수천 명의 외과의들로 하여금 잠잘 틈도 없는 스케줄을 일주일씩이나 빼서 우중충한 도시 시카고로 오게 한 것일까? 같은 기간에 시내에서는 또 다른 학술대회가 열리고 있었다. 세계홍보학술대회인 '지구촌 홍보전문가들의 연차 총회'(주제: 문제 대처능력 신장하기)로, 그들 역시 우르르 무리를 지어 몰려왔다. 갑자기 몰려온 외과의들과 홍보전문가들로 근처 호텔들은 모두 예약이 꽉 찼다. 그쪽이나 우리나 진행방식은 엇비슷했다. 우리처럼 홍보담당자들도 교육강습회가 많이 잡혀 있었다. (그 중에는 인터넷 PR사고 처리와 홍보회사 창업에 관한 워크샵뿐 아니라 '고객 및 언론과 소통하는 비용효율적인 수단, 컨퍼런스콜'이라는 제목의 강연회도 있었다.) 그들 역시 꼬박 하루를 학술조사 프레젠테이션에 할당했다. 사방에 기업광고가 붙어 있었고 로비는 홍보회사, 언론보도서비스, 초고속 팩스기 제조사들의 전시품으로 가득찼다. 1주일간의 학술대회는 우리와 마찬가지로 준명사급 인사의 기조연설로 막을 내렸다. 학술대회의 구성요소가 희한할 정도로 똑같아 혹 그 자체에 사람들을 끌어모으는 자력이 있는 것 아닌가 하는 생각이 들 지경이었다. 하지만 어느 날 아침 홍보전문가 컨벤션장을 어슬렁거리고 다니다가 나는 회의장들은 반도 안 찼는데 사람들이 홀에 몰려 있는 것을 발견했다. 우리 컨벤션장에서도 뭔가 배워 가겠다는 열의가 빠른 속도로 사그라드는 것을 감지할 수 있었다. 총회기간 중간쯤 되자 강연회 자리잡기는 전혀 문제가 없었다. 기껏 참석한 사람들조차 상당수가 꾸벅꾸벅 졸거나 중간에 나가 복도를 어슬렁거렸다.

인류학자 로렌스 코헨Lawrence Cohen은 회의나 학술대회는 학술적 행위라기보다 축제라고 했다. "직업정치, 학문적 한계에 대한 의식적 규정, 성적 일탈, 관광, 장사, 개인 및 국가간의 경쟁, 동종 직업인들 간의 유대감 공급 및 관리, 그리고 허황된 담론들에 가려 학구적인 내용이 빛을 잃고 마는 터무니없이 거대한 행사"라는 것이다. 다른 데는 몰라도 외과세계는 확실히 그런 것 같았다. 어떤 이는 그저 얼굴 비추러 왔고, 어떤 이는 이름 알리려고 왔으며, 구경거리를 찾아온 이들도 있다는 것을 금세 알 수 있었다. 자리싸움도 있었고(총회장과 총재단 선거가 있었다), 밀실에서의 거물급 비밀회의도 있었다. 레지던트들 동창회 모임도 있었다. 스파고Spago에서 멋진 밤을 즐기기도 했으며, 분명 연애사건도 몇 건 있었을 것이다.

그 모든 것이 사실이기는 하지만, 총회의 매력은 단순한 축제보다는 더 깊은 데 있다는 생각을 지울 수가 없었다. 그것은 셔틀버스에서도 볼 수 있었다. 날마다 우리는 기다란 관광버스를 줄줄이 타고 컨벤션센터와 호텔 사이를 왕래했다. (애틀랜틱시티로 운행하는 그레이하운드 버스처럼 생겼는데, 우리 버스 안의 미니텔레비전에서는 '외과용 지퍼' 광고가 방영되었다.) 우리는 대체로 서로 모르는 사이였다. 버스 안에서 아는 사람을 만난 적은 한번도 없었다. 하지만 밖에서 보면 전혀 그렇게 안 보였다. 자리에 앉는 문제만 해도 그랬다. 버스나 비행기, 기차 같은 데에 타면 사람들은 보통 마치 같은 전극끼리 서로 반발하는 것처럼 서로 일정한 거리를 두고 앉음으로써 자기 공간을 확보하려고 하며, 어쩔 수 없는 경우가 아니면 붙어앉지 않는다. 그런데 우리 버스에서는 다른 좌석이 비어 있는데도 둘씩 둘씩 짝지어 앉았다. 어찌된 일인지 아무도 그러라고 한 사람도 없는데 사회 통례와는 전혀 딴판이었다. 다른 버스에서 좌석 4분의 3이 비어 있는데 낯선 사람이 옆으로 다가온다면 거의 신체적인 위협까지 느꼈을 것이다. 하지만 여기서는 누가 혼자 떨어져 앉는다면 도리어 다른 사람들이 매우 거북해했을 것이다. 아무도 아는 사람은 없지만 다들 같은 직업동료, 같은 족속이라는 사실에서 유대감을 느꼈다. 아무나 붙잡고 인사를 건네고 싶은 마음이었다. 실제로 그렇게 하지 않으면 무례해 보였다.

한번은 버스에서 블레이저 코트에 단추를 푼 셔츠 차림의 40대 남자 옆에 앉게 되었다. 우리는 거의 만나자마자 얘기를 시작했다. 그는 미시간주 남부반도 최북단에 위치한 주민 3천5백여 명의 작은 마을 출신으로, 50마일 반경 내에 일반외과의가 자기 말고 하나밖에 없다고 했다. 그와 그의 파트너 둘이서 픽업트럭 충돌사고부터 궤양 천공수술, 충수 절제수술, 결장암, 유방암 절제수술에 심지어는 이따금 응급분만까지 닥치는 대로 해냈다. 그는 거기서 20년 정도 살았으며 우리 부모님처럼 인도에서 태어났다고 했다. 나는 그가 영하의 겨울추위를 견디는 법을 배웠다는 사실에 깊은 감명을 받았다. 그래서 30여 년 전 우리 부모님이 북부반도 미시간주 행콕과 오하이오주 아덴을 놓고 개업장소를 정한 일화를 들려 주었다. 11월 중순에 프로펠러 비행기를 타고 행콕에 당도했는데 도착한 부모님을 맞은 건 90센티미터 높이의 눈더미였다. 사리 차림으로 눈밭을 걸어야 했던 어머님은 행콕에서는 절대 안 한다며 가 보지도 않고 아덴으로 결정해 버렸다. 옆자리 짝꿍은 한바탕 웃고 나서 북단 지역 사람들은 살을 에는 것같이 추운 날씨에도 "뭐, 이만하면 날씨 괜찮네."라고 말한다고 얘기했다. 우리의 대화는 날씨 얘기에서 아이들 얘기로, 내 레지던트 시절에서 그의 레지던트 시절, 그리고 그가 보고 사려고 생각 중인 복강경기구로 거침없이 흘러갔다. 우리 주변 자리들도 사정은 대체로 마찬가지였다. 버스 안은 생기 넘치는 대화 소리로 충만했다. 야구 이야기로 논쟁을 벌이는 사람들도 있었고(메츠와 양키즈의 지하철시리즈가 벌어지고 있었다), 정치논쟁을 벌이는 사람들도 있었고(고어 대 부시), 외과의들의 사기가 올라갔느니 내려갔느니 하며 논쟁을 벌이는 이들도 있었다. 한 주간 동안 셔틀버스를 타고 다니며 나는 미네소타주 슬리피아이에서 온 일반외과의와 외상환자 얘기를 주고받았고, 영국식 영어 액센트가 있는 홍콩 출신의 혈관 전문의한테서 중국의 병원에 대해 들었으며, 버지니아대학 외과 학과장과 부검에 대해 논했고, 클리블랜드 외과 레지던트한테서 볼 만한 영화를 추천받았다.

이것이 바로 홍보전문가들이 말하는 소위 네트워킹이 아닐까 싶었다. 하지만 그 용어는 버스에서, 그리고 총회기간 내내 의사들이 보여준 교류와 일체감에 대한 본질적인 갈망을 간파하지 못한다. 우리 모두 각자 이곳에 올 때는 나름대로 현실적인 이유가 있었을 것이다. 새로운 지식이나 배울 거리를 찾아왔을 수도 있고, 신형 기기나 장치를 시험해 보기 위해, 또는 한 자리 따 보려고, 아니면 그저 끝없는 업무의 굴레에서 잠시 벗어나 휴식을 취하러 왔을 수도 있다. 그렇지만 종국에는 뭔가 좀더 절실한, 어떤 의미에서 가슴에 사무치는 뭔가가 우리를 이곳으로 이끌었다는 생각이 들었다.

의사들은 섬처럼 고립된 세계, 피와 검사, 배 째고 가슴 연 사람들 틈에서 산다. 우리는 당장 현재는 아픈 사람들 속에 멀쩡하게 돌아다니는 몇 안 되는 건강인들이다. 그래서 다른 이들의 경험세계에 조화되지 못하고 겉돌기 쉬우며 때로는 바깥 문명세계의 가치기준에 대해서 이질감을 느끼기도 한다. 심지어 가족들조차도 우리 세계를 이해하지 못한다. 어떤 면에서 이는 운동선수들이나 군인, 전문 음악가들도 똑같이 체험하는 일일 게다. 하지만 그들과 달리 우리는 남들과 단절되었을 뿐 아니라 철저하게 혼자다. 레지던트 기간이 끝난 후 슬리피아이나 미시간주 북부반도, 또는 만에 하나 운 좋게 맨해튼에 개업하고서 혼자 병원에서 환자들을 돌보다 보면 위에서 암덩어리를 잘라내는 느낌, 기껏 수술에 성공해 놓고 폐렴으로 환자를 잃은 기분, 환자 가족들의 힐난조 질문에 답할 때나 의보수가를 받으려고 보험사들과 싸우는 심정이 어떤 것인가를 잘 아는 이들이 주변에 하나도 없다는 데서 오는 외로움을 뼈저리게 느끼게 된다.

하지만 일 년에 한 번, 그런 이들이 잔뜩 모이는 데가 있다. 사방 천지 눈 돌리는 데마다 그들이 보인다. 그들이 와서 내 바로 옆에 앉는다. 조직위는 학술대회를 '외과의사 총회'라고 부르는데, 적절한 표현인 것 같다. 학술대회 기간 동안 비록 며칠 동안이나마 우리는 우리 의사들만의 나라를 이룬다. 그것이 수반하는 긍정적인 면과 부정적인 면을 모두 끌어안고서.

좋은 의사가 나쁜 의사가 될 때

행크 굿맨은 정형외과 의사였다. 나이 56세에 키는 183센티미터 정도, 숱 많은 밤색머리는 아무렇게나 헝클어져 있고, 엄청나게 큰 손은 보기만 해도 힘 하나 안 들이고 무릎관절을 맞춰 넣는 모습이 상상된다. 그는 조용하고 자부심이 강한, 뼈를 고치던 사람이다. 의사면허증을 뺏기기 전 그도 한때는 사람들이 너도나도 찾는 명망높은 외과의였다. "인근에서 가장 솜씨가 뛰어난 최고의 정형외과의였어요." 그의 정형외과 파트너의 말이다. 가족이나 친지한테 정형외과의가 필요할 때 동료의사들은 그를 찾았다. 10여 년 넘게 굿맨은 그 주에서 가장 바쁜 외과의에 속했다. 하지만 언제부턴가 일이 틀어지기 시작했다. 시간 아낀다고 대충대충 적당히 하기 시작했다. 환자들이 고통을 당하고 몇몇은 아주 심하게 손상을 입었다. 한때 그를 존경하던 동료들도 점차 그라면 질겁하게 되었다. 하지만 그가 그만두게 된 것은 그러고도 몇 년이 지난 후였다.

사람들이 나쁜 의사에 대해 얘기할 때는 대개 극악무도한 괴물 같은 인간을 말한다. 우리는 15명의 환자에게 치사량의 마약을 투여해 살해한 죄로 유죄선고를 받고 또 3백여 명의 살해 의혹을 받은 영국 북부 출신 해롤드 쉽먼Harold Shipman 같은 의사들의 얘기를 듣는다. 의사면허증도 없이 시술하다 성전환수술을 연속해서 망쳐 버리고 멀쩡한 사람의 왼쪽 다리를 절단해 결국 회저로 죽게 만든 샌디에이고의 외과의 존 로널드 브라운John Ronald Brown이나, 수백 명의 여성들을 대상으로 종종 다른 수술을 위해 마취시킨 뒤 '사랑의 수술'이라며 음핵 절제와 질 '성형' 등 기괴한 짓을 일삼은 악명높은 오하이오주의 부인과 의사 제임스 버트James Burt의 얘기를 들었을 수도 있다.

하지만 나쁜 의사들의 문제는 그처럼 패륜적인 변태 의료행위의 문제가 아니다. 문제는 평범한 나쁜 의사라고 할 수 있는 행크 굿맨 같은 의사들이다. 의료계에 있다 보면 우리는 모두 그런 의사들을 접하게 된다. 서서히 노망기가 보이는데 은퇴할 생각을 하지 않는 저명한 심장 전문의, 오래도록 명성을 떨쳤으나 상습적 음주로 술에 절어 사는 산과의, 어찌어찌하다가 도태되고 만 외과의 등. 한편으로 보면, 강력한 증거가 보여주듯 실수는 그런 소수의 의사들만 저지르는 것이 아니다. 의료과실 문제는 너무 흔하며 너무 만연되어 있어 그렇게 단순하게 말할 수가 없다. 하지만 다른 한편으로 보면 문제의사들이 실제로 존재한다. 좋은 의사들도 나빠질 수 있으며, 그렇게 될 때 동료들은 그에 대해 거의 아무것도 해 주지 못할 때가 많다.

굿맨과 나는 1년에 걸쳐서 얘기를 나눴다. 그의 목소리에서는 그에게 일어난 일을 당하게 되면 누구나 그렇겠지만 낭패감이 느껴졌다. 그러나 그는 다른 사람들이 자신의 경험에서 배울 수 있도록 얘기해 달라는 제의에 응해 주었고, 예전의 동료와 환자들과도 연결시켜 주었다. 그의 유일한 요구사항은 본명을 쓰지 말아 달라는 것이었다.

한 사례는 1991년 8월의 무더운 어느 날 시작됐다. 굿맨은 병원에 있었다. 병원은 중앙에 빨간 벽돌건물이 높이 솟아 있고, 여러 개의 작은 시설들이 문어발식으로 뻗어나와 있는 투광조명의 현대식 복합건물단지로, 모두 외부 클리닉들과 가까운 대학병원의 광범위한 네트워크와 연결되어 있었다. 본관 지상 1층의 긴 복도를 지나가면 수술실이 나왔다. 하얀 타일이 깔린 탁 트인 공간으로, 환자들은 눈부신 수술 조명 아래 세상 모르고 누워 있고 파란 옷을 입은 사람들은 저마다 바쁘게 제 할일을 했다. 그 중 한 방에서 굿맨은 수술을 마치고 가운을 벗은 다음, 방이 치워지기를 기다리는 사이 한쪽 벽에 부착된 전화기로 가서 호출기 메시지를 체크했다. 반 블록 떨어진 진료실에 있는 보조사에게서 메시지가 왔다. D부인 문제로 말씀드릴 것이 있다고 했다.

D부인은 두 아이의 엄마이자 자동차 차체수리공장 영업부장의 아내인 28세의 여자환자였다. 그녀가 처음 굿맨을 찾아온 것은 통증은 없는데 무릎에 자꾸 물이 차고 부어오르는 증상 때문이었다. 굿맨은 수술을 권했고 그녀는 그에 동의했다. 1주일 전에 무릎에 고인 물을 제거하는 수술을 했다. 그런데 지금 보조사 말이 그 환자가 다시 왔다는 것이다. D부인은 열이 나고 아프며 무릎통증이 견딜 수 없을 정도로 심하다고 호소했다. 수술부위를 살펴봤더니 무릎이 벌겋고 온열감과 압통이 있었으며, 관절부위를 바늘로 찔러 봤더니 악취나는 고름이 나왔다고 했다. 어떻게 할까요? 보조사가 물었다.

그 설명으로 볼 때 환자는 염증이 심한 것이 분명했으며 가능한 빨리 무릎을 열고 고름을 빼내야 했다. 하지만 굿맨은 바빴기 때문에 그 점은 고려해 보지도 않았다. 그는 환자를 자기 쪽으로 오라고 하지도 않았고, 가서 보지도 않았으며, 동료의사한테 봐 달라고 부탁하지도 않았다. 경구용 항생제나 처방해 주고 보내라는 것이 그의 대답이었다. 보조사가 갸우뚱하자 굿맨은 이렇게 대꾸했다. "그냥 엄살쟁이라 그래."

1주일 후 환자가 다시 찾아왔고 굿맨은 결국 무릎에서 고름을 빼냈다. 하지만 이미 너무 늦은 뒤였다. 염증으로 관절연골이 완전히 못 쓰게 되어 버렸으며, 슬관절조직 전체가 파괴되어 버렸다. 그 뒤로 다른 정형외과의를 찾아갔지만 그가 해 줄 수 있는 일이라고는 뼈와 뼈가 마찰되는 데서 오는 통증을 멈추게 하기 위해 관절을 고정시켜 주는 것뿐이었다.

그 환자와 직접 얘기를 해 봤는데 놀라울 정도로 달관한 목소리였다. "적응됐어요." 그녀는 내게 그렇게 말했다. 하지만 관절이 고정된 무릎으로는 달릴 수도 몸을 굽혀 아이를 안아올릴 수도 없다고 했다. 중간 2층이 있는 2층집에서 살았었는데 몇 차례 계단에서 굴러떨어진 후 안전을 위해 농장식 주택으로 옮겼다. 그녀는 비행기에서도 앉을 수가 없었다. 극장에서도 꼭 복도에 다리를 비스듬하게 내 놓고 앉아야 했다. 얼마 전 인공관절수술을 받아 보려고 의사를 찾아갔었는데, 이전에 입은 손상 때문에 안전하게 될 수가 없다는 말만 듣고 돌아왔다.

어떤 의사든지 굿맨처럼 기막히게 꼴통 같은 결정을 내릴 수 있다. 하지만 지난 몇 년간 그는 그러한 잘못을 거듭 반복했다. 한 번은 부러진 발목에 제 사이즈가 아닌 스크류를 끼워 놓고는 못이 너무 깊이 들어간 것을 알아채지 못했다. 환자가 고통을 호소했는데도 굿맨은 조치가 필요하다는 것을 인정하지 않았다. 팔꿈치 부러진 곳에도 맞지 않은 스크류를 삽입한 적이 있었다. 못머리가 살을 뚫고 나와 환자가 다시 찾아왔다. 못을 적당한 크기로 잘라 주면 되는 일이었으나 굿맨은 아무 조치도 해 주지 않았다.

또 한 번은 고관절 골절로 찾아온 노인환자였다. 핀만 몇 개 꽂아서 고정시켜 주면 될 것같이 보였다. 그런데 막상 수술실에 들어가 보니 고관절이 제대로 붙지를 않았다. 방향을 수정해 고관절 전치환술total hip replacement을 했어야 했다고 굿맨은 내게 말했다. 하지만 이미 격렬한 하루일과를 보낸 뒤인지라 장시간 수술을 할 것을 생각하니 도저히 참을 수가 없었다. 그래서 그냥 핀으로 대충 맞춰 놓고 말았다. 나중에 환자의 고관절이 뿔뿔이 흐트러지고 염증이 생겼다. 그런데도 그 환자가 병원을 찾아올 때마다 굿맨은 아무 이상 없다고 우겼다. 그러는 사이 시간이 흘러 관절이 거의 완전히 해체되어 버렸다. 마침내 환자가 2차 소견을 듣기 위해 굿맨의 동료의사에게 갔다. 그 의사는 환자의 상태를 보고는 기겁을 했다. "그는 도움을 청하는 환자의 다급한 요청을 무시했습니다." 그 의사가 말했다. "그저 아무것도 안 하려고만 들었죠. 환자를 병원으로 오게 하지도 않았고 엑스레이에 뻔히 보이는 것조차 무시했습니다. 그대로 두었더라면 아마 그 환자를 죽였을지도 몰라요."

시술을 하던 마지막 7년간 굿맨은 잇달아 의료소송 피고석에 앉았으며 모두 최대한 신속하게 합의로 해결했다. 그가 망쳐 놓은 사례들은 M&M 콘퍼런스의 단골메뉴가 되었다.

시내 레스토랑 한구석에서 그와 마주앉아 아침을 들면서 나는 어떻게 해서 이런 일들이 일어나게 됐느냐고 그에게 물었다. 할말을 잊은 듯 잠시 침묵하더니 그가 힘없이 답했다. "모르겠어요."

굿맨은 전기공사 청부업자의 5남매 중 둘째로 태어나 서북부의 작은 마을에서 성장했다. 그가 의사가 된다는 건 식구들은 물론 그 자신조차도 생각지 못했던 일이었다. 가까운 주립대학으로 진학한 그는 처음에는 목표 없는 평범한 학생이었다. 그러다가 어느 날 밤 늦게까지 커피를 들이키고 담배를 피면서 헨리 제임스의 소설에 대한 리포트를 쓰느라 메모를 하다가 불현듯 생각이 들었다. "뜬금없이 '그래, 의학에 종사하는 거야.' 하고 다짐했어요." 무슨 영감 같은 건 아니었다고 했다. "그냥 밑도끝도 없이 그런 결정을 내리게 된 겁니다." 한 성직자는 "내가 받은 것보다 더 확실한 신의 소명 같다."고 그에게 말해 주었다.

굿맨은 헌신적인 학생이 되었다. 훌륭한 메디컬스쿨에 진학했고, 졸업 후 외과 전문의가 되기 위한 과정을 밟았다. 공군의 일반 군의관으로 병역의무를 마친 뒤 미국에서 손꼽히는 정형외과 레지던트 프로그램에 들어갔다. 날마다 녹초가 되는 일과에도 그는 정형외과 일에 깊은 만족감을 느꼈다. 그리고 솜씨도 좋았다. 사람들이 관절 탈구, 고관절 골절, 팔다리 골절, 척추 골절 등으로 몸도 제대로 못 가눌 만큼 극심한 통증을 호소하며 찾아오면 그가 고쳐 주었다. 굿맨은 말했다. "그 4년이 내 인생의 황금기였어요." 그후 그는 손수술 분야 세부전공 수련을 받았다. 1978년 드디어 모든 수련과정을 마쳤을 때 그는 원하는 데를 골라갈 수 있었다. 결국 다시 서북부로 돌아왔고 거기서 15년을 보냈다.

"그가 처음 우리 병원에 왔을 때 정형외과에는 나이가 들어 솜씨는 녹슬고 성미만 고약해진 정형외과의만 셋 있었어요." 그와 한 병원에서 일했던 소아과 의사가 내게 말해 주었다. "구식이고 정보도 뒤떨어지는 데다 불친절했지요. 그런데 거기에 이 친구가 나타난 겁니다. 친절하고 훨씬 현대적이고 신식인데다 누구한테고 거절하는 법이 없었어요. 고관절 부위 염증을 손볼 필요가 있는 꼬마 때문에 밤 8시에 전화를 해도 군말 없이 와 주었습니다. 당직도 아니었는데 말이에요." 굿맨은 의대생들이 주는 교수상을 받았다. 엄청나게 많은 환자들이 그에게로 몰려왔다. 그는 그의 일을 무척이나 즐겼다.

그러나 1990년 무렵 언젠가부터 사정이 달라졌다. 기술과 경험으로 볼 때 굿맨은 D부인이나 고관절 골절 노인환자, 그 외의 많은 다른 환자들에게 필요한 처치가 무엇인지 누구보다 잘 알았을 텐데도 그렇게 하지 않았다. 대체 무슨 일이 있었나? 그가 내게 말해 줄 수 있는 건 마지막 몇 년간은 모든 게 이상했던 것 같다는 얘기뿐이었다. 전에는 사람들을 고쳐 주고 수술하는 것을 즐겼었다. 그런데 어느 정도 시간이 지나자 어떻게 하면 빨리 끝낼 수 있을까만 궁리하고 사는 것 같았다.

돈 문제 때문이었나? 굿맨의 연봉은 처음에는 20만 달러 정도였지만 환자를 많이 보고 담당 케이스가 늘면서 연봉도 높아졌다. 그는 자기가 잘만 하면 30만 달러 수입은 거뜬히 올릴 수 있음을 알았다. 좀더 심하게 밀어붙여서 환자들을 좀 과하게 많이 받으면 40만 달러까지도 챙길 수 있었다. 그는 동료들 가운데 제일 바빴으며, 그 사실은 그에게 점차 자신의 가치를 말해 주는 주요 척도가 되어 버렸다. 그는 농담 반 진담 반으로 자신을 '흥행사'라고 부르기 시작했다. 그가 예약환자수 1위 타이틀에 집착하게 됐다는 얘기를 해 준 것은 한두 명이 아니었다.

　게다가 전문가로서의 직업의식이 자신을 찾아오는 환자들을 돌려보내지 못하게 했다. (원래 거절이란 걸 할 줄 모르는 사람이었다.) 원인이 무엇이든 그의 담당건수는 확실히 감당하기 벅찰 정도였다. 그는 10년이 넘게 주당 80시간, 90시간, 100시간까지 일했다. 그에겐 아내와 이제 다 커 버린 세 자녀가 있었지만 애들 얼굴도 제대로 보지 못하고 살았다. 스케줄은 늘 빡빡하게 채워져 있었으며, 그 스케줄을 다 소화해 내려면 효율적인 관리가 절대적으로 필요했다. 예를 들어, 오전 7시 30분에 고관절 전치환수술이 있다고 하면 2시간 정도에 얼른 마친 다음 수술복을 벗고 서류일을 잽싸게 해치우고 나서 수술방을 치우는 사이 날씨가 화창하든 비가 오든 눈이 오든 본관문을 성큼성큼 걸어나가 반 블록 떨어진 외래진료실로 건너간다. 거기에는 또 다른 환자들이 그를 기다리고 있다. 대체로 무릎관절경 검사나 손목굴증후군 치료 같은 간단한 케이스다. 외래환자 보기가 끝나갈 무렵 간호사에게 본관 수술실에 다음 수술환자를 대기시켜 놓으라고 신호한다. 다시 수술방으로 돌아와 두 번째 수술환자 피부봉합을 한 다음 외래로 갔다가 세 번째 수술을 하러 다시 급하게 뛰어온다. 그렇게 종일 왔다갔다 하다 보면 하루가 다 갔다. 하지만 그가 아무리 잘 맞춰 나가려고 해도 수술실 준비가 늦어지거나, 응급실에 급한 환자가 들이닥치거나, 수술 중에 뜻밖의 문제가 발생하는 등 예기치 못한 사태가 벌어졌다. 시간이 지나면서 그는 조그만 이상이나 변동도 참을 수 없게 되어 버렸다. 그런 때가 진짜 위험한 때다. 의학은 뭐든 닥치는 대로 해내는 불굴의 의지를 요한다. 스케줄이 빡빡하건 시간이 지연되건, 아이가 수영연습 끝나고 데리러 와 주기를 기다리고 있건간에 어떤 문제가 발생하더라도 할 일은 해내야 한다. 그런데 굿맨은 그렇게 하지 못하고 자꾸만 실패를 거듭했다.

이러한 종류의 소모는 의외로 흔하다. 의사는 보통 사람들보다 스트레스도 잘 견디고 강하고 웬만해서는 흔들리지 않을 것이라고들 생각한다. (혹독한 수련기간 동안 약골들은 다 추려지는 거 아닌가?) 하지만 여러 증거들을 보면 그렇지 못하다는 것을 알 수 있다. 일례로, 연구조사에 따르면 알콜중독은 다른 집단만큼이나 의사들 사이에서도 흔하다고 한다. 의사들은 처방용 마약이나 안정제에 중독되기 쉽다. 쉽게 손에 넣을 수 있기 때문일 것이다. 미국 전체 노동연령층 인구의 약 32%는 한 가지 이상의 심각한 정신질환을 보인다. 주로 심한 우울증, 조증, 공포증, 정신이상, 중독증 같은 질환들인데, 그러한 질환이 의사들에게서는 덜 나타난다는 증거는 없다. 그리고 물론 의사들도 병들고, 늙고, 사명감이 없어지거나, 개인적인 문제로 정신이 산란해지기도 하며, 그런저런 이유로 해서 환자들을 돌보는 데 소홀하게 되거나 흔들리기도 한다. 우리는 모두 '문제의사'들을 비정상분자로 생각하고 싶어한다. 그러나 만일 40년간 의사생활을 하면서 한두 해 정도 고전한 시기가 없었다면 그 사람이 비정상일 것이다. '문제'가 좀 있다고 해서 모두 위험한 것은 아니다. 그럼에도 불구하고 어느 때라도 현직 의사 중 3~5%는 사실상

의료행위를 하기에 부적합하다고 추정된다.

의사사회에 그러한 의사들을 처리하는 공식지침이 있기는 하다. 그런 의사의 동료들은 즉각적으로 합심해 시술을 못하게 하고 의사면허당국에 보고하여야 하며, 보고를 받은 당국은 그들을 처벌하거나 의사사회에서 제명시키게 되어 있다. 하지만 그런 식으로 되는 경우는 거의 없다. 어떤 조직사회도 그렇게 하지는 못할 것이다.

미시간대학 사회학자 마릴린 로젠탈Marilynn Rosenthal은 미국, 영국, 스웨덴의 의사사회가 각각 문제의사들을 처리하는 방식을 조사했다. 그는 바비튜레이트barbiturate* 중독에 걸린 가정의학과 전문의를 비롯해, 회복불능의 뇌손상을 입었음에도 불구하고 수술을 계속하는 53세 심장전문 외과의에 이르기까지 200개가 넘는 각기 다른 사례들에 대한 정보를 수집했다. 그런데 거의 어디서나 반응은 한결 같았다. 동료의사들이 나쁜 의사에 대해 실질적인 조치를 취하는 것은 그 사람의 의료행위가 아무리 위험할지라도 대개 문제가 발견된 지 몇 달 후였으며, 심지어는 몇 년이 지난 뒤일 때도 있었다.

사람들은 이를 두고 일종의 모의라고 했지만, 애석하게도 로젠탈은 작당모의 같은 것은 찾지 못했다. 그가 관찰한 집단들의 지배적인 반응은 반신반의, 부정, 당황, 무턱댄 간섭이었다. 할머니가 너무 늙어 운전면허증을 반납할 필요가 있다는 사실을 직시하지 않으려고 하는 가족들의 반응과 거의 흡사하다. 모든 문제가 명백하게 보이는 것은 아니다. 아무개 선생이

* 진정 작용과 수면 유발 작용을 하는 중추신경 억제제. 불안, 불면, 간질 치료 및 마취제 등 다양한 용도로 폭넓게 사용된다. 규칙적으로 사용하게 되면 급속한 내성이 생겨 점점 더 많은 용량을 투여하게 되며, 남용자들은 약물의존의 악순환을 되풀이하게 된다. 금단현상은 불안, 허약, 심한 발한, 불면증 등의 증상에서부터 발작, 환각, 죽음을 포함하는 심한 경우까지 발생한다.—옮긴이

술을 너무 많이 마신다거나 '너무 늙으신' 것 아닌가 하고 생각해 볼 수는 있지만, 그런 문제가 확실하게 드러나기까지는 상당한 시간이 걸릴 수 있다. 게다가 문제가 명백하게 보일 때라도 동료들은 어떤 결정적인 조치를 취하지 못하는 경우가 많다.

거기에는 도의적인 이유와 도의적이지 못한 이유가 있다. 도의적이지 못한 이유는 아무것도 안 하는 것이 편하다는 것이다. 다른 의사의 진료권을 정지시키는 데 필요한 증거를 모으려면 엄청난 양의 과윗일과 상당한 자기 확신을 요하기 때문이다. 반면, 아마도 주된 이유처럼 보이는 도의적인 이유는 가슴이 아파서 차마 아무도 그렇게 못하는 것이다. 솜씨 좋고 사람도 좋고 대체적으로 양심적인 수년간 알고지내 온 동료가 어느 날 갑자기 퍼코단Percodan을 털어 넣기 시작하거나, 개인적인 문제로 정신이 나가 있거나, 적절한 치료를 하지 못할 때, 그 의사의 경력을 망치기보다는 도와주고 싶은 것이 인지상정이다. 하지만 도와주는 것도 용이하지가 않다. 개인병원에는 안식년이나 휴가는 없고 징계처리나 과실보고만 있을 뿐이다. 따라서 도와주고자 할 때는 다들 쉬쉬하며 은밀하게 돕는다. 의도는 좋지만 결과는 그렇지 못한 경우가 많다.

행크 굿맨의 동료들도 정말 오랫동안 그를 도와주려고 애썼다. 1990년 무렵부터 사람들은 막연하게 의심하기 시작했다. 이해할 수 없는 결정에 대한 수군거림, 수상쩍은 결과, 늘어가는 의료소송 건수를 보며 사람들은 점점 더 간섭해야 할 필요성을 느꼈다.

연장자인 몇몇 의사들이 각기 단독으로 한두 차례 굿맨을 데리고 얘기를 해 봤다. 로젠탈은 이를 '지독하게 소리 죽인 대화'라고 했다. 한 동료는 칵테일파티에서 굿맨을 만나거나 지나다가 그의 집에 들러서는 굿맨을 한옆으로 끌고 가서 요즘 어떠냐고 묻거나 사람들이 걱정한다고 말해 주곤 했다. 또 다른 이는 가슴 아프지만 쓴소리를 좀 하기로 했다. "그에게 솔직하게 말했습니다. '도대체 요즘 왜 그러는지 알 수가 없군. 자네 행동은 정말 정상이 아니야. 우리 식구들을 자네 근처에 얼씬도 못하게 해야 될까 겁나네.'"

때때로 그런 접근방법이 효과가 있을 때가 있다. 재직시절 '지독하게 소리 죽인 대화'를 상당히 많이 시도해 봤다는 은퇴한 하버드대 학과장과 얘기를 나눠 봤다. 의학계에서 학과장쯤 되는 선배 의사는 범접하기 어려운 하늘 같은 권위를 가질 수 있다. 그 학과장이 만난 문제의사들 대다수는 문제가 있음을 자인했고, 그는 정신과 의사의 상담을 받아 보도록 주선하거나 마약갱생센터로 보내거나 은퇴시키는 등 도울 수 있는 일을 했다. 하지만 잘 듣지 않는 의사들도 있었으며, 문제가 있다는 것 자체를 부인하는 사람, 자기 권리를 지키겠다며 소규모 캠페인을 벌이기까지 하는 사람도 있었다. 가족들한테 전화를 걸게 해 모욕적인 언사를 퍼붓게 하고, 충직한 동료들을 시켜 병원 복도에서 그를 붙들고 잘못된 점을 보지 못했다고 얘기하게 하고, 변호사들을 내세워 소송을 걸겠다고 위협하는 식이었다.

굿맨은 사람들이 하는 얘기를 귀담아들었다. 머리를 끄덕이면서 자신도 일 욕심이 지나쳤다고 느끼고 있으며, 때로 감당하기 벅찰 때도 있다고 고백했다. 이제부터 달라지겠다는 맹세도 했다. 환자도 덜 받고, 시간을 재 가며 환자들을 급하게 보는 것도 그만하고, 수술도 제대로 찬찬하게 잘 하겠다고 했다. 부끄러워 얼굴도 못 들고 걸어가면서 잘못을 고치겠다고 결심을 다지기도 했을 것이다. 하지만 종국에는 아무것도 변한 것이 없었다.

흔히 그렇듯이, 굿맨이 얼마나 위험스러워졌는지 가장 잘 볼 수 있는 사람들은 뭔가 조치를 취하기에는 가장 나쁜 위치에 있었다. 후배 의사들, 간호사, 보조사들이 그랬다. 그런 상황에서 보조 스태프들이 종종 환자들을 보호하기 위한 대책을 강구해 내기도 한다. 윗년차 레지던트들은 아랫년차급 수술실에 들어가 문제의사가 환자에게 해를 입히지 않도록 지켜보고, 간호사들은 환자들을 조용히 다른 의사들한테로 안내한다. 그 바람에 접수계에서는 갑자기 의사들 스케줄에서 빈자리 찾기가 힘들어진다.

굿맨의 보조 스태프 중 하나가 그와 같이 환자들을 보호하는 역할을 떠맡았다. 처음 굿맨과 같이 일하게 됐을 때 골절 맞추는 일을 돕고, 환자들 경과를 살펴보고, 수술실에서 어시스트하면서 그는 굿맨을 숭배했었다. 그래서 굿맨이 이상해진 걸 금방 알아차릴 수 있었다. "하루에 환자를 40명이나 보면서 1인당 5분도 할애하지 않았어요." 보조사가 말했다. 진료상의 문제가 발생하는 것을 피하기 위해 그는 근무시간 뒤 늦게까지 남아서 굿맨의 결정을 재확인했다. "환자들 상태를 지속적으로 체크하면서 잘못된 부분은 고쳤습니다." 수술실에서는 거슬리지 않도록 조심하면서 바른 방향으로 끌고가려고 애썼다. "저 스크류는 너무 긴가요?" 또는 "고관절 정렬 상태 괜찮아 보이세요?"라는 식으로 말이다. 그랬음에도 불구하고 과실은 범해졌으며 "수많은 불필요한 수술"이 행해졌다고 했다. 그래서 가급적 환자들을 굿맨한테 못 오게 했다. '제정신이 아닌 것 같다.'고 내놓고 말하지는 않았지만 말이다.

이런 식으로 터무니없이 오랜 기간 무작정 갈 수도 있다. 하지만 선의로 버텨 오던 인내심이 바닥났을 때, '지독하게 소리 죽인 대화'가 아무 효과가 없음이 명백해지고 동료들이 감당해야 하는 뒤치다꺼리가 끝도 없어 보일 때 분위기가 급전될 수 있다. 아주 사소한 일로 과감한 조치가 촉진될 수도 있다. 굿맨의 경우 필수적으로 참석해야 하는 M&M 콘퍼런스를 빼먹은 것이 화근이 되었다. 그는 1993년 말 경부터 M&M에 불참하기 시작했다. 환자 치료를 등한시한 만큼 그는 병원에서 가장 빈번하게 소송을 당하는 의사가 되었으나 사람들은 여전히 그를 비난하는 것에 대해 편치 않아 했다. 하지만 굿맨이 M&M까지도 무시하자 그의 동료들은 마침내 그를 다그칠 확실한 명분을 갖게 되었다.

M&M에 다시 나오지 않으면 큰 곤란을 당하게 될 것이라며 많은 사람들이 갈수록 신랄한 어투로 그에게 경고했다. "하지만 모두 무시해 버렸어요." 그의 옛 동료가 말했다. 그렇게 1년이 흐른 뒤 병원 이사회는 그를 집행유예 대상으로 올렸다. 그런 와중에도 굿맨은 더 많은 환자들을 수술했으며 더 많은 문제를 일으켰다. 그렇게 또 한 해가 훌쩍 지나갔다. 1995년 노동절 직후 병원 이사회와 변호사는 마침내 굿맨을 기다란 회의실 탁자 끝에 앉혀 놓고 그의 수술권을 정지하며 그의 행위를 주정부 의료위원회에 회부해 조사를 의뢰할 것이라고 말했다. 해고당한 것이었다.

굿맨은 그의 곤경에 대해 가족들에게 알리지 않았으며, 직장을 잃었다는 얘기도 하지 않았다. 수주 동안 매일 아침 그는 아무 일도 없었던 것처럼 양복에 넥타이를 매고 사무실로 출근했다. 그는 기왕에 예약된 환자들을 보고, 수술을 요하는 경우는 다른 의사에게 돌렸다. 그의 진료 스케줄은 한 달 안에 바닥이 났다. 부인이 뭔가 이상한 낌새를 느끼고 캐묻자 그는 그제야 털어놓았다. 그녀는 당황했으며 겁을 집어먹었다. 남편이 낯설고 사기꾼같이 느껴졌다. 그날 이후 굿맨은 외출도 않고 침대에 누워서 며칠씩 아무하고도 말하지 않고 지냈다.

정직된 지 두 달 후 굿맨은 또 의료소송 통보를 받았다. 심한 어깨 관절염으로 그를 찾아왔던 한 농부의 아내를 대신해 변호사가 통보해 온 것이었다. 인공관절을 끼워넣었는데 잘 되지 않았다. 그 소송은 벼랑끝에 선 그의 등을 떠민 격이었다. "내겐 아무것도 없었습니다." 그는 내게 말했다. "물론 친구도 있고 가족도 있었지만, 일이 없었으니까요." 대다수의 의사들처럼 일은 그의 전부였다.

굿맨은 지하 작업실에 44구경 매그넘 한 자루를 소지하고 있었다. 알래스카로 낚시여행 갈 때 곰들의 습격을 막기 위해 사 둔 것이었다. 그는 총알을 찾아 자살을 하려고 생각했다. 고통 없이 바로 죽으려면 어떻게 해야 하는지는 잘 알았다. 어찌됐건 외과 의사였으니까.

1998년, 나는 팜스프링스 부근에서 열리는 의학회에 참석했다. 빡빡한 강연 스케줄을 훑어보고 있는데 특이한 제목이 눈에 띄었다. '분열적 행위로 보고된 2백 명의 의사들에 대한 연구'(강사 : 의학박사 켄트 네프Kent Neff). 강연회는 대강당에서 멀리 떨어진 작은 강의실에서 진행되었다. 많아야 몇십 명 정도의 사람들이 참석했다. 50대쯤으로 보이는 네프 박사는 은발에 말끔하고 진지한 사람이었으며, 의학계에서 가장 비밀을 요하는 세부전공을 갖고 있었다. 심각한 행동장애가 있는 의사 및 기타 전문가들을 전문으로 하는 정신과 의사였던 것이다. 1994년, 그는 병원과 의학단체들의 의뢰를 받아 문제의사들을 돕는 소규모 프로그램을 맡았었다고 한다. 그리고 얼마 후 사방에서 그에게 의사들을 보내 왔다. 오늘날까지 그는 250명이 넘는 의사환자들을 봤다. 상당히 많은 경험이다. 그는 질병통제예방센터의 과학자가 결핵이 급증한 원인을 분석하듯이 수집한 데이터를 검토·분석했다.

그가 발견한 것은 놀랄 만한 내용은 아니었다. 흔히 의사들은 상당한 손상을 가하기 전까지는 위험하다고 간주되지 않는다. 중독이나 정신질환, 그밖의 전형적인 문제들에 대해 제대로 진단을 받는 경우도 드물다. 문제가 발견되었을 때도 후속조치가 영 엉망이다. 내가 감명을 받은 것은 네프 박사가 정부기관의 보조금이나 지원 없이 돈키호테처럼 단독으로 그 일을 해냈다는 사실이다.

강연을 듣고 몇 달 후 나는 네프 박사의 프로그램을 직접 보러 미니애폴리스로 날아갔다. 그는 파우더혼 지구 부근의 애보트 노스웨스턴 병원에 자리잡고 있었다. 도착하자, 병원 본관 옆 눈에 잘 띄지 않는 벽돌건물 5층으로 안내를 해 주었다. 바닥에는 납작한 베이지색 카펫이 깔려 있었고, 어둑한 조명의 긴 복도 양옆에는 아무 표지판도 없는 방문들이 꼭꼭 닫혀 있었다. 도무지 병원 같은 느낌이 안들었다. 명판에는 블록체로 '전문가 사정 프로그램'이라고 적혀 있었다. 닫힌 문 하나에서 트위드 재킷 차림에 금테안경을 쓴 네프 박사가 나와 나를 안내해 주었다.

매주 일요일 밤이면 의사들이 손에 옷가방을 들고 도착했다. 입구에서 체크인하면 기숙사식의 방으로 안내된다. 거기서 나흘 밤낮을

지내는 것이다. 내가 방문한 주에는 세 명의 의사환자가 머물고 있었다. 출입은 자유롭게 할 수 있다고 네프 박사는 말했다. 하지만 그렇게 자유롭지 못하다는 것을 나는 알았다. 대부분의 경우 소속 병원에서 7천 달러나 되는 프로그램 비용을 지불해 주며, 일을 계속하고 싶으면 미니애폴리스로 가라는 말을 듣고 온 것이기 때문이다.

내가 보기에 이 프로그램의 가장 두드러진 점은 의사들을 보내도록 의료단체들을 설득해 낸 것이다. 네프 박사는 단지 도움의 손길을 내밈으로써 그 일을 해낸 듯했다. 병원과 클리닉들은 이제까지의 우유부단한 태도를 버리고 네프 박사의 도움에 적극적으로 매달려 왔다. 병원들뿐만이 아니었다. 얼마 후에는 항공사에서도 조종사들을 그에게 보내 오기 시작했다. 법원에서는 판사들을, 회사들은 CEO들을 보내 왔다.

네프 박사가 한 일의 일부분은 그냥 간섭하는 것이었다. 그는 아이의 기침에 대해 상담해 주다가 다음 순간 인생을 어떻게 꾸려나가야 할지 조언해 주는 의사들과 비슷했다. 의사환자들을 맡아 문제 해결을 위한 도움을 주지만, 너무 오래 방치해 곪아터지게 생겼다 싶을 때는 병원에 그렇게 통보하기를 주저하지 않았다. 하지만 그렇게 되기 전에 심각한 이상이 있을지 모른다고 경고하는 일정 유형의 행동들이 나타난다고 한다. 그는 그것을 '행동표지사건'이라고 부른다. 예를 들면, 외과의가 수술실에서 메스를 집어던진다든가 조종사가 비행 도중에 갑자기 분노를 억제하지 못하고 폭발한다든가 하는 식이다. 하지만 늘 그런 것은 아니기 때문에 다른 일상에 묻혀서 그런 일들은 무시되어 버린다. 사람들은 말한다. "가끔 안 좋을 때가 있어서 그렇지 좋은 의사야."

네프 박사는 행동표지사건에는 최소 4가지 유형이 있다고 말한다. 지속적인 분노통제 실패 또는 폭력적인 행동으로 나타나는 경우가 있고, 이상행동이나 엉뚱한 행위를 보이는 유형이 있다(매일 몇 시간씩 책상을 정리하고 또 정리하지 않으면 못 사는 의사를 본 적이 있는데, 진찰 결과 심한 강박장애가 있는 것으로 나타났다고 한다.) 적절한 직업상의 경계를 넘는 경우도 있다. (한 가정의학과 의사는 어린 남자환자들을 따로 불러내 저녁을 같이 하고, 휴가를 같이 보낸 적도 있다고 한다. 그 의사는 사춘기 소년들과의 성에 대한 강박적 환상을 갖고 있는 것으로 판명되었다.) 그리고 우리에게 좀더 익숙한 표지인 의료소송이나 고소를 유난히 많이 당하는 경우가 있다(굿맨처럼). 네프 박사는 그의 프로그램을 통해 상당수의 병원과 클리닉, 항공사와 기업들을 설득해 그러한 사건들을 심각하게 고려하도록 했다. 이제는 많은 조직들이 행동표지사건이 감지될 경우 사정(司正)을 받게 될 수도 있음을 계약서 조항에 명기하고 있다.

하지만 네프 박사가 하는 일의 본질은 환자에게 전문가적 소견을 제공해 주는 것이었다. 심장전문의가 어떤 사람의 흉통을 살펴보고 전문의로서 소견을 말해 주는 것과 같은 식이다. 그는 그에게 보내진 사람을 진찰하고 몇 가지 검사를 수행한 다음, 현재 상태에 대해 공식적인 진단을 내리고 직무수행 가능성 여부에 대한 공식적인 판단 결과와 후속조치에 대한 권고안을 전달한다. 네프 박사는 다른 사람들이 극도로 꺼려하는 동료의사를 판단하는 일(그는 '사정'이라는 표현을 선호한다.)을 기꺼이 했으며, 어떤 동료의사보다 철저하고 공정하게 했다.

내가 방문한 주에 찾아온 세 의사를 위한 프로그램의 첫 단계는 정보를 수집하는 것이었다. 월요일 아침에 시작해서 다음 이틀까지 사흘 내내 그와 네 명의 임상의들은 세 명의 의사환자들을 개별적으로 인터뷰했다. 자기 얘기를 몇 번이고 반복해서 여섯 차례 이상 말하게 함으로써 대충 얼버무리는 것을 방지하고, 자연스러운 자기방어의 벽을 뚫어 사소한 부분까지 끄집어냈다. 그들이 도착하기 전부터 네프 박사는 각 사람에 대한 정보를 모아 두꺼운 서류철을 만들어 놓았다. 그리고 프로그램을 진행하는 중에도 의사환자들의 얘기에 모순되거나 애매한 부분이 있으면 주저하지 않고 소속 병원 동료들에게 전화를 걸어 확인했다.

환자들은 또한 혈액검사를 포함한 종합검진을 받았다. 위험한 행동의 원인이 신체적 질환으로 인한 것이 아닌지 확인해 보기 위함이다. (수술 도중에 몇 차례나 갑자기 굳어져 네프 박사에게 보내진 한 의사는 파킨슨씨병이 상당히 진행된 상태였다는 사실이 드러났다.) 알콜중독과 약물 테스트도 받았으며, 도박중독부터 편집성 정신분열증까지 모든 정신질환에 대한 심리테스트를 받았다.

마지막 날, 네프 박사와 임상의들은 단조로운 작은 회의실 탁자에 둘러앉아 논의를 거쳐 최종판결을 내렸다. 그 사이 의사환자들은 방에서 기다렸다. 각 사례별로 한 시간가량에 걸쳐서 데이터를 검토한 다음, 의견을 한데 모아 세 가지 부문에 대한 결론을 내렸다. 우선, 진단을 내렸다. 이곳에 보내진 의사환자들은 대부분 정신질환이 있는 것으로 나타났다. 우울증, 양극성 장애, 마약 또는 알콜중독에, 심지어 완전히 정신이상인 경우도 있었다. 그러한 증상에 대해 진단 또는 치료를 받은 적이 있는 경우는 거의 없었다. 나머지는 단순히 과도한 스트레스, 이혼, 불행, 질병 같은 것 때문에 힘들어했던 것이었다. 진단을 내린 뒤에는 일상업무로의 복귀가 적합한지 판결을 내렸다. 네프 박사는 전형적인 보고서 몇 개를 내게 보여주었다. 판결문은 언제나 분명하고 명쾌했다. "아무개 선생은 알콜중독으로 인해 지금으로서는 합당한 기능을 가지고 안전하게 시술할 수가 없다." 끝으로, 해당 의사가 따라야 할 권고사항을 구체적으로 명기했다. 일상업무 복귀에 적합하다고 간주되는 몇몇 의사들에 대해서는 수시로 약물 테스트 실시, 지정된 동료들에 의한 공식 모니터링, 업무 범주에 대한 특별 제한 등의 예방조치를 권했다. 부적합하다고 판정된 이들에 대해서는 업무를 떠나 있어야 하는 최소한의 기간과 세부적인 치료과정을 정하고 재사정을 위한 절차를 명시했다. 회의가 끝나면 네프 박사가 그의 사무실에서 의사환자들과 개별적으로 만나 소속 병원 또는 클리닉으로 보내질 최종보고서 내용을 알려주었다. "대개들 놀랍니다." 네프 박사가 말했다. "90%는 우리가 제시한 권고안이 자신들이 예상했던 것보다 가혹하다고 생각하죠."

네프 박사는 자기네 프로그램은 권고만 할 뿐이라는 것을 재차 강조했다. 하지만 그가 일단 최종보고서에 권고안을 올리면 병원이나 의학단체들로서는 무시하기가 힘들기 때문에 대체로 그대로 따랐다. 네프식 접근방법의 장점은 일단 문제가 발생하면 그 다음은 모든 것이 거의 일사천리로 진행된다는 것이었다. 미니애폴리스, 사정, 진단, 계획, 이런 식으로 말이다. 동료들은 더 이상 판사나 배심원 노릇을 할 필요가 없어졌다. 그리고 문제의사들도 도움을 받을 수 있었다. 네프와 그의 진단팀은 수백 명의 직업적 생명을 파멸에서 건져냈을 뿐 아니라 아마도 수천 명의 환자들을 위험에서 구해

냈을 것이다.

이런 류의 프로그램이 미니애폴리스에만 있는 것은 아니었다. 최근 수십 년간 국내외의 의학협회들은 '의사환자'들을 진단하고 치료하는 프로그램을 상당수 개설했다. 하지만 네프 박사의 프로그램은 정말 몇 안 되는 독립 프로그램이었으며 방법 면에 있어 다른 어느 곳보다 체계적이었다.

하지만 내가 방문하고 나서 몇 달 후 그의 프로그램은 폐쇄되었다. 전국적으로 광범위한 관심을 끌며 급성장했지만, 전문가 사정 프로그램은 재정적으로 고전해 왔으며 한 번도 적자를 면하지 못했다. 마침내 네프 박사도 더 이상 보조금 지급을 계속해 달라고 애보트 노스웨스턴 병원을 설득할 수가 없었다. 마지막으로 통화했을 때 그는 다른 곳에서 다시 시작하기 위해 지원을 물색하고 있었다.

하지만 그가 성공하든 못하든 어쨌든 그는 방법과 가능성을 보여 주었다. 의사들도 힘들지만 환자들에게 더 힘든 문제는 우리가 그러한 접근방식을 받아들일 수 있느냐는 것이다. 네프식의 프로그램은 단순하고 어찌 보면 지나칠 정도로 순진한 면이 있다. 의사들은 보통의 평범한 나쁜 의사인 문제 동료들을, 결과가 체포나 기소 쪽보다는 진단과 치료일 가능성이 높을 때에만 신고할 것이다. 그리고 그 방법이 잘 되려면 사람들이 그런 의사들을 사회의 암적 존재가 아니라 고전하는 또 하나의 인간으로 볼 준비가 되어 있어야 한다. 그의 말을 그대로 옮기면 네프의 철학은 "죄는 밉지만 사람은 미워하지 말자."는 것이다. 사람들은 어쩌면 묻지도 말고 말하지도 말기를 바랄 수도 있다. 하지만 스스로에게 물어 보자. 과연 나는, 그것이 더 많은 문제의사를 잡아내는 것을 의미한다 할지라도, 마약중독자였던 마취의나 조증 정신질환자였던 심장외과의, 혹은 어린 소녀들에 대해 이상성향을 보였던 소아과 의사를 복귀시키는 시스템을 받아들일 수 있을까? 바꿔 말하면, 행크 굿맨한테 다시 수술을 맡길 수 있을까?

켄트 네프는 행크 굿맨의 생명, 그리고 어쩌면 그의 직업적 생명까지 구해 주었다. 1995년 12월 중순 굿맨은 자살을 심각하게 고려해본 끝에 네프 박사의 사무실로 전화를 걸었다. 굿맨의 변호사가 네프 박사의 프로그램에 대해서 듣고 번호를 가르쳐 주었던 것이다. 네프 박사는 굿맨에게 당장 오라고 했고, 굿맨은 그 다음날 바로 날아갔다. 만나서 1시간 동안 얘기를 나눴는데, 굿맨은 끝날 무렵 마음이 놓이는 것을 느꼈다고 했다. 네프 박사는 솔직하고 동지의식을 느끼게 했으며, 자기가 도와줄 수 있다고, 당신의 인생은 끝나지 않았다고 말해 주었다. 굿맨은 그 말을 믿었다.

굿맨은 자기가 비용을 대고 그 다음주에 그의 프로그램에 등록했다. 힘들고 때로 곤혹스러운 나흘이었다. 그는 그가 행한 모든 잘못을 인정할 준비가 되어 있지 않았으며, 네프 박사의 진단팀이 발견한 바를 수용할 각오가 안 되어 있었다. 진단 결과는 다년간 계속된 우울증이었다. 그들의 결론은 늘 그렇듯이 단도직입적이었다. "해당 의사는 심한 우울증으로 현재 안전한 시술이 불가능하며, 불특정 기간 동안 시술이 불가능할 것으로 보인다." 보고서에는 또 이렇게 적혀 있었다. 적절한 치료를 꾸준히 장기적으로 받을 경우 "완전 복귀 가능성이 있다고 보여진다." 그들이 그에게 붙여준 진단 꼬리표는 아마도 간섭 그 자체보다는 덜 중요할 것이다. 기관의 권위를 가지고 뭔가 잘못됐다고, 시술을 해서는 안 된다고, 하지만 언젠가 다시 복귀할 수도 있다고 말해 준 행위 그 자체보다는 말이다.

네프 박사의 제안에 따라 굿맨은 한 정신병원에 들어갔다. 퇴원 후에는 가까운 병원의 정신과 의사와 내과의가 그의 상태를 체크했다. 처음에는 프로작을 복용했고, 그 다음에는 이펙서를 처방받았다. 굿맨은 프로그램대로 충실하게 따랐다. "첫해에는 살든지 죽든지 상관없다 싶었습니다." 그가 내게 말했다. "근데 이태째 되니까 살고 싶어지더군요. 하지만 현장으로 복귀하고픈 생각은 없었어요. 삼 년째가 되자 다시 일이 하고 싶어졌습니다." 마침내 그를 담당했던 정신과 의사와 내과의, 그리고 네프 박사까지 모두 그가 준비가 되었다는 데 의견일치를 보았다. 거의 그들의 권고에 못 이겨 소속 주정부 의료위원회가 제한적이나마 현장복귀를 허용해 주었다. 처음에는 주당 20시간을 초과해서는 안 되며, 반드시 감독 하에 진료해야 하고, 정기적으로 정신과 의사와 내과의의 검진을 받아야 하며, 현장복귀 후 최소 6개월간은 수술을 할 수 없다고 했다. 그리고 나서는 재사정에서 다시 집도해도 된다는 판결이 나올 때까지는 보조로서만 수술에 참여할 수 있었다. 그리고 약물 및 알코올 테스트도 수시로 받아야 했다.

하지만 어떤 병원에서 그를 받아 줄까? 예전 동료들은 받아 주지 않을 것이다. "너무 부담스러울 테니까." 그가 말했다. 굿맨은 그의 별장이 있는 시골 호수마을에서 자리를 잡을 뻔했다. 여름철 몇 달간 4만5천 명의 휴가객들이 찾는 자그마한 병원인데 정형외과의가 없었다. 그곳 의사들도 굿맨의 전력에 대해서 알았지만 정형외과의를 몇 년간 구해 온 터라 그를 받아들이기로 했다. 하지만 굿맨은 의사 배상책임보험 계약자격을 얻어내는 데만 거의 1년이 걸렸다. 그렇게 되자 중압감이 심한 전면적인 의사생활로 돌아가는 데 신중할 필요가 있다는 생각이 들었다. 그래서 우선 보험회사에서 신체검사를 하는 것부터 시작하기로 했다.

얼마 전 나는 굿맨의 집을 방문했다. 수수한 랜치하우스 스타일의 벽돌집으로 개와 고양이, 새들이 우글거리고 거실에는 골동품과 장식소품들이 잔뜩 놓여 있었으며, 부엌 한쪽에는 컴퓨터와 정형외과저널, CD-ROM 교재 등이 꽂힌 서고가 보였다. 굿맨은 폴로 셔츠와 카키색 면바지 차림이었는데, 느긋하고 여유롭다 못해 나태해 보일 정도였다. 그는 가족들과 함께 시간을 보내고, 전공분야의 흐름 따라잡기 위해 저널을 보는 정도 외에는 거의 할일이 없었다. 지금 그의 삶은 외과 의사의 삶과는 거리가 먼 것이었다. 하지만 굿맨은 일에 대한 열정이 되살아나는 것을 느꼈다. 나는 다시 초록색 수술복을 입고 수술실에 서서 슬관절염증 환자를 어떻게 할까 묻는 보조사의 전화를 받는 그의 모습을 상상해 보려고 했다. 하지만 어떻게 될지 누가 장담할 수 있겠는가.

우리가 어떻게 하든 간에 우리는 모두 불완전한 인간의 손에 맡겨져 있다. 그 사실은 직시하기 힘들지만 피할 수 없는 현실이다. 모든 의사들은 알아야 하지만 아직 익히지 못한 것들이 있고, 판단력이 잘못되거나 약해질 수 있으며, 기질적 힘이 약해져 무너질 수 있다. 지금 나는 이 사람보다 강한가? 더 신뢰할 만한가? 더 양심적인가? 그만큼 나의 한계를 인식하고 조심하는가? 그렇다고 생각하고 싶었다. 어쩌면 날마다 내 일을 하기 위해서는 그렇게 생각해야 했다. 하지만 나는 자신할 수 없었다. 어느 누구도 자신할 수 없을 것이다.

굿맨과 나는 시내로 식사하러 나왔다가 드라이브를 갔다. 예전에 그가 다니던 번쩍거리는 현대식 병원건물이 보이길래 한번 들어가 봐도 되겠느냐고 그에게 물어봤다. 그리고 얼른 같이 들어가지 않아도 된다고 덧붙였다. 지난 4년간 그가 이 건물 안에 발을 들여놓은 것은 고작 두세 번 정도였다. 그는 잠시 주저하더니 같이 들어가겠다고 했다. 우리는 자동문으로 들어가 번쩍거리는 하얀 복도를 걸어내려갔다. 어디선가 낭랑한 목소리가 들려오자 굿맨의 얼굴에 후회하는 기색이 스쳤다.

"어머, 굿맨 선생님!" 백발의 기품있는 노부인이 웃는 얼굴을 하고 안내데스크 뒤에서 그를 불렀다. "몇 년 만에 뵙네요. 어디 계셨어요?"

굿맨이 갑자기 멈춰섰다. 입을 열어 대답하려고 했지만 한참 동안 아무 말도 안 나왔다. "저 은퇴했어요." 마침내 그가 말했다.

여자가 머리를 갸웃거렸다. 분명 의아해하는 눈치였다. 굿맨은 건강도 좋아 보이고 그녀보다 스무 살은 젊어 보였다. 다음 순간, 의미가 파악돼 오면서 여자의 눈빛이 날카로워지는 것을 나는 목격했다. 여자는 금세 표정을 가다듬고 상냥한 얼굴로 이렇게 말했다. "재미있게 지내시겠네요."

굿맨은 예정에도 없는 낚시계획에 대해 어정쩡하게 몇 마디 했다. 그리고 걸어나오기 시작했는데, 갑자기 멈춰서더니 여자에게 이렇게 말했다. "나, 다시 돌아올 겁니다."

2부 | 불가사의

13일의 금요일의 보름밤

잭 니클라우스는 골프 라운드를 돌 때마다 꼭 페니화 동전 세 개를 주머니에 넣고 나갔으며, 마이클 조던은 시카고 불스 유니폼 밑에 늘 노스캐롤라이나대학 박서 쇼츠를 껴입었다. 듀크 엘링턴은 연주할 때 절대 노란색을 입지 않았으며, 밴드 멤버들도 노란빛이 도는 건 아무것도 걸치지 못하게 했다고 한다. 연주자나 스포츠맨들은 거의 하나 정도는 미신적 습관이 있는 것 같다. 야구선수들의 미신 지키기는 특히 유명한데, 보스턴 레드삭스 3루수로 이름을 날렸던 안타제조기 웨이드 보그스는 경기 전에 늘 닭고기 요리만 먹었다고 한다. 반면 LA 다저스 시절 토미 라소다 감독은 맨날 링귀니만 먹었는데, 그날 상대팀 투수가 오른손잡이일 때는 레드클램소스를 뿌려 먹고, 좌완투수일 때는 화이트소스를 뿌려 먹었다. 하지만 그중에서도 뉴욕 메츠의 투수 터크 웬델은 유별났다. 행운의 상징이라며 시합때면 동물 송곳니 목걸이를 걸고, 양말도 신지 않았으며, 파울라인은 절대 밟지 않고, 이닝이 바뀔 때마다 이를 닦았다. 1999년 시즌 계약서에 사인할 때도 그는 1,200,000.99달러의 연봉을 고집했다. "그냥 99라는 숫자가 좋아서요." 이유를 묻는 보도진들에게 그는 그렇게 답했다.

하지만 그런 미신을 믿는 의사들이 있는지는 잘 모르겠다. 의사들은 합리주의를 맹렬하게 신봉하는 경향이 있는데, 외과의들은 특히 더하다. 과학에서 느끼는 가장 큰 만족감, 특히 사람들의 몸을 가르는 수술에서 얻는 큰 만족감은 논리적인 계획과 사고의 쾌거에서 오는 것이기 때문이다. 실용의학에 신조가 하나 있다면, 그것은 분별력이 중요하다는 것이다. 의료 현장에 있는 우리는 대놓고 경멸하지는 않더라도 대개 신비주의적인 것에 대해 거부감을 느낀다. 외과의들의 경우 기껏해야 특별히 어떤 수술화를 애용한다든가 상처 드레싱법이 독특하다든가 하는 정도다. 그리고 그런 경우에도 우리는 늘 우리의 기벽에 대해 최소한 그럴듯한 말로 합리화하고자 애쓴다. "다른 신발들은 편하지가 않아서 말이지."라든가 "드레싱 테이프는 물집이 생긴단 말이야."라는 식으로 말이다(다른 사람들은 아무 문제 없는 것 같은데 혼자만). 뭔가 불길하다거나 재수없어서 그런다고 말하는 의사는 아마 없을 것이다.

때문에 그 일은 무척 이상하게 생각되었다. 어느 날 오후 외과 레지던트 동료들과 탁자에 둘러앉아 다음달 응급실 야간당직 순번을 정하고 있었다. 그런데 13일의 금요일 밤에 당직을 서겠다는 사람이 아무도 없는 것이었다. 돌아가면서 각자 편한 날짜를 골랐기 때문에 처음 몇 바퀴 돌아갈 때까지는 몰랐다. 하다 보니 금요일 밤만 남았지만, 주말 밤은 원래 인기가 없으니까 그러려니 했다. 그런데 금요일 밤도 하나 둘 빠지면서 모두 특정 금요일을 의도적으로 피하고 있음이 분명해졌다. 세상에, 정말 웃기는 일이었다. 그래서 다시 내 차례가 왔을 때 그날 밤 당직으로 내 이름을 적어넣어 버렸다. "푹 쉬어 둬라." 한 동료가 말했다. "엄청 바쁜 밤을 맞게 될 테니까." 나는 웃으면서 무시해 버렸다.

그런데 며칠 후 달력을 보다가 그 금요일이 보름날이라는 것을 알게 되었다. 누군가가 그때쯤 월식도 있을 거라고 했다. 잠시, 정말 아주 잠깐 동안 확신이 스르르 빠져나가는 것이 느껴졌다. 어쩌면 정말 끔찍한 밤을 맞게 될지도 모르겠다는 생각이 들기 시작했다. 하지만 멀쩡한 정신을 가진 잘 훈련된 의사인 나는 그런 생각에 그렇게 쉬사리 굴복하지는 않았다. 분명 터무니없는 미신이라고 생각했다. 그렇지만 확실히 하기 위해 도서실로 자료를 찾아보러 갔다.

도서실에서 나는 13일의 금요일이 정말 불길한지 조사한 과학 논문을 딱 하나 찾을 수 있었다. (이런 문제를 실제로 연구한 사람들이 있다는 사실이 더 놀라운 건지, 아니면 그런 예를 하나밖에 못 찾았다는 사실이 더 놀라운지는 나도 잘 모르겠다. 하긴 별의별 걸 다 연구하는 세상이니까 별로 놀랄 일도 아니다. 도서실을 뒤지고다니다 보니까, 껌 씹을 때 입안에서 침이 분배되는 법에 대한 보고서도 있었다.) 1993년 《브리티시 메디컬저널*British Medical Journal*》에 발표된 그 논문은 런던 교외지역 병원에 13일의 금요일과 6일에 들어온 교통사고 환자수를 비교한 것이었다. 6일에 비해 13일은 고속도로 통행량이 적었는데도 불구하고 교통사고 환자가 52%나 증가했다. 논문의 저자는 "13일의 금요일은 어떤 사람들에게는 불길한 날이다."라고 결론을 내리면서, "집에서 지낼 것을 권한다."고 적었다. 그럼 집안에서의 액운은 어떻게 피하지? 그 얘기는 없었다.

하지만 한 지역을 대상으로 한, 한 번의 13일의 금요일에 대한 한 번의 연구결과를 일반화할 수는 없는 노릇이라고 나는 속으로 생각했다. 자동차 충돌사고의 증가에는 임의의 변수가 작용했을 가능성이 높았다. 다수의 연구에서 일관되게 나쁜 결과가 나와야 확신이 갈 텐데 아직 그런 결과는 나오지 않았다.

그에 반해 연구에 따르면 사람들은 보통 좋은 것이든 나쁜 것이든 전혀 아무것도 없을 때에도 어떤 패턴이 존재한다고 생각한다고 한다. 이는 우리 두뇌가 작업하는 방식이다. 전혀 무계획적으로 되는 대로 이루어진 것도 우리 눈에는 종종 어떤 패턴이 있는 것만 같다. 이에 대해 통계학자 윌리엄 펠러Willian Feller는 지금은 고전이 된 예를 하나 들어 보였다. 2차 대전 당시 독일군이 런던 남부를 집중 폭격할 때였다. 이상하게 몇몇 지역은 몇 차례씩 반복해서 폭격을 당하는데 어떤 지역은 전혀 폭격의 피해를 보지 않았다. 폭격을 당하지 않은 지역들은 마치 독일군이 의도적으로 빼 놓은 것처럼 보였으므로 사람들은 그 지역에 독일군 스파이가 있는 모양이라고 결론을 내렸다. 하지만 펠러가 폭격지의 지역분포도를 분석해 본 결과 그것은 완전히 무작위 폭격이었다.

이와 같이 존재하지도 않는 패턴을 찾고자 하는 경향을 '텍사스 명사수의 오류'라고 한다. 헛간벽에 총을 쏘고 총알이 맞은 곳에 과녁을 그려넣은 텍사스 명사수처럼, 우리는 예를 들어 하루에 안 좋은 일이 네 가지나 생기는 것 같은 범상치 않은 일이 일어나면 거기서 어떤 패턴을 끄집어내려는 경향이 있다. 그렇다고 하면 13일의 금요일뿐 아니라 15일의 금요일 또는 13일의 목요일을 두려워했을 수도 있다는 얘기다. 그런데 유독 13일의 금요일에 대한 공포증만 일반화되어 있다. 노스캐롤라이나의 행동과학자 도날드 도시Donald Dossey가 설문조사에 근거해 추청한 바에 따르면, 증상의 경중은 있지만 1,700만 명에서 2,100만 명의 미국인들이 파라스케비데카트리아포비아(paraskevidekatriaphobia, 13일의 금요일 공포증이라는 그리스어) 때문에 불안증을 겪거나 활동범위 또는 일정을 변경한다. 집을 나서기 전에 종교의식을 행하기도 하고 갑자기 전화를 해서 병가를 신청하는가 하면 항공여행이나 중요한 구매를 연기했으며 그로 인해 매년 7억5천만 달러의 영업상 거래손실이 야기되었다.

달에 대한 미신은 그보다 더 심각하게 받아들여지는 것 같다. 1995년에 실시된 한 여론조사를 보면 달로 인해 인간의 행동이 영향을 받는다고 믿는 사람들은 미국 인구의 43%에 달했다. 그리고 흥미롭게도 정신건강 전문가들은 다른 분야 종사자들보다 그것을 더 많이 믿었다. 수세기 동안 세계 여러 문명사회에서 보름달은 광기와 관련이 있는 것으로 생각되어 왔다. 그래서 달의 영향을 받아 미쳤다는 뜻에서 미치광이 혹은 정신이상자를 가리키는 'lunatic'이라는 단어가 나온 것이다. 확실히 달의 공전주기가 인간의 행동에 영향을 미친다는 얘기는 13일의 금요일보다는 훨씬 그럴듯해 보인다. 과학자들은 한때 생물학상의 주기 개념을 무시했었으나 지금은 계절에 따라 기분이나 행동이 영향을 받을 수 있으며, 우리 모두 하루 중 시점에 따라 체온, 기민성, 기억력, 기분이 영향을 받는 '일주기성 주기리듬'을 갖는다는 것을 널리 인정하고 있다.

인터넷 검색을 하다가 나는 '월 주기성 주기(태음주기)'를 증명하고자 한 연구논문 100여 개를 찾을 수 있었다. 그 중 가장 호기심을 자극했던 것은 《오스트레일리아 메디컬 저널Medical Journal of Australia》에 실린 음독자살 연구였다. 1988년부터 1993년까지 5년의 기간 동안 오스트레일리아 뉴사우스웨일즈 병원에는 2,215명의 약물과용 또는 독성물질 음독 환자가 들어왔다. 연구팀은 그러한 사건 발생 최고점과 달의 위상이 어떤 상관관계가 있는지, 그리고 별자리나 숫자점 결과와는 어떤 관련이 있는지 조사해 보았다(졸라의 《고대 금단의 지식 사전*Encyclopedia of Ancient and Forbidden Knowedge*》에 수록된 공식을 따랐다고 함). 예상대로, 음독율은 환자가 처녀자리에 태어났는지 천칭자리에 태어났는지와는 관계가 없었으며, 졸라의 숫자점 계산법에 따른 '이름 수,' '월 수,' '출생통로 수(생년월일 합계)' 결과 역시 상관관계가 없었다. 하지만 여자들은(남자들은 말고) 초승달일 때보다 보름달 즈음에 25%가량 약물과용률이 감소했다.

이상하게도 여자들의 그러한 음독률 감소는 다른 연구결과들과도 상관성을 보였다. 인간의 심리와 보름달 사이에 어떤 상관관계가 존재한다면 그것은 긍정적인 것일 터였다. 프랑스 도르도뉴 지역의 자살현상을 10년간 연구조사한 1996년의 한 논문의 저자들은 문법을 무시한 매력적인 영어로 "보름달일 때 덜 죽고, 초승달일 때 더 많이 죽는다."고 결론지었다. 오하이오주 카야호 카운티와 플로리다주 데이드 카운티를 대상으로 한 연구도 보름달일 때 자살률이 감소함을 보여주었다. 하지만 이러한 연구들만으로 보름달의 긍정적 효과를 단정짓기는 어렵다. 자살과 달의 위상 사이에 아무런 상관관계를 찾지 못한 연구논문들이 훨씬 더 많기 때문이다.

다른 형태의 광기에 대해서 달은 아무 역할도 하지 않는 것으로 보인다. 연구가들은 경찰서 통화기록일지, 정신과 의사 상담기록, 살인사건, 그리고 응급실 방문을 포함한 일상적 형태의 광기발작 결과에 대한 기록들을 두루 살펴보았으나 달과의 일관된 상관관계는 어디에서도 찾지 못했다.

나는 보름달이나 불길한 날짜 모두 나의 야간당직을 위협하지 않는다는 확신을 갖고 마침내 도서관문을 나설 수 있었다. 몇 주가 지나고 드디어 그날이 왔다. 오후 6시 정각, 주간당직 레지던트로부터 인수인계를 받기 위해 응급실로 걸어들어가는데 들어서자마자 나는 그만 기가 질려 버리고 말았다. 응급실은 벌써 밀어닥친 환자들로 난리였다. 가까스로 환자들 보는 데 열중하기 시작했는데 외상환자가 또 들어왔다. 고속 정면충돌 사고로 무의식 상태에 빠진 창백한 얼굴에 피투성이가 된 28세 남자환자였다. 경찰과 구급요원들의 말에 따르면 손에 총을 들고 여자친구를 스토킹하던 중이었다고 한다. 그러다 경찰이 도착하자 차를 타고 도망갔고, 추격전을 벌이다 대형 충돌사고가 발생했다는 것이다.

그 후도 별반 나을 게 없었다. 환자들도 차분하게 보지 못하면서 2분도 엉덩이 붙일 새 없이 밤새 이리 뛰고 저리 뛰고, 그날 밤 나는 시쳇말로 '뺑이' 쳤다.

"13일의 금요일에 보름달이잖아요." 간호사가 말했다.

사실 연구결과를 보면 아무 관련이 없다고 말할 참이었다. 그런데 그 말을 막 하려는 순간 호출기가 울렸다. 새 외상환자가 들어온다는 메시지였다.

통증

모든 통증에는 사연이 있다. 롤랜드 스캇 퀸란의 사연은 56세 때인 몇 년 전 사고로 거슬러올라간다. 나비넥타이와 네덜란드산 시가릴로(가늘고 긴 엽궐련)를 좋아하고 항해를 즐기는 백발이 성성한 보스턴의 건축기사 퀸란은 번창하는 비콘가(街)의 건축회사 대표로, 매사추세츠 의과대학 같은 대형 건축물을 설계했다. 그러다가 1988년 봄, 프랭클린공원 동물원 휴게실 건축을 의뢰받아 작업하던 중 건축현장 널빤지에서 떨어졌다. 척추는 괜찮았지만 왼쪽 어깨가 탈구·골절되는 바람에 몇 차례 수술을 받아야 했다. 가을이 되어 다시 설계작업대로 돌아왔는데, 허리에 마치 뱀이 용틀임하는 것 같은 발작적인 통증이 엄습해 왔다. 통증은 반복되었다. 처음에는 그냥 무시해 버리려고 했지만 곧 참을 수 없는 지경이 되었다. 고객과 서서 얘기를 나누다가 별안간 요통이 찾아와 비명이 터져나오는 걸 간신히 참고 부축을 받아 의자나 바닥에 주저앉은 것이 한두 번이 아니었다. 한 번은 동료와 식당에서 식사를 하다가 갑자기 찾아온 격한 통증을 이기지 못해 테이블 위에 먹은 걸 토해 버린 적도 있었다. 얼마 못 가 하루에 두세 시간 이상은 일할 수 없게 되었으며, 회사도 동업자들에게 넘겨야 했다.

퀸란을 담당한 정형외과의는 엑스레이를 수도 없이 찍었다. 하지만 엑스레이 사진에는 아무것도 나타나지 않았으며, 약간의 관절염 증상이라면 모를까 특이사항은 보이지 않았다. 그리하여 퀸란은 통증 전문의에게 보내졌다. 통증 전문의는 기다란 바늘의 주사기에 스테로이드와 국소 마취제를 넣어 퀸란의 척추에 주사했다. 처음 몇 번은 진통주사의 약효가 며칠간 지속되었고 때로는 몇 주 가는 경우도 있었다. 하지만 계속 반복해서 맞자 점차 약효가 떨어지기 시작하더니 나중에는 아무 효과가 없어져 버렸다.

나는 그의 CT사진과 함께 다른 검사결과와 필름들을 죄다 봤다. 하지만 극심한 요통을 짐작케 해 주는 것은 없었다. 골절도 없고, 종양도 없고, 염증도 없고, 하다 못해 관절염 기미도 없었다. 척추뼈는 장기의 말들을 차곡차곡 쌓아놓은 것처럼 더할 나위 없이 잘 정렬되어 있었다. 척추골 사이에 완충물처럼 끼어 있는 부드러운 교질의 디스크들도 파열된 것 없이 말짱했다. 아래쪽 요추 부분에 디스크 두 개가 약간 불룩하게 팽창되어 있었으나 그의 연배의 남자들한테는 흔한 현상으로 주변 신경을 누르는 것 같지는 않았다. 척추수술을 할 근거가 없음은 인턴들도 알 수 있을 정도로 명백했다.

의사들은 신체상으로 원인을 찾을 수 없는 만성통 환자를 보게 되면 잘 안 믿고 무시하는 경향이 있다. 그런데 그런 환자들이 의외로 굉장히 많다. 우리는 세상이 판독가능하며 논리적이라고 믿으며, 거기서 생겨나는 문제는 우리가 보거나 느낄 수 있는, 최소한 기계로라도 측정가능한 문제들이라고 믿는다. 따라서 퀸란과 같은 통증은 모두 머릿속에서 비롯된 문제라고 결론 내리기 쉽다. 육체적인 통증이 아니라 왠지 좀 가짜 같은 '정신적'인 고통이라고 보는 것이다. 실제로 퀸란의 정형외과의는 물리요법사뿐 아니라 정신과 의사도 찾아가 보라고 권했다.

보스턴 교외의 해안지대에 위치한 그의 집을 방문했을 때 퀸란은 아담한 정원이 내다보이는 전면 유리창을 마주보는 부엌 작업대에 앉아 있었다. 주로 그곳에서 일한다고 했다. 작업대 위에는 작업 중인 프로젝트의 청사진이 돌돌 말려져 있었으며, 헤드셋 전화기가 한옆에 놓여 있었다. 10여 가지의 제도펜과 자, 각도기는 통에 꽂혀 있었다. 나를 맞기 위해 일어서다 퀸란이 인상을 찌푸렸다. 전혀 이상 없었던 그의 정밀검사 결과와 깨끗했던 척추 사진들이 떠올랐다. 꾀병인가?

퀸란에게 물어보았더니 그는 씁쓸하게 웃으며 자기도 그런 생각이 들 때가 있다고 했다. "상당히 편한 점도 있어요." 퀸란은 장애인 면허 번호판을 갖고 있으며, 경제적으로 안정되고, 회사운영에 대한 압박감도 없으며, 만일 뭔가 하기 싫으면 요통이 너무 심하다고 말하면 된다. 하지만 팔에 붙인 펜타닐패치를 통해 하루 24시간 강력한 진통제가 흡수되고 있지만, 심한 통증 때문에 줄서기나 계단 오르기 같은 간단한 활동조차 하지 못하고 심지어 한 번에 4시간 이상은 자지도 못했다. 그의 표현을 빌자면 "누군가 허리근육을 무자비하게 비틀어짜는 것 같다."고 했다.

나는 그의 부인에게 퀸란이 꾀병을 부린다는 생각을 해 본 적이 없느냐고 물어보았다. 퀸란보다 몇 살 아래인 부인은 키가 크고 뛰어난 미모에 눈매가 슬픈 여인이었다. 그녀는 10년째 날마다 그 고통을 목격하고 살아왔으며, 그로 인해 남편과 자신의 삶이 점점 더 제한을 받고 있다고 말했다. 그 고통으로 인해 너무나 무참하게 무너지는 남편의 모습을 봐 왔기 때문에 도저히 꾀병이라고는 생각할 수 없다고 했다. 식료품 봉투를 대신 들어 주려고 했다가도 몇 분 못 가서 무안해하며 도로 건네주는 그였다. 영화를 무척 좋아하는 두 사람이지만 몇 년간 극장 구경도 못해 봤다. 때로는 통증 때문에 움직일 수도 없어 화장실까지 가지 못하고 바지에 실례를 해야 했다.

하지만 퀸란의 증상에는 그녀를 혼란시키고 혹 진짜 머릿속에 원인이 있는 게 아닐까 하는 의심을 품게 만드는 면들이 있었다. 불안하거나 짜증이 날 때는 통증이 심해지지만 기분이 좋거나 어딘가 몰두해 있을 때는 통증을 느끼지 않을 때도 있었다. 때때로 한 차례씩 우울증이 찾아오곤 하는데, 그럴 때면 무슨 일을 하고 있든지 간에 극심한 발작적인 통증이 밀려오는 것 같았다. 의사들처럼 그의 부인도 신체적으로 아무 이상이 없는데 어떻게 그렇게 사람을 무력하게 만드는 통증이 생길 수 있는지 의아해했다. 발작을 일으키곤 하는 상황들도 그랬다. 기분이나 생각에 따라 일어나는가 하면 때로는 아무 근거없이 통증이 찾아왔다. 그녀는 그러한 면들이 이상하고 도무지 이해가 되지 않았다. 그런데 믿기 어려운 사실은 롤랜드 스캇 퀸란이 전혀 특별하지 않다는 점이다. 만성통 환자들 사이에서 그는 아주 전형적인 사례였다.

40대의 마취 전문의 에드가 로스는 보스턴에 있는 브리엄 앤 위민즈 병원의 만성통증치료센터 원장이다. 퀸란도 그 센터에 간 적이 있다. 환자들은 요통, 목통증, 관절염통, 전신통, 신경통, AIDS 관련 통증, 골반통, 만성두통, 암통, 환상지 통증phantom-limb pain 등 상상할 수 있는 온갖 종류의 통증 때문에 로스 선생을 찾아온다. 흔히들 이미 많은 의사들을 찾아가 보고 수술을 포함한 여러 치료를 받아 봤으나 아무 소용이 없었던 이들이다.

단조로운 파란색 카펫에 과월호 잡지 몇 권, 말없이 무표정한 얼굴로 벽에 기대 앉아 있는 환자들…. 센터의 대기실 풍경은 다른 병원 진료실과 비슷했다. 환자들이 보내준 감사편지를 넣어 만든 액자가 보였다. 최근 방문했을 때 나는 그 편지들이 보통 의사들이 자랑삼아 걸어놓는 평범한 감사장이 아님을 발견했다. 그 환자들은 병을 고쳐 줘서 고맙다고 인사한 것이 아니었다. 그들은 자신의 고통을 진지하게 받아들여 준 것, 진짜라고 믿어 준 것에 대해 감사하고 있었다. 사실 나 같은 의사들도 통증 전문의들이 고맙다. 환자들에 대해 편파적으로 되지 않으려고 하지만 만성통 환자들은 좌절감의 원천이요 골칫거리라는 것을 우리 의사들끼리는 인정한다. 원인을 알 수도 없고 해결해 줄 수도 없는 만성질병을 우리 앞에 들이댐으로써 그들은 의사의 능력과 권위에 대한 우리의 믿음을 뿌리채 흔들어 놓기 때문이다. 따라서 로스 선생 같은 사람이 그런 환자들을 데려가 주면 우리는 그저 마냥 고마울 따름이다.

로스 선생은 나를 그의 진료실로 안내했다. 부드러운 말씨에 느긋하고 여유 있으며 사람을 편안하게 해 주는, 자기 분야에 딱 맞는 사람이었다. 그는 퀸란과 같은 경우는 가장 흔한 사례라고 했다. 만성요통은 이제 직장인들의 근로시간 손실 사유로서 감기 다음으로 많이 언급되는 증상으로, 보상금 지급의 40%를 차지한다. 사실 오늘날 미국에는 요통이 전염병처럼 유행하고 있으나 아무도 그 이유를 설명하지 못한다. 통례적으로 우리는 이를 역학상의 문제, 즉 척추에 부적절한 압박이 가해진 결과로 본다. 그러므로 60여 년 역사의 작업장 프로그램도 이어져 왔고, '물건을 드는 올바른 방법'을 가르치는 '척추학교' 같은 것도 생긴 것이다. 그러나 육체노동을 하는 사람들의 수는 계속 감소추세에 있는데도 만성요통에 시달리는 사람들은 그 어느 때보다도 많다.

역학적 설명은 거의 확실히 틀렸다고 로스 선생은 지적했다. 물건을 잘못 들면 근육이 당기거나 디스크가 빠질 수는 있다. 하지만 그런 종류의 변형은 거의 누구에게나 일어나는 일로 대부분의 경우 지속적인 문제가 되지 않는다. 여러 연구에서 어떤 종류의 심한 척추손상이 만성요통으로 발전하는지 예측가능한 신체적 인자를 찾아보고자 했으나 아무것도 찾지 못했다. 예를 들어, 의사들은 디스크 손상이 요통과 관계 있다고 생각했으나 최근의 연구결과들은 그 가설을 지지하지 않는다. 척추 MRI 사진을 보면 요통이 없는 많은 사람들이 디스크 팽창을 보이는가 하면, 퀸란처럼 만성요통에 시달리는 환자들 상당수는 구조상의 손상이 전혀 발견되지 않는다. 구조적 이상이 있는 사람들 중에서도 통증의 강도와 기형 정도 사이에는 아무런 상관관계가 없었다.

척추상태로 만성요통 여부를 말할 수 없다면 도대체 뭘로 알 수 있을까? 그건 의사들도 환자들도 그리 생각하고 싶어하지 않는 지극히 현실적인 문제다. 많은 연구들이 고독, 소송 연루, 보상금 수령, 직업에 대한 불만족 같은 '비유기적' 요소들을 지적한다. 일례로 의사들 사회 내에서 유행하는 요통에 대해 생각해 보자. 장애보험 업자들은 한때 의사들을 최고의 고객으로 생각했다. 몇 년을 수술대 위에 몸을 구부리고 일하느라 허리가 굽어져도, 관절염으로 삭신이 쑤셔도, 노령이 되어도, 그 어떤 것에도 의사들은 멈추지 않고 일했기 때문이다. 보험업자들은 의사 고객을 유치하기 위해 값싼 보험료와 후한 보험 급부를 경쟁적으로 제시하곤 했다. 하지만 지난 몇 년간 직무수행이 불가능할 정도의 요통 또는 목 통증을 호소하는 의사들의 수가 급격하게 늘었다. 의사들이 갑자기 무거운 짐을 들어날라야 했던 것은 물론 아니다. 한 가지 위험인자로 확인된 것은 의료서비스에 이것저것 제한을 가하는 관리의료의 역할이 커지면서 의사들의 직업만족도가 뚝 떨어졌다는 것이다.

의학 역사의 대부분을 지배했던 통증설은 3세기도 더 전에 르네 데카르트René Descartes가 주창한 것이다. 데카르트는 통증은 순전히 물리적인 현상이라고 주장했다. 조직손상이 특정 신경을 자극하면 신경이 그 자극을 뇌에 전달해 뇌가 통증을 인식하게 된다는 것이다. 그 현상은 마치 줄을 당기면 뇌 속의 종이 울리는 것과 같다고 데카르트는 설명했다. 이 설이 얼마나 뿌리깊이 자리잡았는지는 과장하기 힘들 정도다. 20세기의 통증에 대한 연구는 주로 통증전달 신경섬유(현재는 A-델타 섬유, C섬유라 함) 찾기와 발견에 바쳐졌다. 일상 의학에서 의사들은 통증을 데카르트식 관점, 즉 조직손상의 징후인 물리적 과정으로 보며 파열된 디스크나 골절, 염증 또는 종양을 찾고, 이상이 있는 부분을 고치려고 노력한다.
　그러나 이러한 기계적 관점의 한계가 드러난 지는 벌써 꽤 오래됐다. 일례로, 2차세계대전 당시 육군 중령 헨리 비처Henry K. Beecher는 전장에서 심한 부상을 당한 군인들을 대상으로 고전적인 연구조사를 실시했다. 데카르트식 관점에서 본다면 통증의 정도는 부상 정도에 비례해야 한다. 마치 다이얼로 볼륨을 조정하듯 말이다. 하지만 부상병의 58%는 복합골절, 총상, 사지절단의 중상을 입었음에도 불구하고 약간의 통증만을 느끼거나 통증이 전혀 없다고 답했다. 민간인들 같았으면 수시로 모르핀을 주입해야 할 심한 부상이었는데도 부상병 중 27%만이 진통제를 요구할 정도의 통증을 느꼈다. 분명 그들의 머릿속에 뭔가가 작용하는 것이었다. 비처 중령은 전쟁터에서 살아돌아온 것만으로도 너무 기쁜 나머지 손상 부위에서 보내지는 신호가 상쇄되는 것이라고 봤다. 통증은 손상에서 '아얏!'으로의 일방통행식 전달이 아니라 훨씬 복잡한 것임이 인지되기 시작했다.

1965년, 캐나다의 심리학자 로널드 멜작Ronald Melzack과 영국의 심리학자 패트릭 월Patrick Wall은 데카르트식 기계적 모델의 대체모델로 '통증의 관문조절설Gate-Control Theory of Pain'이라는 모델을 내놓았다. 멜작과 월은 통증신호가 뇌에 도달하기 전에 먼저 척수의 관문 메카니즘을 거쳐야 하며, 그 관문 메카니즘이 통증신호를 올리거나 내릴 수 있다고 주장했다. 이 가상의 관문은 경우에 따라 통증자극이 뇌로 전달되는 것을 완전히 차단하기도 한다. 실제로 연구가들은 척수후각이라는 곳에서 통증관문을 찾아냈다. 이 이론은 아픈 발을 문질러 주면 왜 통증이 좀 가시는지와 같은 일상적인 궁금증을 풀어 주었다. (문질러 주는 동작이 척수후각에 신호를 보내 부근 통증자극에 대해 관문을 닫게 하기 때문이다.)

멜작과 월의 모델에서 가장 놀라운 점은 관문을 조절하는 데는 감각신경에서 보내지는 신호뿐 아니라 감정과 뇌에서 출력되는 다른 신호들도 작용한다는 것이다. 줄을 잡아당긴다고 해서 반드시 종이 울리는 것은 아니며 종 자체, 즉 마음이 그것을 저지할 수 있다는 것이다. 그들의 이론에 자극받아 기분, 성별, 신앙 같은 인자들이 통증 경험에 어떤 영향을 미치는지에 대해 엄청난 양의 연구가 이루어졌다. 한 연구는 52명의 영국 발레단 무용수들과 53명의 대학생들을 대상으로 콜드 프레서cold-pressor 테스트라는 신체 스트레스 표준검사방식을 이용해 통증 감각역치와 통증 내성을 측정해 보았다. 테스트는 아주 간단하다. (나도 집에서 혼자 해 봤다.) 체온과 같은 온도의 물에 2분가량 손을 담가 베이스라인 상태를 만든 다음, 얼음물에 손을 담그고 시간을 재기 시작한다. 고통이 느껴지기 시작할 때 시간을 기록한다. 그것이 통증 감각역치다. 그러다 통증이 너무 심해 견딜 수 없는 정도가 되면 손을 빼고 시간을 기록한다. 그것이 통증 내성이다. 이 테스트는 조직손상 방지를 위해 120초에는 무조건 중단하도록 되어 있다.

연구결과는 아주 흥미로웠다. 평균적으로 여학생들은 16초에 통증을 느끼기 시작해 37초에 얼음물에서 손을 뺀 반면, 여자 무용수들은 두 가지 모두 거의 3배 정도 긴 시간을 기록했다. 남자들은 예상했던 대로 전체적으로 통증에 대한 감각역치와 내성이 여자들보다 높았다. 연구조사에 따르면 여자들은 임신 마지막 몇 주간을 제외하고는 남자들보다 고통에 더 민감하다고 한다. 하지만 남학생들과 남자 무용수들도 여자들만큼이나 차이가 컸다. 그 차이를 어떻게 설명할까? 아마도 그것은 높은 만성부상률뿐 아니라 혹독한 자기훈련, 몸매관리, 경쟁의식으로 특징되는 발레단이라는 집단의 심리와 어떤 관계가 있어 보인다. 성공할 때까지 지독하게 몰아붙이는 성격과 경쟁적 문화는 분명 그들을 고통에 단련되도록 길들였을 것이다. 때문에 무용수들은 염좌나 압박골절에도 공연을 해낼 수 있으며, 전체 무용수의 반 정도가 장기적인 부상을 갖고 있는 것이다. (남학생들과 비슷하게 나는 25초 정도에 고통을 느끼기 시작했지만, 어렵지 않게 테스트 한도인 120초까지 손을 담그고 있을 수 있었다. 그 사실이 외과 레지던트들의 몸에 밴 복종성에 대해 시사하는 바가 있음은 독자의 추측에 맡긴다.)

그밖에 외향적인 성격이 내성적인 성격보다 통증 내성이 더 크며, 약물남용자들은 통증 감각역치와 내성이 모두 낮고, 훈련을 거듭하면 고통에 대한 민감도가 낮아진다는 사실들이 연구를 통해 밝혀졌다. 또한 아주 단순한 종류의 정신적 암시가 통증에 강력한 영향을 미칠 수 있다는 놀라운 연구결과도 나왔다. 치과 치료를 받는 환자 5백 명을 대상으로 한 연구에서, 위약(플라시보) 주사를 맞고 그것이 고통을 덜어 줄 것이라는 말을 들은 이들이 가장 통증을 덜 느꼈는데, 위약 주사를 맞고 아무 얘기도 듣지 못한 환자들은 물론 안심시켜 주는 말은 못 들었지만 진짜 마취제를 맞은 환자들보다도 덜 느꼈다. 이제 풍부한 증거를 통해 뇌가 통증 경험에 능동적으로 관여하며, 단순히 줄이 당겨지는 대로 소리를 내는 종이 아니라는 사실이 명백하게 밝혀졌다. 이제는 모든 의대 교과서에서 관문조절설을 일개 이론이 아닌 사실로 가르친다. 하지만 그 이론에도 문제점은 있다. 퀸란 같은 사람들을 설명해 주지 못한다는 것이다.

관문조절설은 우리가 통증을 느끼는 것은 조직손상 신호가 신경에 의해 뇌에 전달된 결과라고 보는 데카르트식 관점을 수용하고, 거기에다 뇌가 그러한 손상 신호의 관문을 조절한다는 개념을 추가한 것이다. 하지만 퀸란 같은 만성요통의 경우 아예 손상 부위가 없지 않은가? 환상지 통증의 경우도 그렇다. 사지절단 후 대부분의 사람들은 절단된 부위가 그대로 있는 것처럼 일정기간 동안 지속적으로 그 부위가 쑤시거나 쥐가 나는 것을 느낀다. 하지만 절단해 버렸으므로 관문이 조절할 신경자극도 없다. 그렇다면 그 통증은 대체 어디서 오는 것일까? 줄도 추도 없는데 종이 여전히 소리를 내는 것이다.

1994년 봄 어느 날 존스 홉킨스 병원의 신경외과의 프레드릭 렌츠Frederick Lenz 선생은 심한 손떨림 증상으로 고통받는 환자를 수술대 위에 눕혔다. 환자의 이름을 마크 테일러라고 하자. 그 환자는 36세밖에 안 됐는데, 수년간 손떨림이 너무 심해 단순한 일조차 할 수 없게 되었다. 구매담당계원으로서 업무상의 키보드 치기는 물론 글씨 쓰기, 셔츠 단추 채우기, 유리잔에 담긴 물 마시기 같은 간단한 일상활동도 어이없게 힘들어졌다. 약도 소용없고, 손떨림 증상 때문에 직장도 여러 차례 잃었다. 정상적인 삶으로 돌아가고픈 간절한 마음에 까다로운 수술에 동의하게 된 것이다. 그가 받을 수술은 그와 같은 손떨림 증상의 원인 제공원으로 알려진 시상세포를 파괴하는 뇌수술이었다.

하지만 테일러 씨한테는 문제가 또 하나 있었다. 17년간 그는 극심한 공황장애와 싸워 왔다. 일주일에 한 번 정도는 컴퓨터 단말기로 작업을 하는 도중에, 또는 집안 부엌에서 아이에게 밥을 먹이다가 심장발작이 일어난 것처럼 갑자기 극심한 흉통이 찾아왔다. 심장이 마구 뛰고, 귀가 멍멍하고, 숨이 차고, 어디론가 도망치고 싶은 강렬한 충동을 느꼈다. 그렇지만 렌츠 선생이 협진을 의뢰한 심리

학자는 공황장애가 수술하는 데 지장을 주지는 않을 것이라고 확신
했다.

처음에는 모든 것이 예상대로 착착 진행됐다. 국소마취주사를 놓
고(이 수술은 환자가 깨어 있는 상태에서 한다.) 두개골 정수리 부분에
절삭기로 작은 구멍을 냈다. 그런 다음 기다랗고 가는 전기 탐침을
조심스럽게 깊이 시상까지 집어넣었다. 렌츠 선생은 환자에게 계속
이야기하면서 혀를 빼 보라, 손을 움직여 보라 등 그의 신경이 정상
임을 확인하는 동작을 10여 가지 시켜 보았다. 이런 류의 수술의 위
험은 엉뚱한 세포를 파괴하는 것이다. 떨림과 관련되는 시상세포는
감각과 운동활동에 꼭 필요한 중요한 세포들에서 몇 분의 1밀리미
터 정도밖에 안 떨어져 있다. 따라서 좀더 긴 두 번째 탐침으로 전기
소작을 시행하기 전에 가벼운 전기자극을 줌으로써 맞는 세포인지
확인해야 했다. 탐침은 렌츠 선생이 '사이트 19'라고 명명한 시상 부
분에 닿아 있었다. 탐침으로 저압의 전기충격을 가했다. 전에 수도
없이 많이 해 본 과정으로, 그 부분에 가벼운 전기충격을 가하면 보
통 팔뚝에 바늘로 찌르는 것 같은 따끔한 느낌이 있다고 했다. 테일
러 씨도 같은 반응을 보였다. 그런 다음 렌츠 선생은 '사이트 23'이
라고 명명한 인접지역을 전기탐침으로 살짝 건드려 보았다. 대개
가슴이 약간 얼얼한 정도의 미세한 자극이었다. 그런데 이번에는
환자가 상상외로 심한 통증을 느꼈다. 공황발작 때와 같은 흉통에
늘 수반되는 질식감과 순간적으로 죽을 것만 같은 느낌까지 똑같았
다. 테일러 씨는 비명을 내지르며 거의 수술대에서 뛰어내리려고
했다. 하지만 자극을 멈추자 그 느낌은 사라졌고 환자도 곧 진정되
었다. 의아하게 생각한 렌츠 선생은 그 지점을 다시 한 번 건드려 봤

다. 좀전과 똑같은 반응이 나타났다. 렌츠 선생은 얼른 멈추고 불편을 줘서 미안하다고 사과하고 다시 떨림을 주관하는 세포를 찾아 전기소작했다. 수술은 성공이었다.

하지만 수술을 마친 후에도 렌츠 선생의 머릿속은 바쁘게 돌아갔다. 전에 딱 한 번 이런 경우를 본 적이 있었다. 오래 협심증을 앓은 69세 여자환자였는데, 격렬한 활동뿐 아니라 심장에 스트레스를 주지 않는 가벼운 신체활동에도 견디기 힘든 협심통이 찾아왔다. 유사한 수술을 하면서 뇌의 한 지점에 전기자극을 가하자 환자는 통상적인 약간의 얼얼한 느낌 대신 테일러 씨처럼 훨씬 심하고 익숙한 흉통을 느꼈다. "겁날 정도로 가슴 깊이 죄어드는 느낌"이었다고 환자는 설명했다. 이 두 사례가 암시하는 바는 쉽게 무시될 수도 있었지만, 다년간 통증을 연구해 온 렌츠 선생한테는 의미심장한 중요한 현상으로 감지되었다. 후에 의학저널《자연 의학*Nature Medicine*》에 실린 기사에서 그가 적은 것처럼 그 두 환자의 반응은 가해진 자극과는 크게 어긋나는 반응이었다. 대다수의 사람들에게는 얼얼한 정도의 자극이 그들에게는 완전 고문이었던 것이다. 평상적인 감각을 주관하는 뇌의 부위가 비정상적으로 민감해져 전혀 무해한 자극에도 불에 덴 것 같이 흥분하게 된 것으로 보였다. 여자환자의 경우에는 심장질환의 징후로 시작된 흉통이 이제는 심장발작을 초래할 만한 상황이 전혀 아닌 때에도 나타났다. 테일러 씨의 경우는 흉통이 어떤 신체적 손상으로 인해 시작된 것이 아니라 정신질환으로 간주되는 공황장애로 시작되었다는 것이 더욱 특이했다. 렌츠 선생의 발견은 사실상 모든 고통은 '머릿속'에 있는 것이며, 더 나아가서 때로는 마크 테일러나 어쩌면 롤랜드 스캇 퀸란처럼 어떠한 신체적 손상 없이도 통각기전이 흥분할 수 있음을 시사한다.

이것은 최신 통증이론이 주장하는 바와 일치한다. 주장자는 이번에도 멜작이었다. 1980년대 후반 멜작은 '관문조절설'을 버리고, 미심쩍어하는 청중들에게 통증에 대한 관념을 다시 한 번 수정하라고 설파하기 시작했다. 그는 이제 증거로 볼 때 더 이상 통증이나 그밖의 다른 감각이 뇌에서 수동적으로 '감지된다'고 생각해서는 안 된다고 말한다. 물론 손상이 신경신호를 발생시키며, 신경신호는 척수관문을 통해 전달된다. 하지만 고통의 체험을 야기시키는 것은 뇌이며, 외부자극이 없을 때도 그리할 수 있다는 것이다. 멜작은 만일 어떤 미치광이 과학자가 우리의 뇌만 남겨서 병에 넣어 둔다고 해도 우리는 여전히 고통을 느낄 수 있으며, 고통뿐 아니라 모든 감각을 다 경험할 수 있다고 말한다.

이 새로운 이론에 따르면 고통 및 그밖의 감각들은 뇌 안에 있는 '신경모듈'이라고 할 수 있다. 하드드라이브에 저장된 개개의 컴퓨터 프로그램이나 CD 트랙과 비슷한 개념이다. 고통을 느낄 때는 마치 누군가 CD 플레이어의 플레이 버튼을 누른 것처럼 뇌가 고통 경험을 일으키는 신경모듈을 작동시킨다는 것이다. 그런데 그 버튼은 신경외과의가 저압의 DC 전류로 신경을 건드리는 것 외에도 굉장히 많은 것들에 의해 작동된다. 멜작이 설명하는 대로라면 통증 신경모듈은 해부학상으로 분리된 독립체가 아니라 뇌의 거의 모든 구성요소들과 연결된 하나의 네트워크이다. 마치 어떤 음악을 틀 것인지 위원회 위원들이 모여 투표를 하는 것처럼 감각신경, 기억, 기분, 그리고 다른 중추들에서 신호가 입력된다. 만일 그 신호들이 모여 일정 역치에 도달하면 신경모듈이 작동되는 것이다. 연주되는 음악은 한 가지 음조의 선율이 아니다. 고통은 교향악이다. 특정 감각뿐 아니라 운동신경 활동, 감정변화, 주의집중, 새로운 기억이 어우러진 복합 반응인 것이다.

갑자기, 단순하게 돌맹이에 채인 것도 더 이상 단순하지 않게 생각되었다. 이런 관점에서 보면 발가락에서 보내진 신호는 척수관문을 통과해야 하며, 척수관문을 통과한 후에는 뇌에서 출력되는 여러 다른 신호들, 예를 들면 기억, 예상, 기분, 주의산만요소 등의 신호들과 합쳐진다. 그 신호들이 합쳐져 일정 역치를 넘으면 발가락 통증 신경모듈을 활성화시킬 수 있다. 반면 신체적 자극이 상쇄되어 돌에 발가락을 채인 사실을 거의 인지하지도 못하는 사람들도 있다. 여기까지는 별로 놀라운 사실은 없다. 하지만 우리는 이제 발가락을 돌에 채이지 않고도 같은 신경모듈이 작동해 진짜 발가락이 채인 것 같은 통증을 초래할 수 있다는 것을 미루어 짐작할 수 있다. 이것은 멜작의 이론 중에서 가장 혁신적인 부분이다. 신경모듈은 테일러 씨의 시상 사이트 23이 그랬듯이 방아쇠를 당긴 것처럼 민감하게 반응할 수 있다. 그렇게 되면 가벼운 접촉이나 갑자기 밀려온 공포, 돌연한 좌절감, 단순한 기억 등 거의 아무것이나 신경모듈을 격발시킬 수 있다.

고통에 대한 심리학적 체계를 세운 새 이론은 통증 약물학에 예기치 않은 방향을 제시해 주었다. 약학자들에게 만성통 치료의 성배(聖杯)는 모르핀보다 효과가 좋으면서 마약 의존증이나 진정작용, 운동능력 손상 같은 부작용이 없는 약이다. 만일 지나치게 흥분하는 신경시스템이 문제라면 그 신경을 약하게 죽이는 약이 필요할 것이다. 그런 이유로 10년 전만 해도 이상한 현상으로 보여졌을 테지만, 통증 전문의들은 치료가 잘 안 되는 환자들에게 점차 카바마제 핀carbamazepine이나 가바펜틴gabapentin 같은 항(抗)간질약을 처방하고 있다. 어쨌든 그런 약들은 뇌세포에 작용해 흥분성을 조절하니까. 아직까지 일부에게만 효과가 있지만(퀸란은 6개월이나 가바펜틴을 복용했지만 별다른 효과를 보지 못했다.) 제약회사들은 유사한 차세대 '신경안정제' 개발에 열심이다.

예를 들면, 실리콘밸리의 바이오테크놀로지 벤처기업인 뉴렉스(지금의 엘란 제약회사)는 얼마 전 마구스 청자고둥의 독액인 코노톡신에서 진통제를 만들어냈다. 코노톡신은 생물학적으로 효능이 있는 것은 물론이고, 과학자들이 의학용으로 사용하고자 시도했던 자연계의 대다수 다른 단백질들과는 달리 단백질을 분해해 버리는 인체의 메카니즘을 무사히 빠져나간다. 문제는 독액의 독성을 완화해 의학적으로 유용하도록 만드는 것이었다. 코노톡신은 신경세포들이 격발되는 데 필요한 뇌의 특정 경로를 봉쇄해 생물체를 죽이는 것으로 알려져 있다. 하지만 몇 차례의 화학구조 개조과정을 거쳐 뉴렉스의 과학자들은 그 경로를 아주 약간만 억제하는 지코노타이드Ziconotide라는 약을 만들어냈다. 뇌세포를 완전히 폐쇄시키는 대신 그들의 흥분성만 죽이는 것이다. 초기 임상실험에서 지코노타이드는 암에서부터 에이즈에 이르기까지 만성통을 효과적으로 제어했다. 그밖에 현재 개발 중인 차세대 진통제로는 애보트 시험소의 ABT-594가 있다. 에콰도르산 개구리인 에피페포바테스 트리칼라의 피부에서 분비되는 독 에피바티딘으로 만든 약으로, 《사이언스 Science》지에 실린 동물실험 보고서를 보면 진통효과가 모르핀보다 50배나 더 강하다고 한다. 제약사들은 역시 신경세포의 흥분성을 낮춤으로써 진통작용을 하는 NMDA 수용체 길항제로 알려진 약품류를 비롯해 그밖의 다른 진통제 개발도 진행하고 있다. 어쩌면 그 중에서 퀸란 같은 이들이 고대해 마지 않는 진통제가 나올 수 있을지도 모른다.

하지만 그러한 약들도 기껏해야 절반의 해결밖에 안 된다. 연구해야 할 근본적인 문제는 그러한 환자들의 통각기전이 흥분해 버리는 것을 애초에 막을 방법을 찾는 것이다. 만성통에 대해 말하는 이들의 이야기는 대개 초기 손상에서 시작된다. 따라서 지금까지 우리는 근육의 무리한 사용을 방지함으로써 만성통을 막으려고 노력해 왔다. 인간환경공학 산업은 모두 이 개념에 입각해 발달된 것이다. 하지만 로스 선생의 통증 클리닉이나 렌츠 선생의 수술대에서 얻은 교훈은 통증의 전제가 근육이나 뼈가 아닌 다른 곳에 있다는 것이다. 실제로 놀라울 정도로 사회 유행병과 같이 나타나는 만성통들이 있다.

1980년대 초 오스트레일리아에서는 근로자들, 특히 자판 조작자들 사이에 반복사용 긴장성 손상RSI, repetition strain injury이라고 명명된 팔 통증 증후군이 갑자기 격발되었다. 이는 작가들이 가끔 팔을 저려하는 것 같은 경미한 증상이 아니라 팔을 움직일 수 없을 정도의 심한 통증으로, 처음에는 타이핑이나 그밖의 반복작업을 할 때 약간의 불편함을 느끼는 정도였다가 나중에는 아예 팔을 쓸 수 없게 되어 버렸다. 이로 인한 평균 근로시간 손실분은 74일이었다. 만성요통과 마찬가지로 일관된 신체이상이나 효과적인 치료법은 찾을 수 없었으며, 팔 통증 증후군은 전염병처럼 퍼져나갔다. 1981년 이전에는 거의 존재하지도 않았던 증상이 1985년에는 최고 절정을 이

뤄 엄청난 수의 근로자들에게 퍼졌다. 오스트레일리아의 2개 주에서 RSI는 일부 산업의 종업원 30%를 무력화시켰다. 하지만 개중에는 거의 영향을 받지 않은 지역도 있었다. 단일조직 내에서도 영향을 받지 않은 이들이 나타났다. 일례로 텔레콤 오스트레일리아사(社)에서는 같은 도시의 전화교환수들 사이에 RSI 발병률이 부서에 따라 크게 다르게 나타났다. 조사자들은 RSI와 근로자의 물리적 환경, 즉 작업의 실질적 반복성과 장비의 인간환경공학적 측면 사이에서 어떤 연관관계도 찾아내지 못했다. 오스트레일리아땅을 들썩거리게 했던 RSI는 시작될 때처럼 갑작스럽게 기세가 꺾이더니, 1987년 경 사실상 종료되었다. 1990년대 후반에는 오스트레일리아의 연구가들이 연구를 할래도 RSI 환자가 없어서 못한다고 푸념할 지경이 되었다.

　만성요통은 워낙 오랫동안 우리 곁에 존재했기 때문에 문화적 요소들이 어떻게 개개인의 통각기전에 이상을 일으키는지 이해하는 것은 고사하고 개념적으로, 심지어 정치적으로도 그 사회적 병인을 찾아내기가 어렵다. 오스트레일리아의 통증 전염은 진짜 극심한 통증을 전국적 규모로 일으키는 요소들의 힘을 보여주었지만, 그 원인과 그 원인들을 제어할 방법에 대한 우리의 지식은 빈약하기 그지없다. 다양한 연구들을 통해 우리는 이를테면 행복한 결혼, 만족스러운 직장 같은 사회적 지지망이 장애 수준의 요통을 막아 준다는 것을 알게 되었다. 그리고 통계학적으로 볼 때, 진단명을 부여하고 장애보상금을 지급함으로써(즉 일종의 공식적 인정과 법적 확인) 만성통을 영속화시킬 수 있음이 드러났다. 오스트레일리아에서는 많은 연구가들이 RSI라는 병명을 만들어 진단상으로 분류한 것과 이를 직업성 질환으로 간주해 보상금을 지급하게 한 정부의 발빠른 조치를 통증 전염을 촉발시킨 두 가지 주요 요인으로 본다. 그 진단이 의사들의 눈밖에 나고 장애급여도 받기 어렵게 되자 RSI 관련 증상 발병률은 급격하게 하락했다. 팔 통증 전조에 대한 초기 홍보와 팔 통증 보고와 인간환경공학적 변화를 촉구하는 캠페인 활동이 전염병을 오히려 더 번지게 만든 것처럼 보였다. 좀더 최근에 미국에서는 반복스트레스 손상RSI, repetitive-stress injury, 반복운동 장애RMD, repititive-motion disorder, 또는 요즘 많이 사용되는 명명법으로 누적외상성 장애CTD, cumulative-trauma disorder라고 불리는 유사한 직업성 전염병의 원인에 대해 논란이 벌어졌다. 이번에도 역시 두드러진 위험요소는 신체적인 것이 아니라 사회적인 것 같았다.

요통과 팔 통증에만 비신체적인 요인이 작용하는 것은 아니다. 연구에 따르면 사회적 상황은 만성 골반통, 측두하악관절 장애, 만성 긴장성 두통 등 수많은 만성통 증후군에서 지배적인 역할을 한다고 한다. 하지만 이런 연구결과를 만성통 환자들이 꾀병을 부린다는 의미로 받아들여서는 안 된다. 멜작의 보고가 말해 주듯 신체적 손상에서 발생되지 않은 통증이라고 해서 신체적 손상에서 발생된 통증보다 현실감에서 전혀 덜하지 않으며, 뇌에서는 둘다 똑같다. 만성통에 대한 지각있는 접근법은 신체적인 좌표뿐 아니라 사회적 좌표까지 연구하는 것이다. 만성통의 해결책은 우리 몸안에서 진행되는 것보다 우리 주변에서 일어나는 것에 달려 있을 가능성이 더 많기 때문이다. 통증에 대한 새로운 이론이 은연중에 끼친 영향 중에서 가장 묘하고도 광범위한 것은 통증을 정치적인 것으로 만들어 놓은 것인 듯싶다.

구역증

처음에는 걱정거리라고 생각하지 않았다. 초음파검사에서 쌍둥이를 가진 것으로 나온 임신 8주째의 에이미 피츠패트릭은 언니와 친구들의 임신을 지켜봤기 때문에 구역질은 임신의 한 과정일 뿐이라고 생각했다. 하지만 그녀의 첫 경험은 정말 최악이었다. 피츠패트릭은 혼다 시빅을 몰고 뉴욕시 F.D.R. 드라이브의 출근길 교통지옥을 빠져나가고 있었다. 시속 50마일 정도로 맞춰 달리다가 갑자기 토할 것 같다는 생각이 들었다.

피츠패트릭은 29세에 키가 크고, 길고 숱 많은 검은머리와 대조를 이루는 창백한 아일랜드 피부에 보조개가 패인 거의 십대소녀 같은 동안이라, 와튼스쿨 MBA인데도 사람들이 그녀의 말을 진지하게 받아들이지 않는 경우가 간혹 있을 정도였다. 맨해튼에서 살면서 남편은 거기서 증권인수 일을 하고 자신은 롱아일랜드 맨해셋으로 통근하며 노스쇼어 LIJ 의료시스템의 경영 컨설턴트로 일했다. 상쾌한 3월 아침, 그녀는 차 댈 곳을 찾는 것이 급했다.

F.D.R.에서 빠져나와 트리보로우 다리로 가는 진입로로 들어가는데 머리가 빙빙 돌고 속이 울렁거렸다. 그녀는 과학자들이 말하는

소위 '구토 전구기prodromal phase of emesis'에 들어간 것이다. 구토 전구기에는 타액 분비가 증가하며, 때로 급류처럼 쏟아져나온다. 동공이 팽창하고 심장이 빠르고 불규칙하게 뛰기 시작한다. 피부혈관이 수축되어 얼굴이 점차 창백해진다. 나사의 과학자들은 때때로 자신이 멀미를 한다는 사실을 인정하기 싫어하는 우주비행사들의 우주멀미를 탐지하기 위해 피부부착 센서를 사용했었다. 그 다음엔 식은땀이 나고 몇 분 있으면 피로해지고 온몸이 나른해지기도 한다. 주의력, 반사신경, 집중력도 모두 감퇴한다.

이러한 단계들이 진행되는 동안 위에서는 비정상적인 전기적 활동이 전개되어 위를 비워내는 연동운동이 감소하고 위의 긴장도가 저하된다. 식도와 연결된 분문cardia이 열리면서 식도가 수축하고, 복벽과 횡격막 근육이 불수의적으로 갑자기 강하게 수축되어 위에서 식도로 일방통행으로 연결되는 일종의 깔대기꼴 관을 형성한다. 그런 다음 '대역행수축'이라는 한 번의 운동으로 근위 소장의 내용물이 토할 것에 대비해 위 내로 역류된다. 소장 하부에서는 소폭의 주기적 수축을 통해 내용물을 결장으로 밀어낸다.

출구 램프를 빠져나오자 차선이 부채꼴로 펼쳐져 있고, 주변의 모든 운전자들이 서로 유리한 위치를 차지하려고 난리였다. 피츠패트릭은 우측 도로변에 차를 대려고 비집고 들어가 보려고 했지만, 도무지 틈이 없었다. 하는 수 없이 왼쪽으로 차선을 가로질러 톨게이트의 상행선과 하행선 사이의 안전지대를 향해 가기 시작했다. 구역질이 올라오기 시작해 빈 비닐봉투를 찾아들고 토했다. 토사물 중 일부는 입고 있는 원피스와 재킷에 떨어지고 일부는 한 손에 들고 있는 비닐봉투 속으로 들어갔다. 그 와중에도 그녀는 주변을 살

피면서 차를 움직여 차량물결에서 빠져나왔다. 그런 다음 브레이크를 밟고, 안전벨트를 맨 채로 허리를 굽혀 마저 게워냈다.

구토 행위 자체는 2단계로 이루어진다. 구기 단계retching phase에는 복근과 횡격막, 흉부 근육들이 격렬한 동시운동 작용으로 몇 차례의 수축을 일으킨다. 그때까지는 아무것도 나오지 않는다. 다음 분출 단계expulsive phase에서 횡격막과 복부가 크고 긴 수축을 경험하면서 위에 강한 압력을 가한다. 그리고 식도의 수축이 풀어지게 되면 마치 누군가 소화전의 마개를 뺀 것처럼 토사물이 분출된다.

구토를 하고 나면 대개 적어도 잠시 동안은 기분이 좀 나아지는데 피츠패트릭의 기분은 전혀 나아지지 않았다. 달리는 차들 사이에 앉아서 메스꺼움이 가라앉기를 기다렸지만 전혀 그럴 기미가 안 보였다. 마침내 피츠패트릭은 메스꺼움을 참으면서 다리를 넘어가 차를 돌린 다음 집으로 돌아와 침대로 기어올라갔다. 그후 며칠 사이 그녀는 식욕을 잃기 시작했으며, 역한 냄새를 견딜 수 없게 되었다. 부활절주간이라 그녀와 남편 밥은 주말에 차를 몰고 버지니아 주 알렉산드리아의 친정에 가기로 했었다. 피츠패트릭은 자동차 여행을 가까스로 견뎠으며, 내내 뒷좌석에 누워서 갔다. 그리고 몇 달 동안 뉴욕 집으로 돌아가지 못했다.

친정집에서 증상은 급속도로 악화되었다. 도착한 주말, 음식은 물론 음료수 한 모금도 넘기지 못했다. 완전히 탈수되어 버렸다. 부활절 다음 월요일에는 병원에 가서 몇 시간 동안 수액공급을 받았다. 친정엄마가 다니는 산부인과도 가 봤지만 의사는 임신중의 오심과 구토는 지극히 정상적인 현상이라고 안심시키면서 상식선의 실용적인 조언을 해 주었다. 냄새가 강한 음식과 찬 음료를 피하고,

크래커나 그밖의 탄수화물류를 먹을 수 있을 때마다 조금씩 먹어 두라고 했다. 피츠패트릭의 증상은 정상적인 것이었으므로 의사는 약 처방은 고려하지 않았다. 입덧은 대개 임신 14주, 늦어도 16주면 저절로 없어진다고 의사는 말했다.

피츠패트릭은 굳게 다짐하고 노력했지만 크래커나 토스트 한 입 정도 외에는 아무것도 넘길 수가 없었다. 그렇게 일주일이 지나자 다시 수액공급이 필요해졌고, 의사는 가정방문 간호사가 집으로 와서 정맥주사를 놓도록 조처해 주었다. 피츠패트릭은 계속 토할 것만 같은 기분이었다. 아무 음식이나 가리지 않고 잘 먹는 체질이었는데 이제는 음식냄새만 맡아도 구역질이 났다. 속을 울렁거리게 하는 놀이공원 기구들도 신나하며 타던 그녀가 이제는 차 타는 것은 물론 서 있거나 머리를 한쪽으로 기울이기만 해도 멀미가 났다. 층계를 내려가지도 못했다. 침대에 누워서도 TV를 보거나 잡지를 보려고 하면 머리가 빙빙 돌았다. 이후 몇 주 동안 피츠패트릭은 하루에 대여섯 번씩 토했다. 쌍둥이를 가진 임산부가 체중이 늘기는커녕 도리어 6킬로그램 가까이 빠졌다. 무엇보다 가장 끔찍한 것은 스스로 자기 삶을 제어하지 못하고 뭔가에 휘둘리고 있다는 느낌이었다. 그녀 속에 있는 경영간부 피츠패트릭은 그 점을 참을 수가 없었다. 자기는 집에도 못 가고 친정집에 누워 있고, 고등학교에서 교편을 잡고 계신 친정엄마는 그런 자기를 돌보느라 휴가를 내야 하다니, 피츠패트릭은 마치 무력한 아이가 된 기분이었다.

이 이상하고 끔찍한 괴물 같은 구역증의 실체는 뭘까? 메디컬스쿨에서는 별로 주목을 받지 못하지만 구역증은 통증 다음으로 병원에 찾아온 사람들이 많이 호소하는 증상이다. 그리고 약물의 전형적인 부작용 중 하나다. 수술환자들의 경우 마취에서 깬 후 토하는 경우가 많기 때문에 회복실 침대 옆에는 '구토용기'가 늘 준비되어 있다. 화학요법 치료를 받는 환자들도 대부분 구역증에 시달리며, 하나같이 화학요법 치료를 받을 때 가장 싫은 부분이라고 한다. 60~85%의 임산부들이 입덧 또는 '임신성 구역'을 경험하며, 근로자 3분의 1이 구역증으로 결근한다. 임산부 1,000명 중 5명 정도는 그 증상이 너무 심해 상당량의 체중감소와 지독한 쇠약상태에 빠지게 되는데, 의학용어로는 이를 '임신오조hyperemesis of pregnancy'라 한다. 그리고 살면서 한두 번쯤 멀미라고 하는 동요병을 겪어 보지 않은 사람은 아마 없을 것이다. 뱃멀미는 고대 그리스 때부터 군대의 큰 걱정거리였다.(구역증을 뜻하는 nausea라는 단어는 '배'라는 뜻의 그리스어에서 유래되었다.) 사이버멀미는 가상현실시스템 확산에 큰 걸림돌이 되고 있으며, 우주 멀미는 일반인들에게는 낯설겠지만 우주비행사들에게는 자주 나타나는 문제이다.

구역증에서 가장 특이한 점은 극도의 불쾌감을 일으키며, 그것이 그 순간에 그치는 것이 아니라는 것이다. (키케로는 "뱃멀미의 고통을 다시 겪느니 차라리 죽겠다."고 했다 한다.) 엄마들은 해산의 고통이 기억속에서 희미해진 지 오랜 뒤에도 입덧의 경험은 생생하게 기억한다. 일부 여성들이 아이를 다시 갖지 않으려 하는 한 가지 이유이기도 하다. 이 점에 있어서 구역증의 능력은 아주 비상하다. 스키를 타다가 다리가 부러졌을 경우, 외상으로 인한 통증이 아무리 끔찍했다 할지라도 대부분 다리만 나으면 다시 스키를 탄다. 반면, 굴요리 한번 잘못 먹고 체해 심한 구역증을 경험하고 나면 몇 년 동안 그 근처에도 안 가려고 든다. 안토니 버제스의 《시계태엽 오렌지*A Clockwork Orange*》에서 당국은 알렉스의 폭력성을 교화하는 방법으로 그의 폭력적 충동을 단순한 고통이 아닌 구역증과 연계시킴으로써 조건반사적 거부감이 일게 만든다. 한때 독일의 일부 마을에서도 그와 비슷한 시도를 했었다. 1843년 고사본을 보면, 비행청소년들을 공회당 밖으로 끌고가 상자 안에 넣은 뒤 군중들에게 '역겨운 구경거리'를 선보일 때까지 경찰이 상자를 고속으로 돌렸다고 적혀 있다.

구역과 구토에 대한 강한 혐오는 생물학적 목적을 수행하는 것으로 보인다. 유독하거나 썩은 것을 먹은 후의 구토의 이점은 명백하다. 독을 배출해 버리는 것이다. 그리고 구토에 수반되는 구역증의 불쾌감은 그와 같은 것을 또다시 먹지 않도록 억지해 준다. 이는 약과 화학요법, 전신마취가 왜 그렇게 흔히 구역과 구토를 일으키는지 설명해 준다. 약물과 마취제는 비록 억제된 것이기는 하지만 독이며, 우리 몸은 그런 독을 받아들이지 않도록 만들어져 있기 때문이다.

그 외의 다른 것들이 왜 구역과 구토를 일으키는지는 설명하기가 좀 어렵지만, 과학자들은 자연의 섭리를 조금씩 이해하기 시작했다. 예를 들어 입덧은 자라나는 태아로의 영양공급을 방해하므로 진화적으로 손실이라고 생각하기 쉽다. 하지만 1992년의 유명한 연구논문에서 진화생물학자 마지 프로펫Margie Profet은 입덧이 사실상 태아를 보호하는 기능을 한다는 아주 흥미로운 주장을 펼쳤다. 프로펫은 성인에게는 해가 되지 않는 자연식품들이 보통 태아에게는 안전하지 못한 것으로 나타난다는 점을 지적했다. 모든 식물은 독을 생성하므로 그러한 식물을 섭취하기 위해서 우리는 복잡한 해독 시스템을 발달시켰다. 하지만 이러한 시스템도 해로운 화학물질을 완전히 제거하지는 못하며, 태아는 극미한 양에도 민감하게 반응할 수 있다. (일례로, 감자독은 동물 태아에 신경계 기형을 일으킨다고 밝혀졌으며, 모체에는 아무 영향이 없는 양에도 기형이 일어났다. 어쩌면 아일랜드의 감자 대량소비가 아일랜드의 이분척추 같은 신경계 기형 발생률 세계 1위라는 기록을 설명해 줄 수 있을지도 모른다.)

프로펫은 입덧이 태아가 자연독에 노출되는 것을 줄이기 위해 발달된 현상일 수 있다고 하면서, 입덧을 하는 임산부들이 쉽게 상하지 않는 자극성 적은 음식(빵이나 시리얼 등)을 선호하며, 쓰거나 자극성 있는 음식, 신선하지 않은 동물성 제품처럼 고도의 자연독이 함유된 음식들을 특히 싫어한다는 사실을 증거로 들었다. 그 이론은 입덧이 왜 주로 처음 3개월간 발생하는지도 설명한다. 그 시기는 태아가 장기를 발달시키며 독성물질에 가장 민감한 시기이기 때문이다. 게다가 그 시기에는 태아의 크기가 작아서 모체에 저장된 지방만으로도 필요한 열량을 쉽게 충당할 수 있다. 그리고 전체적으로 보통 또는 중증의 입덧 증상을 보였던 산모들이 입덧이 경미하거나 전혀 없었던 산모들보다 유산률이 낮았다.

멀미의 목적은 설명하기가 좀더 어렵다. 1882년, 하버드대 심리학자 윌리엄 제임스William James가 귀먼 사람들이 뱃멀미에 면역성을 보이는 것을 발견한 이후 전정계의 역할에 대해 엄청난 관심이 집중되었다. 전정계는 신체의 평형을 담당하며, 공간 내에서 자신의 위치를 판별할 수 있게 해 주는 내이의 구성요소이다. 과학자들은 격심한 운동이 전정계를 과도하게 자극해 뇌에 신호를 보내 멀미와 구토를 야기시킨다고 믿게 되었다. 하지만 MIT공대 항공우주 심리학자 찰스 오만Charles Oman이 지적한 대로 그 이론은 멀미의 많은 부분을 설명하지 못한다. 달리기, 점프, 춤추기 같은 활동들은 거의 멀미를 일으키지 않는데 반해 우리의 통제 하에 있지 않은 운동은 멀미를 일으키는 이유가 무엇인지, 자동차 운전자들이나 비행기 조종사들은 왜 승객들보다 훨씬 멀미를 덜 느끼는지, 그리고 경험이 반복될수록 멀미증상이 줄어드는 경향이 있는 이유는 무엇인지 설명하지 못한다. 멀미는 또한 움직임이 전혀 없어도 발생할 수 있다. 사이버 멀미가 그렇고, 초대형 와이드 스크린으로 영화를 볼 때 생기는 '시네라마 멀미'도 비슷한 현상이다. 오만은 우주비행사들이 우주멀미를 하게 되는 가장 도발적인 자극 중 하나가 거꾸로 떠다니는 동료 비행사의 모습을 보는 것이며, 이때 자신이 거꾸로 뒤집힌 것처럼 지각되면서 갑자기 속이 울렁거린다는 것을 알아냈다.

연구자들은 이제 우리가 경험하는 운동과 우리가 경험할 것으로 예상한 운동이 서로 모순될 때 멀미가 일어난다는 이론을 확립했다. 양어깨 가운데 머리를 균형잡아 올리고 고관절과 발로 몸을 지탱하는 것만으로도 우리는 대단히 섬세한 '신체감각'을 요한다. 시각, 근육, 그리고 특히 내이로부터 입력된 신호에 근거해 움직임을 예상하는 시스템을 요하는 것이다. 멀미는 뇌가 예기치 못한 감각신호를 입력받았을 때 발생한다. 배를 처음 탄 사람이 발밑이 갑자기 획 솟구쳤다가 곤두박칠치는 것을 느낄 때나, 가상현실 헬멧을 쓴 사람이 몸은 가만히 있는 것을 아는데 눈에는 세상을 휩쓸고 다니는 자신이 보일 때처럼 말이다. (운전대를 잡는 것은 도움이 된다. 운전자는 차의 움직임에 대해 승객보다 많은 통제력을 가지고 있으며 예상을 하기 때문이다.) 멀미란 간단하게 말하면 익숙치 않은 움직임에서 생기는 메스꺼움증이다.

하지만 익숙치 않은 움직임은 왜 그렇게 우리 몸을 괴롭게 할까? 이에 대해 한 학설은 구역과 구토가 우리 몸을 독으로부터 보호한다는 개념으로 되돌아갔다. 우리 종이 진화한 홍적세 때에는 오늘날 우리가 배나 차를 탈 때와 같은 지속적인 수동성 운동을 경험할 기회가 없었다. 하지만 술을 많이 마셔 본 사람은 누구나 알 수 있듯 환각성 독성물질을 다량 섭취해도 그와 비슷한 느낌이 발생할 수 있다. 그러므로 멀미에 수반되는 구역과 구토증은 독성물질을 체내에서 방출하고 차후에 기피하게 만들기 위한 인체시스템의 현대적 부산물일지도 모른다는 얘기다. 하지만 이 가설은 입덧에 대한 설명만큼 충분히 고찰되지 못했다. 그리고 우리는 아직 불안감이 들거나, 피가 낭자한 현장이나 남이 구토하는 걸 보는 것만으로도 왜 속이 메스꺼워지는지에 대해 수긍할 만한 확실한 설명을 찾지 못하고 있다.

구역과 구토가 아무리 신체의 자동보호반응이라 해도 피츠패트릭 같은 임신오조는 이들 반사작용이 정도를 벗어난 것처럼 보인다. 실제로 2차대전 전, 수액공급 기술이 개발되기 전까지 임신성 과다 구토증세인 임신오조는 유산하지 않을 경우 보통 산모를 사망하게 하는 치명적인 증상이었다. 오늘날에도 비록 사망하는 경우는 드물지만 식도파열, 폐 허탈, 비장 파열 등 심각한 손상이 야기될 수 있다. 피츠패트릭의 상태를 유익한 현상이라고 보는 이는 아무도 없었다. 도움이 될 만한 조치가 필요했다.

피츠패트릭의 체중이 6킬로그램 가까이 줄자 담당의는 다시 음식을 섭취할 수 있도록 하기 위해 구역과 구토억제제를 처방해 주었다. 처음에는 전신마취로 인한 구토증에 종종 사용되는 레글란Reglan을 써 봤다. 피츠패트릭은 24시간 계속해서 약물을 주입하는 장치를 다리에 착용했다. 하지만 도움이 되는 것 같지는 않고 도리어 떨림, 아관 경련, 신체 강직, 호흡곤란 등 겁나는 신경학적 부작용만 나타났다. 두 번째는 콤파진Compazine을 써 봤으나 역시 별 효과가 없었으며, 그 다음에 쓴 페네르간Phenergan 좌약은 몸을 나른하게 만들 뿐 구토를 둔화시키지 못했다.

그러한 약물들은 모두 뇌에서 도파민 수용체를 차단함으로써 작용하는 항도파민성 구토억제제다. 하지만 요즘 시장에는 세로토닌 수용체 차단제와 같은 새로운 구토억제제가 나와 구역과 구토 치료에 새로운 돌파구로 환영받고 있다. 그중 제일 잘 나가는 조프란Zofran은 하루에 125달러 이상 들므로 가격이 만만치 않지만, 연구결과에 따르면 화학요법 치료를 받는 환자들의 구토를 상당히 많이 줄여 주고 수술 환자들의 구토증에도 일부 효과가 있다고 한다. 태아에 대한 선천성 결함 유발 문제도 발견되지 않았다. 그래서 피츠패트릭도 몇 주간 조프란 정맥주사를 맞아 봤지만 이번에도 역시 아무소용이 없었다.

담당의는 또한 혈액검사와 초음파검사를 실시하고 여러 전문의들에게 협진을 의뢰했다. 구역질은 위장관 폐색이나 심한 염증 또는 중독의 전조일 수 있다. 하지만 임신 이외의 다른 원인은 찾아낼 수 없었다.

"의사 선생님들도 최선을 다하고 있다는 걸 알아요." 피츠패트릭은 그렇게 말했고, 자신도 최선을 다했다. 반드시 버텨내야 한다고 스스로에게 다짐하고, MBA답게 철저하게 준비를 했다. 콩팥 모양의 플라스틱 구토용기를 집 주변 곳곳에 놓아두도록 하고, 입안에 올라오는 신물을 빨아내기 위해 플라스틱 노즐이 달린 석션 기구를 침대 옆에 두었다. 하지만 몸을 숙여 토할 때 말고는 대부분 침대에 누워 눈을 감고 지냈다.

그러는 사이 가족과 친구들은 작은 모임을 구성해 정통의학, 대체의학 가리지 않고 치료법에 대한 정보를 체계적으로 수집했다. 수집한 정보에 따라 피츠패트릭은 약초요법, 중국식 안마, 레몬 물 먹기를 시도해 봤다. 생강이 효과가 있을 수 있다는 연구에 대해 들은 후 생강도 먹어 봤고 씨밴드도 차 봤다. 씨밴드는 팔 안쪽의 손목 접히는 부분에서 손가락 세 개 폭만큼 내려온 곳 사이 지점인 내관혈Neiguan point을 지속적으로 자극하는 지압밴드다(지압은 입덧, 화학요법, 멀미로 인한 구역증에 좋다고 많이 권해져 왔지만, 일관성 있는 효과가 밝혀지지는 않았다). 안마를 받는 건 좋았지만 어느 것도 피츠패트릭의 구역증을 줄여 주지는 못했다.

더 심난한 것은 의사의 얘기와는 달리 시간이 지나도 증상이 나아지지 않는다는 점이었다. 임신 4개월째에도 피츠패트릭의 구역증은 여전했다. 매우 특이한 케이스였다. 그녀는 거의 무슨 중병환자처럼 보였다. 체중도 8킬로그램이나 줄었다. 담당의는 피츠패트릭을 조지 워싱턴 대학병원에 보내 고위험 산과 처치를 받게 했다. 피츠패트릭은 영양제를 맞으면서 드디어 체중이 불기 시작했다. 하지만 그 후 몇 달간 그녀는 집에서보다 병원에서 더 많은 시간을 보냈다.

그녀의 의사들에게 피츠패트릭은 이제 유령 같이 따라다니며 실패를 상기시키는 존재, 존재 자체가 그들과 그들의 전문성에 대한 비난이요 수치인 환자였다. 의사들이 이런 류의 환자들을 다루는 데는 몇 가지 방법이 있는데, 피츠패트릭도 이 의사 저 의사를 거치는 과정에서 아마 다 겪어 봤을 것이다. 어떤 의사들은 계속 한두 주만 지나면 고비를 넘길 것이라고 말했다. 한 의사는 뉴욕으로 돌아가고 싶지 않느냐고 물었는데, 보내 버리고 싶어서 그런다는 느낌이 강하게 들었다고 한다. 또 다른 의사는 마치 그녀가 먹을 수 있는데도 충분히 노력하지 않는다고 생각하는 것 같았다. 의사들의 낭패감이 전해졌다. 나중에는 정신과 의사의 상담을 받아보라고들 제안했다. 아주 터무니없는 제안은 아니었다. 불안과 스트레스는 구역증에 영향을 미칠 수 있으며, 피츠패트릭은 도움이 될 만한 것이라면 뭐든 할 작정이었다. 하지만 그녀를 진찰한 정신과 의사는 그녀가 뱃속의 아이한테 화가 나 있는 것은 아닌지, 아내와 아이 엄마로서의 역할을 흔쾌히 받아들일 수 없는지 하는 쪽으로만 얘기를 몰아갔다고 한다. 아직도 의외로 많은 의사들이 임신오조를 임신에 대한 무의식적 거부로 인한 증상이라는 한물간 프로이드 이론을 신봉하고 있는 모양이다.

상황은 의사들의 능력뿐 아니라 이해의 범위를 넘어서 악화일로로 치달았다. 자연히 피츠패트릭은 스스로 통제수단을 찾고자 했다. 그녀와 가족들은 우연히 마리아 슈라이버Maria Shriver의 임신오조 경험에 대한 기사를 보고 그 방법을 시도해 보자고 자청했다. 그 치료법은 수술 환자들의 구역과 구토를 줄이기 위해 종종 사용되는 안정제 드로페리돌droperidol을 계속 주사하는 것이었다. 의사들도 동의했다. 하지만 주사를 맞는 동안 피츠패트릭의 상태는 되려 악화되었다. 10분 간격으로 토해댔으며 식도가 파열되어 피를 한 컵씩 쏟아내기 시작했다.

그녀의 고통은 끝이 없었다. 임신오조로 지친 임산부가 방법을 찾다 못해 임신중절을 하는 경우도 꽤 있다. 복도 맞은편의 임산부도 임신오조 때문에 중절수술을 받았는데, 의사들은 피츠패트릭에게도 같은 방법을 권했다. 하지만 그녀는 그럴 생각이 없었다. 그녀 자신이 독실한 가톨릭 신자이기도 하지만, 날마다 간호사가 소형 초음파기구로 들려 주는 자궁 속에서 콩딱콩딱 뛰는 두 아이의 심장소리 때문이기도 했다. 그것만으로도 버티기에 충분했다.

누구한테나 잘 듣는 구토억제제는 없다. 스코폴라민scopolamine 패치는 멀미와 수술 후 구토는 감소시키지만 임산부나 화학요법 환자들에게는 별 소용이 없어 보인다. 도파민수용체 길항제인 페네르간은 대다수의 임산부들과 멀미 환자들에게는 잘 듣지만, 화학요법 환자들한테는 효과가 없다. 흔히 구역증의 페니실린으로 간주되는 조프란 같은 첨단 약제도 도움이 안 되는 경우가 많다. 조프란은 화학요법이나 마취로 인한 구토에는 효과가 뛰어나지만 연구결과에 의하면 멀미나 임신오조에는 효과가 없다고 한다. (말이 난 김에 말인데, 마리화나를 피우는 건 약하게 할 경우 화학요법 환자들에게 효과가 있어 보이지만 임산부가 피울 경우 태아에게 담배와 마찬가지로 유해하다.)

구역증이 익숙치 않은 움직임, 역한 냄새, 독성 약물, 임신 중의 호르몬 불안정 등 갖가지 자극에 의해 야기될 수 있는 증상임을 상기한다면 이해가 될 것이다. 과학자들이 설명하는 바에 따르면 뇌에는 구토 프로그램(또는 '모듈')이 있어서 코, 소화관, 뇌의 화학물질 수용체, 위의 포만 상태나 구개수(목젖)의 자극을 감지하는 수용체, 내이의 운동감각기, 그리고 기억, 기분, 인지를 관장하는 두뇌 중추부에서 보내오는 온갖 입력신호를 받아 반응한다고 한다. 현재 시중에 나와 있는 약들은 아마도 일부 경로를 주로 통제할 것이다. 그래서 증상에 따라 다른 결과가 나오는 것이다.

흔히 구역과 구토를 같은 현상의 일부로 여기지만, 그 둘은 전적으로 별개의 현상이며 뇌에서도 아마 별개의 프로그램에 의해 작동될 것이다. 때문에 한 쪽에는 잘 듣는 약이 다른 쪽에는 안 들을 수 있다. 구토가 늘 구역, 즉 메스꺼움증을 동반하는 것은 아니다. 초등학교 6학년 때 맘대로 토할 수 있는 친구가 있었다. 미식거리는 느낌도 없이 손가락 하나 넣지 않고도 토하고 싶다 하면 토했다. 반추증이라는 희귀병이 있는 사람들은 밥만 먹으면 이상하게 소가 반추하듯 음식물을 위에서 입으로 역류시키는데, 이때 구역증은 동반되지 않는다. (한 의학 기사에 실린 것처럼, 이들은 '주변상황에 따라' 위에서 올려낸 것을 다시 삼키든가 뱉어내든가 한다.) 거꾸로, 심한 구역증이라도 반드시 구토를 일으키지는 않는다. 따라서 구토를 멈추게 하는 약이 반드시 구역증을 멈추게 하지는 않는다. 이는 많은 의사들과 간호사들이 종종 간과하는 점이다. 예를 들면, 의학계 종사자들은 조프란을 아주 높이 평가하지만 환자들은 그렇지 않을 수도 있다는 얘기다. 로체스터 의과대학의 구역증 연구자 게리 모로우Gary Morrow가 이끈 연구에서, 조프란계통 약의 광범한 사용으로 화학요법 환자들의 구토는 감소되었지만 극심한 메스꺼움 증상은 전혀 개선되지 않았음이 밝혀졌다. 사실 요즘 환자들은 조프란 이전 시대 환자들보다 더 오랜 기간 구역증을 하소연한다.

화학요법 환자들을 연구하는 연구자들은 거의 구역과 구토 발생 기전 연구에만 매달리는 사람들로, 훨씬 더 놀라운 사실을 발견해냈다. 화학요법 환자들이 실제로 각기 다른 세 가지 유형의 구역과 구토를 경험한다는 것이다. '급성 구토'는 독성이 강한 항암제 치료 시행 후 몇 분 안에 발생하며 점차 가라앉는다. 독약을 먹었을 때 나타나는 증상을 생각하면 된다. 그런 다음 대다수 환자들의 경우 하루나 이틀 뒤 구역과 구토가 다시 찾아온다. 이를 '지연성 구토'라고 한다. 그리고 화학요법 치료를 받는 환자들 중 4분의 1 정도는 '예기 구역과 구토,' 즉 약물이 주입되기 전에 구역과 구토 증세를 보이기 시작한다. 모로우는 이러한 유형의 구토증세에 두드러진 특징 몇 가지를 기록했다. 초기 급성 구토가 심하면 심할수록 예기 구토 증세도 심했다. 그리고 화학요법 치료를 여러 차례 받을수록 예기 구토증을 일으키는 자극의 범주가 넓어졌다. 처음에는 약물을 주사하는 간호사를 보면 구토를 일으키던 환자가 그 다음에는 간호사만 보거나 병원 냄새만 맡아도 구토를 일으키고, 나중에는 화학요법 치료 받으러 병원 주차장에 들어서면서 구토를 일으키게 될 수 있다는 것이다. 모로우의 환자 중 한 여자환자는 고속도로에서 병원행 표지판만 봐도 토했다고 한다.

　이러한 반응들은 물론 심리적 조건반사에 흔히 있는 결과이다. 《시계태엽 오렌지》의 알렉스처럼 말이다. 그와 같은 조건반사는 아마도 임신이나 그밖의 상황에서 구역증을 장기화하는 데 중요한 역할을 하는 것으로 보인다. 일단 지연성 구토나 예기 구토증이 발병되면 현재 유통되는 약들은 아무 도움이 안 된다. 모로우를 비롯한 연구자들은 최면이나 긴장완화요법 같은 행동학적 치료만이 조건

반사화된 구토증을 현저하게 완화시킬 수 있으며, 그것도 일부 환자들에게만 효과가 있다고 했다.

결론적으로, 구역과 구토를 치료하기 위한 의약 개발은 아직까지 상당히 원시적 수준에 머물고 있다. 이 문제가 얼마나 흔하며, 사람들이 그 증상을 없애기 위해서라면 얼마라도 기꺼이 지불할 것임을 아는 제약회사들은 좀더 효과적인 약을 찾기 위해 수백만 달러를 쏟아붓고 있다. 일례로, 메렉사(社)에서는 MK-869라는 유망주를 개발해 냈다. 이는 '서브스턴스 P 길항제substance P antagonist'라는 새로운 종류의 약품 중 하나다. 메렉사에서 우울증에 임상효과가 있는 것으로 보인다고 발표했을 때 이 약들은 상당히 많은 관심을 받았다. 하지만 MK-869가 화학치료를 받고 있는 환자들의 구역과 구토에 놀라운 효과를 나타낸다고 밝힌 《뉴잉글랜드 의학저널New England Journal of Medicine》에 실린 연구결과는 그다지 많은 주목을 받지 못했다.

하지만 그 연구결과는 두 가지 점에서 범상치 않았다. 첫째, 그 약은 급성 및 지연성 구토증을 모두 상당히 감소시켰다. 둘째, MK-869는 구토에만 효과가 있는 것이 아니라 구역증도 잘 잡았다. MK-869를 처방했을 때, 화학요법 치료 후 5일 내에 경미한 메스꺼움증 이상의 증상을 보고하는 환자들의 비율이 75%에서 51%로 떨어졌다.

하지만 모든 약물에는 한계가 있으며, 아무리 훌륭해 보이는 신약들도 듣지 않는 환자들이 많다. MK-869도 화학요법 환자들의 절반 정도에 대해서는 구역증을 멈추게 할 수 없었다. (게다가 임산부에 대한 안전성과 유효성은 한동안 미지수로 남을 것 같다. 의학적, 법적 위험 때문에 제약사들은 일반적으로 임산부에 대한 임상실험을 기피한다.) 따라서 가까운 장래에 구역증에 대한 '모르핀'을 만나기는 힘들 것 같다. 통제불능의 구역증은 계속 문제로 남아 있다. 그러나 '완화의학'이라는 새로운 임상 전문분야에서 고통에 대한 과학적 연구라는 혁명적인 프로젝트를 추진하고 있는 중이다. 그리고 놀라운 점은 그들은 다른 이들이 찾지 않은 곳에서 해법을 찾고 있다는 것이다.

완화의료 전문가는 수명이 얼마 남지 않은 환자들을 돌보는 전문가들로, 환자의 수명 연장보다 삶의 질 향상을 목표로 환자를 편안하게 돌보는 것을 전문으로 한다. 그런 전문가가 따로 필요할까 의아해할지도 모르지만, 이들 전문가들이 이 분야에 보다 뛰어나다는 증거가 있다. 말기 환자들은 대개 매우 고통스러워하며 대다수가 구역증을 호소한다. 어떤 이들은 폐기능이 너무 안 좋아 죽지 않을 정도로 산소를 흡입하기는 하지만, 물에 빠져 허우적댈 때처럼 끔찍한 숨가쁨을 지속적으로 느끼며 살고 있다. 이들은 불치병 환자들이지만, 완화의료 전문가들은 그들을 돕는 데 있어 주목할 만한 성공을 거두었다. 그 비결은 환자들의 고통을 진지하게, 고통 자체를 문제로 받아들이는 것이다. 의학에서 우리는 그러한 증상들을 단지 질병이 어디에서 발생했으며, 그에 대해 어떤 치료를 해야 하는가 하는 문제를 풀기 위한 단서로만 보아 왔다. 일반적으로는 몸에 탈난 데를 고치는 것, 이를테면 맹장염을 제거하고, 부러진 뼈를 맞추고, 폐렴을 치료하는 것이 곧 고통을 덜어주는 방법이다. (그렇게 생각하지 않았다면 나는 외과 의사가 되지 않았을 것이다.) 하지만 늘 그렇지는 않다. 구역증에서 이 문제는 다른 어떤 증상에서보다 극명하다. 대개의 경우 구역증은 병리적 징후가 아니라 여행이나 임신, 화학요법 치료, 항생물질, 전신마취 같은 유익한 치료에 대한 정상적인 반응이다. 우리는 그런 환자들한테 '정상'이라고 말하지만 고통은 덜하지 않다.

바이털 사인만 해도 그렇다. 병원에 입원하면 보통 4시간 정도 간격으로 간호사가 침대 옆 차트에 바이털 사인을 기록한다. 담당의사에게 환자의 경과에 대한 판단기준을 제공하기 위해서다. 이것은 세계 어디서나 똑같다. 관례상 네 가지 바이털 사인에는 체온, 혈압, 맥박, 호흡률이 포함된다. 이 네 가지 바이털 사인은 환자의 용태가 호전되는가 악화되는가에 대해 많은 것을 알려준다. 하지만 고통에 대해서는 말해 주지 않으며, 몸 상태 이상의 것을 말해 주지 않는다. 완화의료 전문가들은 이 관행을 바꾸려고 노력하고 있다. 그들은 환자가 느끼는 고통, 불쾌감의 정도를 제5의 바이털 사인으로 포함시키고자 한다. 그들이 일으킨 작은 소동은 우리가 얼마나 빈번하게 고통을 무시했는가를 깨닫게 했다. 완화의료 전문가들은 또한 일반적으로 보다 나은 치료 전략을 펼치고 있다. 예를 들어, 일단 심한 구역증이 나타나 경과되면(이 점에 있어서는 통증도 마찬가지다.) 어떤 종류의 치료도 점차 잘 듣지 않게 된다. 완화치료 전문가들은 증상이 경미할 때, 또는 몇몇 경우에는 증상이 나타나기 전에 치료를 시작하는 것이 최선의 접근법임을 알았다. 배타기 전이나 화학요법을 시행하기 전의 예방치료가 효과가 있음이 입증되었다. (미국임상종양학회는 화학요법 환자들에 대해 이러한 예방 접근법을 권장하는 지침을 발표했다.) 의사들이 평범한 입덧 증상에 구토억제제를 주저없이 처방했던 때에는 임신오조가 훨씬 덜했었다. 1960년대와 1970년대에는 임산부의 3분의 1 이상이 그와 같은 약을 복용했다. 하지만 임산부들에게 많이 사용되던 진토제 벤덱틴Bendectin이 태아에 선천성 결함을 야기시킨다는 이유로 법정소송이 벌어지자 (수많은 연구들이 해롭다는 증거가 없다고 증명했음에도 불구하고) 의사들은 이 관행을 바꾸었다. 그리하여 피츠패트릭의 경우처럼 구토가 이미 심각한 탈수 또는 기아 상태를 야기시키기 전에는 약 처방을 피하는 것이 표준관행이 되어 버렸다. 이후 임신오조로 입원하는 산모의 수가 배로 늘었다.

하지만 완화의료 전문가들의 보고에서 가장 인상적인 점은 증상과 고통을 구별짓는 것이다. 내과의사 에릭 카셀Eric J. Cassel이 그의 저서 《고통의 성격과 의학의 목표Nature of Suffering and the Goals of Medicine》(《고통받는 환자와 인간으로부터 멀어진 의사를 위하여》라는 제목으로 한국어판이 나와 있다. ─옮긴이)에서 지적했듯이, 일부 환자들에게는 단순히 약간의 이해를 받는 것, 고통의 원인이 무엇인지 알고 그 의미를 다른 방식으로 보거나, 우리가 늘 자연을 정복할 수는 없다는 사실을 인정하는 것만으로도 그들의 고통을 통제하는데 충분할 수 있다. 의약이 실패했을 때도 의사는 여전히 도움이 될 수 있다.

에이미 피츠패트릭은 그녀의 구역증을 어떻게 설명해야 할지, 그것을 어떻게 치료해야 할지 모르겠다고 인정한 몇몇 의사들이 제일 좋았었다고 말했다. 그들은 피츠패트릭과 같은 사례는 본 적이 없다고 말했으며, 그녀는 그들이 자신의 고통을 같이 아파한다는 것을 느낄 수 있었다. 피츠패트릭은 의사들의 그러한 고백에 대해 약간의 모순되는 감정을 느꼈음을 시인했다. 때때로 그들은 그녀로 하여금 의사를 잘못 찾아온 건 아닌가, 어쩐지 뭔가 못 보고 있는 것은 아닌가 의아해하게 만들었다. 하지만 그녀와 의사들이 시도한 모든 치료에도 불구하고 구역증은 가라앉지 않았다. 정말로 사람의 이해력을 초월한 문제처럼 보였다.

처음 몇 달은 겁에 질린 가운데 보낸 끔찍한 투쟁의 시간이었다. 하지만 점차 변화를 느꼈다. 자신이 강해지는 것을 느낄 수 있었다. 이따금 사실 그렇게 나쁘지만도 않다는 생각이 들 때도 있었다. 그녀는 매일 기도를 드렸고, 자신의 몸속에서 자라는 두 아이들은 신이 주신 선물이며, 시간이 지나면 지금의 시련이 비할 데 없는 기쁨을 얻기 위해 치러야 했던 작은 대가로 생각될 것이라 믿었다. 피츠패트릭은 마법의 약 찾기를 포기했다. 임신 26주 이후부터는 더 이상 실험적인 치료를 자청하지 않았다. 구역과 구토는 계속됐지만 거기에 꺾이지 않을 작정이었다.

그러던 어느 날 드디어 구원의 빛이 희미하게 보였다. 30주 무렵부터 피츠패트릭은 조금씩이지만 스테이크, 아스파라거스, 참치, 민트 아이스크림 등 서로 어울리지 않는 네 가지 음식들을 먹을 수 있음을 발견했다. 단백질 음료도 넘길 수 있었다. 메스꺼움은 여전했지만 그래도 약간은 편해졌다. 예정보다 7주 빠른 33주째에 피츠패트릭은 활동기 진통에 들어갔다. 남편은 분만시간에 맞춰 라과디어 공항에서 정기왕복편을 타고 날아왔다. 의사들은 쌍둥이가 1.3킬로그램 정도밖에 안 나갈 것이라고 경고했지만 9월 12일 오후 10시 52분에 체중 2.15킬로그램의 린다가, 10시 57분에는 2.26킬로그램의 잭이 태어났다. 쌍둥이는 둘 다 아주 건강했다.

분만 직후에 피츠패트릭은 한 번 더 토했다. "하지만 그게 마지막이었죠." 그녀가 회상했다. 다음날 아침 그녀는 오렌지주스를 큰 컵으로 마셨다. 그리고 그날 밤 블루치즈를 끼운 특대 햄버거와 감자튀김을 먹었다. "너무 맛있었어요." 그녀가 말했다.

안면홍조

    1997년 1월, 크리스틴 드루어리는 인디애나폴리스 NBC 지부 채널13 뉴스의 야간앵커로 발탁되었다. 텔레비전 뉴스와 토크쇼의 세계에서는 다들 이렇게 시작한다. (데이빗 레터맨David Letterman도 같은 방송국에서 주말 일기예보를 하면서 방송을 시작했다.) 드루어리는 밤 9시부터 새벽 5시의 야간조에 근무하면서 기사 멘트도 쓰고, 자정이 지나면 30초와 2분30초 길이의 뉴스속보를 읽었다. 운이 좋아 밤중에 급보가 터지면 뉴스룸이나 현장에서 사건소식을 생중계하면서 방송을 좀더 탈 수 있다. 그리고 운이 아주 좋아서 콘레일사(社)의 그린캐슬 열차탈선사건 같은 게 터지면 모닝쇼까지 나갈 수도 있다.

    그 일을 시작했을 때 드루어리는 26세였다. 인디애나주 코코모에 살던 소녀시절부터 그녀는 텔레비전에 나가고 싶었으며, 특히 앵커우먼이 되고 싶었다. 데스크 뒤로 보이는 앵커우먼의 자신감과 절제되고 품위있는 몸가짐이 부러웠다. 고등학교 시절 하루는 인디애나폴리스 쇼핑몰로 쇼핑 갔다가 당시 채널13의 황금시간대 앵커였던 킴 후드Kim Hood를 봤다. "후드처럼 되고 싶었어요." 드루어리는 말했다. 그 만남 이후 어쩐지 그 목표를 이룰 수 있을 것 같은 생각이 들었다. 퍼듀대학으로 진학한 그녀는 정보통신을 전공했으며 여름 한 철 동안 채널13에서 인턴으로 일하기도 했다. 졸업하고 1년 반 후 드루어리는 제작보조라는 방송국 말단직으로 들어갔다. 텔레프롬프터를 돌리고 카메라도 배치했지만 대개는 시키는 대로 온갖 잡일을 도맡아 했다. 그렇게 2년을 보내고 나서 기사작성부로 올라갔고, 그리고 마침내 야간앵커 자리를 따낸 것이다. 상사들은 그녀를 이상적인 앵커감으로 봤다. 기사원고도 곧잘 쓰고, TV에 맞는 목소리에 무엇보다도 '얼굴'이 되었다. 건강하고 미국적인 미인, 말하자면 맥 라이언 식으로 예쁘다는 얘기다. 그녀는 파란눈에 금발, 흠잡을 데 없는 새하얀 치아를 갖고 있었고 편안한 미소를 지녔다.

하지만 방송 도중에 아무리 안 그러려고 해도 자꾸 얼굴이 빨개졌다. 정말 별것 아닌 일에도 새빨개졌다. 세트장에서 뉴스를 읽다가 어쩌다 좀 더듬거나 말이 너무 빠르지 않나 하는 생각이 들면 거의 동시에 얼굴이 붉어졌다. 가슴에 열이 확 느껴지면서 다음 순간 그 열이 목을 지나 귀를 타고 머리로 올라온다. 생리학적 관점에서 볼 때 그것은 단지 혈류의 방향전환일 뿐이었다. 얼굴과 목은 표피 밑에 정맥수가 유난히 많아서 다른 부위보다 단위면적당 혈액수용량이 많다. 일정한 신경계 신호에 의해 자극되면 얼굴과 목의 정맥들은 팽창하는 반면 말초혈관들은 수축하기 때문에 얼굴은 확 달아오르는데 손은 핏기가 없어지고 냉습해진다. 드루어리한테 신체적 반응보다 더 괴로운 건 그에 수반되는 당혹감과 낭패감이었다. 순간적으로 머리가 멍해지고 자신이 마구 허둥대는 것이 느껴졌다. 당장이라도 손으로 얼굴을 가리거나 카메라를 피해 숨어 버리고 싶은 충동을 느끼곤 했다.

드루어리가 기억하는 한 자신은 얼굴이 잘 빨개지는 아이였으며, 창백한 아일랜드 피부라 붉은기가 더 두드러져 보였다. 수업 중에 이름이 호명되거나 학교 구내식당에서 자리를 못 잡고 헤맬 때면 창피함에 거의 자동적으로 얼굴이 빨갛게 달아오르는 그런 아이였다. 성인이 되어서도 식품점 계산대에서 자기가 산 콘플레이크 가격을 확인하느라 계산줄이 지체되거나 운전하는데 누가 옆에서 빵빵거리기만 해도 얼굴이 빨개졌다. 그런 사람이 카메라 앞에 설 생각을 했다는 것이 이상하게 생각될지도 모른다. 하지만 드루어리는 수줍음 잘 타는 자신의 성격을 극복하려고 무진 애를 썼다. 고등학교 때는 치어리더에 테니스선수였으며, 졸업무도회 때는 여왕 시녀로도 뽑혔었다. 퍼듀대학 시절에는 교내 테니스대회에도 출전하고, 친구들과 보트 레이스에도 참가했으며, 파이 베타 카파로 수석 졸업했다. 웨이트리스도 해 봤고, 월마트에서 부점장으로 일하면서 아침마다 직원들 앞에서 월마트 구호를 선창하기도 했다. 사교성과 사회성이 좋아 곁에는 늘 친구들이 많았다.

하지만 방송 도중에 얼굴 붉어지는 것을 극복하지 못하고 있었다. 방송 초기 시절의 녹화테이프를 보면 속도위반벌금 인상, 호텔 음식의 유해성, 아이큐 325인 12세 아동의 대학졸업 소식을 전하는 그녀의 얼굴과 목에는 붉은기가 완연했다. 나중에는 터틀넥 스웨터를 입어 목을 가리고 얼굴에 콘실러를 두껍게 바른 다음 그 위에 파운데이션을 발랐다. 그래서 얼굴색은 좀 어두워졌지만 붉은 빛은 눈에 띄지 않게 되었다.

하지만 그래도 뭔가 좀 이상해 보였다. 드루어리는 이제 거의 한

번 걸러 한 번씩 방송 때 얼굴이 빨개지곤 했는데, 이제 붉은기는 보이지 않았지만 표정이 굳어지고 시선이 고정되고 움직임이 기계적으로 되는 것이 눈에 보였다. 말도 빨라지고 목소리 톤도 높아졌다. "꼭 자동차 불빛에 놀란 사슴 같았다니까요." 한 PD가 말했다.

드루어리는 카페인을 끊었다. 호흡조절법도 시도해 보았다. 텔레비전 출연자를 위한 조언서를 사서 읽고, 카메라를 애완견이나 친구 또는 엄마라고 생각해 보려고 노력했다. 한동안은 카메라 앞에서 고개를 한 방향으로 들고 있기도 했다. 하지만 효과가 없었다.

시간대도 그렇고 방송시간도 얼마 안 되기 때문에 야간앵커는 별로 매력이 없는 자리다. 대개 1년 정도 하면서 실력을 닦은 다음 좀 더 좋은 자리로 옮겨간다. 하지만 드루어리는 아무 데도 가지 못했다. "주간방송에 나갈 준비가 전혀 안 되어 있었거든요." PD의 말이다. 1998년 10월, 야간앵커직에 있은 지 거의 2년이 되어갈 무렵 드루어리는 일기에 이렇게 적었다. "자꾸만 미끄러져내려가는 느낌이 든다. 종일 울면서 지냈다. 출근하는 길인데 닦아도 닦아도 자꾸만 눈물이 흘러내린다. 하나님은 왜 내가 할 수도 없는 일을 주셨을까. 방법을 찾아야 한다. 그만둘 때 그만두더라도 할 수 있는 데까지 다 해 볼 것이다."

안면홍조라고 부르는 이 기이한 현상은 대체 뭘까? 피부반응? 감정? 일종의 혈관 표현? 과학자들도 어떻게 설명해야 할지 확실히 알지 못한다. 안면홍조는 생리현상인 동시에 심리적 현상이다. 홍조는 불수의적이며 통제 불가능하고 외면적인 것이다. 발진처럼. 하지만 다른 한편으로는 대뇌기능의 최상위인 사고 및 감정과도 관계가 있다. 마크 트웨인Mark Twain은 "인간은 얼굴을 붉히는 유일한 동물, 아니 그럴 필요가 있는 유일한 동물이다."라고 했다.

관찰자들은 흔히 홍조를 단순히 창피감의 외적 발현이라고 생각해 왔다. 일례로 그런 맥락에서 프로이드학파들은 홍조는 억압된 성욕으로 인한 대체된 발기라고 주장했다. 하지만 다윈이 1872년의 에세이에 적었듯이 우리로 하여금 얼굴이 빨개지게 하는 것은 부끄러움이 아니라 발각될 가능성, 창피당할 것 같은 가능성이다. "사람은 얼굴을 붉히지 않고도 작은 거짓말을 한 것에 대해 깊이 부끄러움을 느낄 수 있다. 하지만 누군가에게 들킨 것 같다는 생각이 들면 그 생각만으로도 즉시 얼굴이 붉어지며, 그것이 그가 존경하는 이일 경우 특히 그러하다."

하지만 우리가 우려하는 것이 창피당하는 것이라면 칭찬받을 때는 왜 얼굴이 붉어질까? 사람들이 '생일축가'를 불러줄 때 왜 빨개질까? 남들이 쳐다볼 때는 또 왜 그럴까? 뉴저지 의과 및 치과대학의 정신의학과 교수 마이클 루이스Michael Lewis는 수업 중에 수시로 그 효과를 실험해 보았다. 그는 자신이 무작위로 한 학생을 지적할 것이나 그 지적에는 아무 의미가 없으며 평가에는 전혀 반영하지 않는다고 미리 말했다. 그런 다음 눈을 감고 한 사람을 지적했다. 모두의 시선이 지적당한 사람에게 집중되었다. 그러면 지적당한 사람은 다들 무안해서 어쩔 줄을 몰라했다. 몇 년 전 실시된 좀 특이한 실험에서 사회심리학자 재니스 템플턴Janice Templeton과 마크 리어리Mark Leary는 피실험자들에게 안면체온센서를 부착시키고 일방경실(一方鏡室)에 들여보냈다. 그런 다음 거울을 치우고 반대편에서 그들을 지켜보는 관객들을 대면하게 했다. 실험의 절반은 관객 역할의 사람들에게 진한 색 선글라스를 끼게 하고, 절반은 끼지 않게 했다. 이상하게도 피험자들은 관객들의 눈을 볼 수 있을 때만 얼굴이 빨개졌다.

아마도 안면홍조증에서 가장 낭패스러운 점은 그것이 자체적으로 2차 효과를 낸다는 것일 게다. 얼굴이 빨개진 것 자체가 또 창피스러운 일이 되어 강한 자의식과 당혹감, 그리고 초점 상실을 초래할 수 있다. (다윈은 그 이유를 설명하려고 고심하다가 얼굴로 혈류가 몰리면서 뇌에서 피가 빠져나가서 그런 것이 아닐까 하고 추측했다.)

우리가 왜 그런 반사작용을 하는지는 알 수 없다. 한 학설은 미소가 행복감을 나타내기 위해 존재하는 것처럼 홍조는 부끄러움을 나타내기 위해 존재하는 것이라고 주장한다. 그 학설대로라면 홍조반응이 왜 보이는 부분(얼굴, 목, 윗가슴)에만 나타나는지는 이해가 된다. 하지만 그렇다면 피부색이 검은 사람들은 왜 얼굴이 빨개질까? 조사결과에 따르면 피부색에 관계없이 거의 모든 사람들이 얼굴을 붉히며, 많은 경우 홍조가 거의 드러나지 않는데도 얼굴을 붉힌다고 한다. 우리가 창피해하는 것을 사람들한테 보여주기 위해서라면 굳이 얼굴이 빨개질 필요가 없다. 여러 연구에서 증명한 것처럼 사람들은 얼굴이 빨개지기 전에 상대방이 창피해하는 것을 알아차린다. 안면홍조가 절정에 이르려면 15~20초가 걸리지만, 대다수의 사람들은 누군가 창피해하는 것을 알아차리는 데 5초도 안 걸린다. 주로 아래로 내리깔면서 왼쪽으로 살짝 돌리는 시선 이동이 거의 즉각적으로 나타나고, 0.5~1초 후에 눈치를 보며 멋쩍게 웃는 웃음이 뒤따르므로 그것만으로도 충분히 포착할 수 있는 것이다. 따라서 안면홍조의 용도가 전적으로 표현이라는 이론은 신빙성이 별로 없다.

안면홍조에 대해 점점 더 많은 학자들의 지지를 받고 있는 새로운 관점이 있다. 창피함을 가중시키는 홍조의 효과는 부수적인 것이 아닐 수도 있다. 어쩌면 그것이 홍조의 목적일지도 모른다는 것이다. 이 개념은 그렇게 말도 안 되는 소리는 아니다. 사람들은 창피해하는 것을 싫어하고, 창피함을 느낄 때 그것을 남에게 보이지 않으려고 할 수도 있다. 하지만 창피감은 도덕적인 면에서 중요한 역할을 한다. 슬픔이나 분노, 사랑의 감정과 달리 창피감은 궁극적으로 도덕적 감정이기 때문이다. 다른 사람들의 생각에 민감하게 반응하는 데서 비롯되는 창피감은 자신이 일정 경계선을 넘었음을 고통스럽게 알리는 한편, 동시에 남들에게 하는 일종의 사과다. 우리로 하여금 세상에서 도덕적 선을 지키게 하는 것이다. 만일 홍조가 그같은 민감성을 강화시키는 역할을 한다면 결국은 그 사람에게 이득이 될 수도 있을 것이다.

하지만 문제는 이것을 어떻게 중지시키느냐 하는 것이다. 창피함 때문에 얼굴이 빨갛게 되고 얼굴이 빨개져서 또 창피해진다. 어떻게 해야 이 악순환을 멈출까? 그건 아무도 모른다. 그런데 몇몇 사람들의 경우 그 메카니즘은 확실히 정도를 벗어나 있다. 의외로 상당히 많은 사람들이 자주 통제불능의 심한 홍조를 경험한다. 그들은 "시도때도 없고," "시뻘개지고," "창피해 죽겠다"고 말한다. 내가 얘기를 나눠 본 한 남자는 집에서 혼자 TV를 보다가 누가 창피를 당하는 장면을 보기만 해도 얼굴이 빨개지곤 한다고 했다. 그는 경영 컨설턴트였는데 해고당했다. 상사들이 보기에 고객들 대하는 게 영 '편안'치 않아 보였기 때문이다. 한 신경과학자는 거의 전적으로 얼굴붉힘증 때문에 임상의 자리를 그만두고 세상을 등진 채 연구에만 몰두하게 되었다. 그런데 그 문제가 또 따라왔다. 유전성 뇌질환에 대한 그의 연구가 성공을 거두면서 여기저기서 강사 초빙과 TV 출연섭외를 받게 된 것이다. CNN 기자를 피해 사무실 화장실에 숨은 적도 있었다. 한번은 다섯 명의 노벨상 수상자들을 포함해 50명의 세계정상급 과학자들 앞에서 연구결과를 발표하는 자리였다. 보통 강연을 할 때는 불을 끄고 슬라이드를 보여주면서 하기 때문에 큰 어려움 없이 해낼 수 있었다. 그런데 청중석에 앉은 한 사람이 질문부터 던지는 바람에 그만 얼굴이 새빨개져 버렸다. 그는 잠시 서서 웅얼거리다가 강단 뒤로 물러서서 몰래 호출기를 작동시켰다. 그리고는 호출기를 확인하는 척하면서 좌중에게 긴급상황이 발생했다고, 대단히 죄송하지만 가 봐야겠다고 말했다. 그날 그는 집에 처박혀서 꼼짝도 안 했다. 뇌와 신경질환 연구를 업으로 하는 사람이지만 자신의 증상만은 이해할 수가 없었다.

이러한 증상에 대한 공식 명칭은 없다. 그저 흔히 '심한' 또는 '병적인' 안면홍조라고 할 뿐이다. 그리고 얼마나 많은 이들이 그로 인해 괴로움을 겪는지 아무도 모른다. 어디선가 어림잡아 전체인구 중 1~7%가 그 증상으로 시달린다고 추정했다. 대부분의 사람들은 십대 이후 얼굴 빨개지는 횟수가 줄어들지만, 만성 안면홍조증이 있는 이들은 나이를 먹을수록 오히려 더 심해진다고 한다. 처음에는 안면홍조의 강도가 문제라고 생각되었다. 하지만 그렇지 않다는 것이 증명되었다. 일례로, 한 연구에서는 피실험자의 얼굴색과 체온을 측정하는 센서를 부착시킨 다음 그들을 관객 앞에 세워 놓고 애국가를 부르게 하거나 노래에 맞춰 춤을 추게 했다. 만성 안면홍조증이 있는 이들은 다른 사람들보다 더 새빨개지지는 않았지만 훨씬 쉽게, 자주 얼굴이 붉어졌다. 드루어리가 그 악순환을 설명해 주었다. 얼굴이 빨개질까 걱정하다가 빨개지고, 그 다음에는 얼굴이 빨개진 것 때문에 창피해서 또 얼굴이 빨개진다고 했다. 얼굴 빨개지는 것과 창피한 것 중 어느 쪽이 먼저인지 그녀는 알지 못했다. 그저 이 악순환이 멈추기를 바랄 뿐이었다.

1998년 가을, 드루어리는 내과를 찾았다. "가만 두면 차차 없어질 겁니다." 의사는 그렇게 말했다. 하지만 그녀가 간청하자 그럼 약을 한번 먹어 보자고 했다. 아마 무슨 약을 처방해야 할지 애매했을 것이다. 의대 교과서에는 병적 홍조에 대해서는 아무것도 적혀 있지 않다. 어떤 의사들은 근본적인 문제는 불안증이라는 가정 아래 발륨 같은 신경안정제를 처방해 준다. 신체의 스트레스 반응을 둔화시키는 베타차단제(아드레날린 작용억제제)를 처방해 주는 의사들도 있고, 프로작이나 그밖의 항울제를 처방해 주는 의사들도 있다. 꽤 성공을 거둔 것으로 알려진 한 치료법은 약물이 아니라 역설적 노력이라는 행동학적 테크닉을 이용한 것으로, 환자들로 하여금 얼굴이 안 빨개지려고 애쓰는 대신 얼굴이 빨개지도록 적극적으로 노력을 집중하게 하는 방법이다. 드루어리는 처음에는 베타차단제를 복용하다가 다음에는 항울제를 써 보고 마지막에는 심리요법 치료까지 받았다. 하지만 나아진 건 아무것도 없었다.

1998년 12월 경 안면홍조증은 견딜 수 없는 지경이 되었고, 방송 내용은 창피스러운 수준이 되었으며, 방송경력은 거의 구제불능이 되어 버렸다. 드루어리는 일기에다 언제든지 사표를 쓸 각오가 되어 있다고 썼다. 그러던 어느 날 안면홍조증에 대해 인터넷 검색을 하다가 스웨덴의 한 병원에서 그 증상을 멈추게 하는 수술을 시술하고 있다는 글을 보게 되었다. 척추에서 얼굴로 가는 교감신경을 흉부 쪽에서 차단해 주는 수술이었다. "나와 똑같은 문제로 고민하는 이들에 대한 글을 보고는 믿을 수가 없었어요." 그녀가 말했다. "눈물이 막 쏟아지더라구요." 다음날 드루어리는 아버지에게 그 수술을 받겠다고 말했다. 아버지는 딸의 선택을 대체로 믿고 존중해 왔지만 이번만큼은 아니었다. "정말로 충격이었습니다." 아버지가 회상했다. "딸애한테 얘기를 들은 집사람의 충격은 더 심했어요. 스웨덴까지 가서 그런 수술을 받다니, 말도 안 되는 소리라고 했죠."

드루어리는 서두르지 않고 그 수술에 대해 좀더 찬찬히 알아보기로 했다. 그녀는 의학저널들에 실린 몇 가지 기사를 읽었다. 수술 집도의와 수술받은 환자들과도 얘기를 해 봤다. 몇 주 후 확신만 더 깊어졌다. 스웨덴으로 가겠다고 부모님께 말씀드렸다. 더 이상은 말릴 수 없겠다 싶자 아버지가 동행하기로 했다.

내시경을 이용한 흉부교감신경 절제술 또는 ETS라고 하는 그 수술은 호흡, 심박, 소화, 발한 등 생명유지의 기본기능들과 안면홍조를 제어하는 불수의, 즉 '자율' 신경계의 일부인 교감신경섬유를 절단하는 수술이다. 척추의 양옆에 위치하는 두 개의 매끄러운 하얀 실묶음같이 생긴 교감신경간이라는 신경절 집단은 교감신경이 개별 장기로 전달되기 전에 거쳐가는 통로이다. 20세기 초에 간질, 녹내장, 일부 시력상실증 등 온갖 종류의 증상에 대해 교감신경절을 제거하는 흉부교감신경 절제술이 시도되었으나 그 실험은 대체로 환자들에게 도움이 되기보다는 해가 되는 경우가 더 많았다. 하지만 그 과정에서 교감신경 절제술이 도움이 되는 두 가지 특이한 경우를 발견하게 되었다. 많이 진행되어 수술이 불가능한 심장질환자들의 고치기 어려운 흉통을 없앨 수 있었으며, 주체할 수 없을 정도로 땀을 많이 흘리는 다한증 환자들의 손과 얼굴의 땀을 없앨 수 있었다.

이 수술은 과거에는 흉곽을 열어야 하는 큰 수술이어서 시술되는 경우가 드물었다. 하지만 최근에는 특히 유럽에서 소수의 외과의들이 조그만 구멍을 뚫고 흉강경을 이용해 수술을 하고 있다. 그중 스웨덴 요테보리 트리오라 불린 유명한 의사들은 다한증 환자들 중 상당수가 수술 후 땀을 흘리지 않게 되었을 뿐 아니라 얼굴도 붉히지 않게 된 것에 주목했다. 1992년, 요테보리 팀은 장애성 안면홍조증을 호소하는 몇몇 환자들을 받아 수술을 해 주었다. 수술 결과가 언론에 보도되자 수술 요청이 쇄도했다. 1998년 이후 요테보리 의사들은 3천 명이 넘는 병적인 안면홍조증 환자들에게 흉강경을 이용한 교감신경 절제술을 시술했다.

이 수술은 이제 전세계적으로 시술되지만 수술 결과를 발표한 것은 요테보리 팀을 비롯해 몇 안 된다. 환자들 중 94%가 안면홍조증이 상당히 감소되었음을 보고했으며, 대부분의 경우 완전히 없어졌다. 수술 약 8개월 후에 실시한 설문조사에서 2%가 부작용 때문에 수술한 것을 후회했으며, 15%는 불만을 나타냈다. 부작용은 생명에 위협을 줄 만한 것은 아니었지만 그렇다고 아주 무시할 만한 것도 아니었다. 가장 심각한 부작용은 눈과 관련된 교감신경에 이상이 생겨 동공이 수축되고, 눈꺼풀이 처지고, 안구가 함몰되는 증상을 보이는 호너씨 증후군이라고 하는 것으로, 수술 환자 중 1% 정도에서 나타났다. 환자들은 젖꼭지 윗부분에서는 더 이상 땀이 안 나게 된 대신 대부분 하체 발한량이 상당히 증가하는 보상성 다한증을 경험했다. (ETS 수술을 받은 손 다한증 환자들에 대한 장기 추적조사 결과 10년 후 수술 만족도가 67%로 떨어졌다. 이유는 주로 보상성 다한증 때문이었다.) 환자들 중 3분의 1가량은 특정 맛이나 냄새에 자극받아 땀을 흘리는 미각성 발한이라는 기이한 반응을 보고했다. 게다가 심장에 연결된 교감신경이 절제되기 때문에 10%가량의 심박률 감소를 경험하며, 신체기능 손상을 호소하는 이들도 있었다. 외과 의들에 따르면 이런 이유 때문에 이 수술은 외과 외적인 방법들로 안 될 경우에만 시도하는 최후의 수단이다. 그러나 요테보리에 전화를 할 정도라면 흔히 아주 절박한 상태다. 수술을 받은 한 환자는 이렇게 말했다. "수술 생존률이 50%밖에 안 된다고 했어도 수술을 받았을 거예요."

1999년 1월 14일, 드루어리 부녀는 요테보리에 도착했다. 요테보리시(市)는 스웨덴 남서해안지대에 위치한 4백 년 역사를 자랑하는 항구도시다. 드루어리는 춥고 눈내리는 설백의 아름다운 날이었다고 기억했다. 칼란데르스카 메디컬센터는 담쟁이덩굴로 뒤덮인 담벼락에 양옆으로 여는 아치형의 커다란 나무문이 달린 고풍스럽고 아담한 병원이었다. 안은 어둡고 조용했다. 드루어리는 지하감옥이 생각났다. 그제야 약간 걱정이 되면서 불안해졌다. 집에서 9천 마일이나 떨어진 생전 처음 보는 낯선 병원에서 내가 지금 뭘 하고 있나 하는 생각이 들었다. 그런 생각을 하면서 수속하러 갔다. 간호사 하나가 기본검사를 위해 피를 뽑고, 의료기록을 제대로 갖고 왔는지 확인하고 나서 수납했다. 수술비는 6천 달러나 됐다. 드루어리는 신용카드로 계산했다.

병실은 새하얀 린넨 시트와 하늘색 담요 등 깨끗하고 현대적이어서 안심이 되었다. 담당의사 크리스터 드롯트 선생이 다음날 아침 일찍 드루어리를 보러 왔다. 그는 나무랄 데 없는 영국식 영어를 구사했으며, 그녀의 말에 의하면 마음을 아주 편안하게 해 주었다고 한다. "손을 잡고 아주 따뜻하게 말해 주셨어요. 거기 의사 선생님들은 이런 사례를 수도 없이 봤다고요. 선생님이 너무 좋았던 거 있죠."

그날 아침 9시 30분, 조무사가 와서 그녀를 수술실로 데려갔다. "바로 얼마 전 마취 의사가 곯아떨어지는 바람에 사망한 아이에 대한 기사를 다뤘거든요." 드루어리가 말했다. "그래서 마취 의사한테 잠들거나 해서 날 죽게 하지 말라고 꼭 말해야겠다고 생각했죠. 마취 의사는 재미있는지 빙글빙글 웃으면서 '오케이.' 하더군요."

드루어리가 의식이 없는 동안 멸균 수술복 차림의 드롯트 선생은 그녀의 흉부와 액와(겨드랑이 밑)에 소독약을 칠한 다음 겨드랑이 부분만 노출시키고 소독방포를 덮었다. 좌측 액와의 늑골 사이에 메스 끝으로 7밀리미터 폭의 구멍을 낸 다음, 구멍을 통해 케뉼라를 삽입하고 이산화탄소 2리터를 서서히 주입하여 좌측 폐를 걸리적거리지 않게 아래쪽으로 밀어냈다. 그런 다음 대안렌즈와 광섬유 라이트, 그리고 전기루프가 달린 기다란 금속관 절제경을 삽입했다. 절제경은 원래 비뇨기과 도구로 요도를 통과할 수 있을 정도로 가느다랗다(물론 비뇨기과 환자들에게는 절대 충분히 가늘지 않겠지만.) 렌즈를 통해 보면서 심장에서 나오는 주요 혈관들을 다치지 않도록 조심해 가며 좌측 교감신경간을 찾다가, 늑골과 척추의 결합점인 늑골머리들과 나란하게 놓인 매끈한 줄묶음같이 생긴 교감신경간을 찾아냈다. 2번과 3번 늑골을 지나 교감신경간의 두 지점을 전기소작함으로써 눈과 연결되는 교감신경만 제외하고 안면 교감신경을 모두 절제했다. 그런 다음 출혈이 없는 것을 확인하고, 도구를 꺼내고, 카테터를 삽입해 이산화탄소를 빨아올려 드루어리의 폐를 원상복구시킨 뒤, 1/4인치 길이의 절개선을 봉합했다. 드롯트 선생은 수술대 반대편으로 옮겨가 오른쪽 흉부에도 같은 수술을 반복했다. 수술은 지체되는 일 없이 매끄럽게 진행됐다. 딱 20분 걸렸다.

사람한테서 얼굴 붉히는 능력을 제거하면 어떻게 될까? 단순히 콘실러의 외과 버전인가? 그래서 붉은기는 없애 주지만 자의식은 못 없애 주는가? 아니면 말초신경섬유 몇 가닥을 자른 것으로 정말 그 사람 자체를 바꿀 수 있을까? 십대 때 반사경 선글라스를 산 적이 있다. 몇 주 못 가서 잃어버리고 말았지만 그걸 끼었을 때는 왠지 사람들을 대담하게 쳐다보게 되고 행동도 좀더 터프해지는 걸 느낄 수 있었다. 선글라스 뒤에 숨어서 나 자신은 덜 노출시키고 어쩐지 자유로워지는 기분이었다. 그 수술도 그와 비슷할까?

수술 후 거의 2년이 지난 어느 날 인디애나폴리스의 스포츠바에서 드루어리와 점심을 같이 했다. 얼굴홍조를 제어하는 신경이 없는 얼굴은 어떨까 궁금했다. 창백해 보일까, 얼룩져 보일까, 어딘가 부자연스러울까? 그런데 그녀의 얼굴빛은 투명하고 살짝 핑크빛이 도는 것이 전과 달라진 게 없다고 했다. 하지만 수술 후 얼굴이 붉어

지는 일은 없었다. 때때로, 거의 시도때도 없이 드루어리는 망상 홍
조를 경험했다. 얼굴이 빨개지지 않았는데도 꼭 빨개지는 것 같은
느낌 말이다. 달릴 때 얼굴이 빨개지느냐고 물어봤더니 물구나무
서기를 하면 모를까 그렇지 않다고 했다. 다른 신체적 변화는 크게
중요하지 않은 것 같았다. 가장 두드러진 변화는 얼굴이나 팔에는
땀이 나지 않고 배, 등, 다리에서는 전보다 땀이 훨씬 많이 나는 것
이라고 하면서 그래도 큰 불편은 없다고 했다. 수술 상처는 워낙 작
았던 터라 지금은 완전히 없어졌다.

수술 다음날 아침부터 그녀는 자신이 달라진 것을 느꼈다고 했
다. 매력적인 남자 간호사가 와서 혈압을 쟀다. 전 같으면 그가 다가
오는 순간 얼굴이 빨개졌을 텐데 아무렇지도 않았다. 마치 가면을
벗은 것 같은 느낌이었다고 했다.

병원에서 퇴원한 드루어리는 길가는 사람 아무나 붙잡고 길을 물
어보며 자신을 테스트해 봤다. 전에는 항상 얼굴이 빨개졌던 일이
었지만 아버지 말이 이제는 안 그렇다고 했다. 게다가 낯선 사람과
의 만남이 편안해지고 아무렇지도 않게 느껴졌으며 고질적인 수줍
음도 전혀 느껴지지 않았다. 공항에서 아버지와 함께 길게 늘어선
탑승수속줄에 가서 섰는데 아무리 해도 여권을 찾을 수가 없었다.
"핸드백 내용물을 바닥에 쏟고 찾기 시작하다가, 갑자기 내가 사람
들 앞에서 이런 행동을 하다니, 그런데도 창피해하지 않다니 하는
생각이 들었어요. 아빠를 쳐다보고는 그냥 울음을 터트려 버린 거
있죠."

집에 돌아와 보니 세상이 다르게 보였다. 이제는 사람들의 주목
을 받아도 혼란스럽거나 겁나지 않았다. 사람들과 얘기할 때면 늘

속으로 하던 혼잣말('제발 빨개지지 마, 빨개지지 마. 어떻게 해, 빨개
지고 있어.')하던 것도 하지 않게 되었으며, 다른 사람의 말을 좀더
귀기울여 들을 수 있게 되었다. 사람들 얼굴도 전보다 오래 쳐다볼
수 있었으며 시선을 돌리고 싶은 충동도 생기지 않았다. (도리어 빤
히 쳐다보지 않도록 주의해야 했다.)

수술한 지 5일 후 드루어리는 다시 앵커데스크에 앉았다. 그날 밤
그녀는 거의 노메이크업으로 카메라 앞에 섰다. 그리고 네이비 블
루 모직 블레이저를 입었다. 전에는 입어 본 적이 없는 따뜻한 옷이
었다. "'이게 내 데뷔무대다.' 하고 생각했어요." 그녀가 말했다. "그
리고 완벽하게 해냈어요."

나중에 나는 드루어리의 수술 후 처음 몇 주간 방송테이프를 몇
개 봤다. 드루어리는 음주운전자의 차에 치여 사망한 지방 목사 이
야기와 16세 소년이 19세 소년을 총으로 쏜 사건을 보도했다. 그녀
는 그 어느 때보다도 자연스러워 보였다. 그중 한 방송이 특히 인상
깊었다. 그녀가 정기적으로 하는 야간 뉴스속보가 아니라 "아이한
테 책을 읽어 주자!"라는 공익방송이었다. 2월 어느 날 아침 6분간
생방으로 진행된 이 방송에서, 자녀들한테 책을 읽어 주라고 부모
들을 촉구하는 메시지가 자막으로 나가는 가운데 드루어리는 정신
없이 날뛰는 일단의 8세 아동들에게 동화를 읽어 주고 있었다. 사방
으로 돌아다니고, 물건을 던져대고, 카메라에 얼굴을 들이대는 무
질서한 아이들 속에서도 그녀는 동요하지 않고 끝까지 차분하게 책
을 읽어 나갔다.

드루어리는 아무한테도 수술에 대해 얘기하지 않았지만 같이 일
하는 사람들은 즉각 변화를 알아차렸다. 그녀가 다니던 방송국 PD

와 얘기를 나눠 봤다. "그냥 아버지랑 여행을 다녀오겠다고만 했어요. 근데 갔다 와서 TV에 다시 나온 모습을 봤는데, '크리스틴 맞아? 세상에 이럴수가!' 했다니까요. 카메라 앞에서 굉장히 편안해 보였어요. 화면에서 자신감이 느껴진달까. 전과는 확연하게 달라진 모습이었죠." 몇 달 후 드루어리는 다른 방송국의 황금시간대 방송 리포터 자리를 따냈다.

안면 신경섬유 몇 가닥을 잘라내는 것으로 그녀는 확 달라졌다. 어딘가 좀 이상한 생각이 들었다. 우리의 본질적인 자아는 그런 신체상의 사소한 부분과는 구분되는 별개의 존재로 생각해 왔기 때문이다. 자신의 사진을 본 적이 없거나 녹음된 자기 목소리를 들어 본 적이 없는 사람은 '저건 내가 아니야!' 라고 생각한다. 좀 극단적인 예를 든다면, 거울에 비친 자신의 모습을 처음 본 화상 환자들은 보통 자기 모습에 이질감을 느낀다. 그저 달라진 모습에 '익숙해지는' 정도가 아니라 달라진 외모로 인해 사람이 바뀐다. 사람들과 관계하는 방식과, 남들에 대한 기대치, 다른 사람 눈에 비친 자신의 모습에 대한 생각이 송두리째 바뀌어 버린다. 화상 병동의 한 간호사가 한번은 이런 말을 했다. 원래 잘나가던 사람은 두려워하며 적대적으로 되어 세상을 등지고, 좀 모자라던 사람은 턱 삐쭉 내밀고 그냥저냥 '살아간다'고 말이다. 드루어리가 경험한 지뢰선 같은 홍조는 화상과 별 다르지 않은, 전적으로 외적인 현상이었으며, 그녀는 그것을 '레드 마스크'라고 불렀다. 하지만 그녀는 그것이 내면 깊숙이까지 영향을 미쳐 자신이 되고자 하는 사람이 되지 못하게 한다고 생각했다. 마스크를 벗고 나자 새 사람이 된 듯 대담해지고, '전과는 완전히 달라진' 듯했다. 그렇다면 지금까지 살아오는 동안 누가 조금만 유심히 쳐다봐도 부끄러워하고 무안을 타던 사람은 어디로 갔을까? 그 사람은 여전히 거기에 있음을 드루어리는 차츰 깨닫게 되었다.

어느 날 밤 드루어리는 친구와 함께 외식하러 갔다가 그에게 수술에 대해 털어놓기로 했다. 식구들 말고는 처음이었는데 친구가 기겁을 했다. 얼굴 빨개지는 능력을 없애는 수술을 받았단 말이야? 그는 비정상으로 보인다고 하며, 할일 되게 없다고 했다. "너희들 방송하는 사람들은 경력에 도움이 된다면 무슨 짓이라도 할 거야." 그녀는 그의 말을 똑똑히 기억했다.

드루어리는 화도 났지만 창피스럽기도 해 울면서 집으로 오면서 그게 그렇게 괴상하고 한심한 짓이었나 생각해 봤다. 몇 주가 지나고 몇 달이 지나면서 그녀는 외과적 해결법을 취한 자신이 일종의 사기꾼 같다는 생각을 지울 수가 없었다. "수술은 내가 그렇게 되고자 했던 방송인이 되는 것을 가로막는 장애물을 없애 줬어요." 그녀가 말했다. "하지만 그런 인위적인 방법으로 난관을 제거했다는 사실이 너무 부끄러웠어요."

그녀는 다른 사람들이 수술에 대해 알게 될까봐 점점 더 두려워졌다. 한번은 달라진 점이 정확하게 뭘까 골똘히 생각하던 동료 하나가 살이 빠진 거 아니냐고 물었다. 드루어리는 희미하게 미소지으며 아니라고 말하고는 더 이상은 말하지 않았다. "방송국에서 야유회를 간 적이 있었어요. 야유회 내내 제발 제발, '어, 왜 혼자만 얼굴이 안 빨개지지?' 하는 얘기 안 듣고 무사히 빠져나갈 수 있게 해 달라는 생각만 했어요." 그것은 전에 느꼈던 것과 똑같은 당혹감임을 그녀는 깨달았다. 지금은 얼굴이 빨개져서가 아니라 빨개지지 않기 때문이라는 사실만 다를 뿐이었다.

방송 도중에도 자의식이 다시 그녀를 괴롭히기 시작했다. 1999년 6월 드루어리는 새 일자리를 얻었는데, 2개월간 방송스케줄이 없었다. 그 사이에 TV에 다시 나가는 것에 대해 확신이 없어졌다. 그해 여름 어느 날 그녀는 이웃 지역의 폭풍 피해를 취재하고 있던 방송팀과 같이 나가게 되었다. 나무뿌리까지 몽땅 뽑힐 정도로 피해가 심한 지역이었다. 같이 나간 방송팀 사람들이 그녀에게 카메라 앞에서 즉석 보도를 해 보라고 했다. 얼굴은 분명 괜찮았지만 마음은 그렇지 못했다. "거기에 속하지 않는 것처럼 느껴졌어요. 거기 있을 자격이 없다는 느낌." 며칠 후 그녀는 사표를 냈다.

그리고 나서 1년이 넘게 흘렀다. 드루어리가 자신의 인생을 다시 궤도에 올려놓는 데 그만한 시간이 필요했던 것이다. 직장도 없고 부끄러운 마음에 그녀는 칩거하며 아무도 만나지 않고 소파에 앉아서 종일 TV를 보며 지내다 우울증만 점점 더 심해졌다. 그러다 아주 서서히 상황이 바뀌어갔다. 그녀는 자신의 모든 본능에 반하여 친구들한테 사실을 털어놓았으며, 그리고 나서는 같이 일하던 동료들한테까지 털어놓기 시작했다. 그런데 놀랍고 다행스럽게도 거의 모든 사람들이 그녀를 지지해 주고 따뜻하게 대해 주었다. 1999년 9월 드루어리는 '레드 마스크 재단'이라는 조직을 만들었다. 만성 안면홍조증에 대한 정보를 공유하고, 고통받는 이들끼리 함께 할 커뮤니티를 제공하기 위함이었다. 비밀을 털어놓음으로써 마침내 앞으로 나아갈 수 있게 된 것이다.

그해 겨울 드루어리는 새 일자리를 찾았다. 이번에는 라디오 방송이었다. 충분히 이해가 가는 선택이었다. 인디애나폴리스 메트로 네트웍스 라디오 방송국 부실장이 된 그녀는 주중에는 매일 아침마다 두 개 라디오 방송국에서 뉴스를 전하고, 오후에는 이들 두 방송국과 몇몇 다른 방송국들에서 오후 교통상황을 전했다. 지난 봄, 자신감을 되찾은 그녀는 텔레비전 방송국과 접촉하기 시작했다. 팍스 방송국 인디애나지부에서 그녀를 대타용 브로드캐스터로 쓰기로 결정했다. 7월 초, 3시간짜리 모닝쇼에서 교통상황 보도를 해 달라는 연락이 왔다.

나는 그 쇼를 녹화테이프로 보게 되었다. 남자와 여자, 두 명의 진행자들이 푹신한 의자에 앉아 커다란 머그잔을 흔들어 가며 유쾌하게 진행하는 아침 뉴스프로그램이었다. 30분 정도 간격으로 카메라가 오면 드루어리는 2분 교통정보를 전했다. 그녀는 영사된 도시지도 앞에 서서 마우스를 눌러 지도 그림을 바꿔 가며 주의해야 할 교통사고현장과 공사로 인한 도로봉쇄상황을 설명했다. 이따금 진행자들이 못 보던 얼굴인데 누구시냐는 식으로 농담을 던지곤 했지만 그녀는 같이 웃고 농담하면서 편안하게 받아넘겼다. 흥분되고 재미도 있었지만 쉽지는 않았다고 했다. 한동안 안 나오다가 다시 나온 것에 대해 사람들이 어떻게 생각할까 약간의 자의식을 느끼지 않을 수 없었다. 하지만 그런 감정에 압도되지는 않았다. 그녀는 이제 자신의 얼굴이 편안해지기 시작했다고 했다.

그녀의 문제가 결국 신체적인 것인지 심리적인 것이었는지 궁금할 수도 있을 것이다. 하지만 그것은 안면홍조가 신체적인 증상인지 정신적인 증상인지 묻는 것만큼이나, 아니 그 점에 있어서는 인간이 신체적인 존재인지 정신적인 존재인지 묻는 것만큼이나 답하기 곤란한 질문이다. 모든 인간은 양면성을 가지며, 이는 외과의사의 칼날로도 분리해낼 수 없다. 나는 드루어리에게 수술에 대해 조금이라도 후회하는 마음이 있었느냐고 물어보았다. "전혀." 그녀의 대답이었다. 그녀는 그 수술을 가리켜 "나를 구제한 수술"이라고 칭하기까지 했다. 그러나 이내 "사람들은 알아야 해요. 수술이 끝이 아니라는 것을요."라고 덧붙였다. 그녀의 말에 따르면 그녀는 이제 행복한 중용에 도달했다. 안면홍조가 야기했던 강한 자의식에서는 대체로 자유로워졌지만, 거기에서 완전히 벗어날 수는 없다는 사실을 받아들인 것이다. 그해 10월, 드루어리는 인디애나폴리스의 ABC 텔레비전 방송국 지부 채널6의 파트타임 방송 리포터가 되었다. 그녀의 현재 바람은 풀타임으로 되는 것이다.

식탐

룩상Y 위 우회술Roux-en-Y gastric-bypass operation은 근치적 처치로, 가장 과격한 살빼기 방법이다. 외과에 들어와서 내가 참여해 본 수술 중 가장 기이한 수술이기도 하다. 이 수술은 질환을 제거하는 것도 아니고 결함이나 손상부위를 고치는 것도 아니다. 사람의 의지를 억제하도록 의도된 수술, 부연하자면 사람의 내부구조를 교묘하게 조작하여 그가 다시는 과식하지 못하도록 하는 수술인 것이다. 그런데 갈수록 각광받고 있다. 1999년 미국에서만도 약 4만5천 명의 비만환자들이 위 우회로 수술을 받았으며, 2003년 경에는 그 수가 배가될 전망이다. 빈센트 까셀리 씨도 막 그 시류에 동참하려는 참이었다.

1999년 9월 13일 오후 7시 30분, 마취의와 두 명의 조무사가 까셀리 씨(가명)를 나와 집도의가 기다리고 있는 수술실로 데려왔다. 까셀리 씨는 54세의 중장비기사이자 도로건설공사 청부업자이며(그와 그의 인부들이 우리 동네 로터리를 포장했다고 한다.) 이탈리아 이민자의 아들로 결혼생활 35년째에 접어든, 이제는 모두 아이 엄마가 된 세 딸의 아버지였다. 그는 신장은 168센티미터밖에 안 되는데 체중이 194킬로그램이나 나갔으며, 그의 삶은 말 그대로 비참했다. 집에서 꼼짝도 못하고 건강은 날로 나빠졌으며, 이제 그에게서는 정상적인 삶 비슷한 것도 찾아볼 수가 없었다.

비만이 심할 경우 전신마취 자체도 위험하다. 수술범위가 큰 개복수술의 경우 사고가 생기는 경우가 종종 있다. 호흡기능부전, 심장마비, 상처 감염, 탈장뿐 아니라 사망을 포함한 거의 모든 합병증의 위험이 상당히 높아지기 때문이다. 그럼에도 불구하고 집도의인 쉘던 랜달 선생은 여유가 넘쳤다. 간호사들과 주말 얘기를 주고받으며, 다 잘 될 것이라며 환자를 안심시켰다. 이런 수술을 수도 없이 해서 그런가. 어시스트하는 나만 불안한 것 같았다. 까셀리 씨가 들것에서 수술대로 몸을 옮기느라 낑낑대다가 중간에 숨을 몰아쉬기 위해 멈추는 것을 보고, 나는 혹시 틈 사이로 떨어지지나 않을까 겁이 났다. 수술대 위에 오르자 엉덩이가 수술대 옆으로 넘쳐흘렀다. 수술대 모서리에 다칠까봐 수술대 패딩을 재차 확인했다. 그는 '일반' 사이즈의 등이 터진 짧은 환자복 외에는 아무것도 입지 않았는데, 거대한 그의 몸에는 냅킨 걸친 정도밖에 안 되었기 때문에 간호사 하나가 만인을 위해 담요 한 장을 가져다 그의 아랫도리를 덮어 주었다. 수술대 위에 눕히려고 하자 금세 숨차하며 얼굴이 파랗게 질리기 시작했기 때문에 앉힌 채로 마취를 시켜야 했다. 호흡관을 꽂고 인공호흡기로 호흡을 조절한 후에야 우리는 그를 눕힐 수 있었다.

수술대 위에 누운 그는 꼭 산 같았다. 185센티미터인 나도 수술대를 최대한 낮추고서도 발판 위에 올라서서 수술을 해야 했다. 랜달 선생은 발판 두 개를 포개 놓고 그 위에 서서 했다. 랜달 선생이 나를 향해 고개를 끄덕였고, 나는 환자의 복부 중간을 갈랐다. 살갗을 가른 다음 몇 인치 두께의 노랗게 반짝거리는 지방층을 잘라들어갔다. 복부 안쪽을 들여다보자 간에도 지방이 층층이 껴 있고 창자에도 두툼한 지방층이 앞치마처럼 둘러져 있었으나, 위는 그나마 정상적으로 보였다. 매끄럽고 희끄무레한 분홍빛 자루 모양의 위는 주먹 두 개 크기였다. 우리는 금속 견인기를 넣어 절개선을 당겨 열고, 미끄러져내리는 간과 창자를 한쪽으로 밀어내고 시야를 확보했다. 팔꿈치까지 그의 뱃속에 집어넣고 위를 1온스(28.35g 또는 29.6cc) 크기로 스테이플했다. 수술 전에는 1쿼트(건량 0.95리터, 액량 1.10리터) 분량의 음식물과 음료를 수용할 수 있었지만, 이제는 샷글라스 한 잔 분량 이상은 넣을 수가 없게 되었다. 우리는 이 작은 주머니를 십이지장에서 60센티미터 아래에 있는 소장 부위에 연결시켰다. 담즙과 췌장분비액으로 음식물이 분해흡수되는 소장 근위 부분을 지난 위치다. 이는 이 수술의 우회로 부분으로, 잘라진 위가 받아들인 음식물의 소화흡수를 제한하기 위한 조치이다.

수술은 2시간이 조금 더 걸렸다. 까셀리 씨는 수술 내내 안정적이었으나 회복에 어려움을 겪었다. 환자들은 대개 수술 후 3일이면 퇴원할 수 있었다. 하지만 까셀리 씨는 이틀이 지나서야 자기가 어디에 있는지 인식했다. 24시간 동안 신장이 기능을 멈췄으며 양쪽 폐에 물이 찼다. 일시적 정신착란을 일으켜 벽에서 헛것을 보고, 산소마스크와 가슴에 붙인 리드를 잡아떼고, 팔뚝의 정맥주사줄까지 잡아뽑았다. 우리 의료진은 당황했고 부인과 딸들은 겁에 질렸으나, 그는 차츰 회복되어 갔다.

수술 후 3일째 되던 날 그는 4시간 간격으로 1온스 분량의 맑은 유동식(물, 사과주스, 진저에일 등) 몇 모금을 마실 수 있을 정도로 회복되었다. 오후 회진을 돌 때 나는 그에게 유동식이 잘 내려갔느냐고 물어봤다. "오케이." 그가 말했다. 우리는 그에게 단백질과 약간의 열량 보충을 위해 4온스 분량의 카네이션 인스턴트 조식을 주기 시작했다. 그는 겨우 반밖에 못 먹었으며, 그것도 한 시간이나 걸렸다. 그만한 양으로도 위가 꽉 찼는데, 그럴 때면 기분 나쁜 날카로운 통증이 느껴졌다. 원래 그런 겁니다, 랜달 선생이 말해 주었다. 고형식을 먹으려면 며칠 더 지나야 했다. 하지만 그는 잘 회복되고 있었다. 더 이상 수액공급도 필요없었다. 수술부위의 통증도 견딜 만했다. 그래서 재활시설에 잠깐 있게 했다가 퇴원시켰다.

몇 주 후 나는 랜달 선생에게 까셀리 씨의 상태가 어떠냐고 물어보았다. "아주 좋아." 그가 대답했다. 그와 이 수술을 몇 번 같이 하기는 했지만 환자들의 수술 후 경과를 본 적은 없었다. 정말 감량이 됩니까? 내가 물었다. 얼마만큼 먹을 수 있죠? 랜달 선생은 차라리 까셀리 씨를 직접 만나보지 그러느냐고 했다. 그래서 그해 10월 어느 날 나는 까셀리 씨에게 전화를 걸었다. 내 목소리를 듣자 반가운 것 같았다. "놀러 오슈." 그가 말했다. 그날 일과 후 나는 그의 집을 찾아갔다.

까셀리 씨 부부는 보스턴시 근교에 있는 소금그릇 모양의 소박한 가옥에 살았다. 가는 길에 1번 도로를 탔는데 던킨 도너츠점 4개, 피자점 4개, 스테이크하우스 3개, 맥도널드 2개, 그라운드 라운즈 2개, 타코벨, 프렌들리즈, 그리고 인터내셔널 팬케이크 하우스를 지나쳐야 했다. (익숙한 길가 풍경이기는 하지만 그날은 우리의 자기파괴적 식습관의 단면을 본 것 같아 좀 씁쓸했다.) 초인종을 눌렀다. 지

루한 1분이 흐르고 문 쪽으로 다가오는 느릿한 발소리가 들리더니 까셀리 씨가 눈에 띄게 헐떡거리며 문을 열었다. 그래도 나를 보고는 활짝 웃으며 내 손을 정겹게 꼭 쥐었다. 그는 탁자, 벽, 문설주를 짚어가며 앞장을 서서 꽃무늬벽지를 바른 부엌 테이블로 나를 안내했다.

나는 그에게 몸은 좀 어떠냐고 물어보았다. "아주 좋아요." 그가 대답했다. 수술 부위에 통증도 없고 배 짼 데도 다 나았다. 게다가 겨우 3주 지났을 뿐인데 벌써 18킬로그램이나 빠졌다. 하지만 아직 176킬로그램이 넘는 몸이 64사이즈 바지와 XXXXXXL 티셔츠(동네 빅사이즈 전문점에서 가장 큰 사이즈)를 팽팽하게 늘어뜨리고 있어 큰 차이를 느끼지는 못했다. 앉을 때는 처진 뱃살이 사이로 늘어지도록 다리를 벌리고 앉아야 했으며, 딱딱한 나무의자에 엉덩이가 짓눌려 마비되지 않도록 1, 2분마다 자세를 고쳐야 했다. 이마의 주름에는 땀이 차 있었으며, 땀 때문에 숱없는 희끗희끗한 머리가 머리통에 착 달라붙어 있었다. 갈색눈은 점액성 분비물로 젖어 있었으며 눈밑이 시커멓게 처졌다. 그는 숨쉴 때마다 걱정될 정도로 씨근거렸다.

우리는 퇴원한 후의 이야기를 했다. 그가 처음 시도한 고형식은 스크램블 에그 한 숟가락이었다. 그 한 숟가락에도 위가 꽉 차서 아팠다고, 정말 아팠다고 했다. "잡아째는 것처럼 아파서" 결국 게워 올려야 했다. 이러다 고형식은 아예 못 먹는 거 아닌가 덜컥 겁이 났다. 하지만 차츰 소량의 부드러운 음식은 넘길 수 있게 되었다. 으깬 감자, 마카로니, 그리고 닭도 잘게 썰어서 자작하게 요리하면 먹을 수 있었다. 빵과 육포는 넘어가지 않고 "걸려서" 목구멍에 손가락을 넣어 억지로 토해내야 했다.

사태가 이쯤되자 심난해졌지만 까셀리 씨는 수술하기 전을 생각하며 마음을 다스렸다. "작년, 재작년은 정말 지옥 같았어." 그가 말했다. 체중과의 전쟁은 20대 후반부터 시작되었다. "늘 좀 나가는 편이었지." 테레사(가명임)와 결혼하던 19세 때는 90킬로그램 정도 나갔었는데 10년 후에는 136킬로그램이 되어 버렸다. 다이어트를 해서 34킬로그램을 감량했다가 다시 45킬로그램이 늘었다. 1985년 경에는 체중이 181킬로그램 나갔다. 한번은 다이어트를 해서 86킬로그램까지 뺐다. 하지만 곧 도로 체중이 불기 시작했다. "아마 늘었다줄었다 한 체중을 다 합치면 천 파운드(453킬로그램)는 될 걸." 그가 말했다. 고혈압과 고콜레스테롤, 당뇨병이 생겼다. 무릎과 허리는 늘 쑤셨고 기동력도 제한을 받았다. 그래도 보스턴 브루인스 시합을 정기입장권을 사 가지고 구경 다녔으며, 매년 여름이면 씨콩크 트랙으로 자동차경주를 보러 갔다. 그리고 몇 해 전만 해도 직접 경주차도 몰았다. 그런데 이제는 픽업트럭까지 걸어가는 것조차 힘에 겨웠다. 1983년 이후 비행기를 타 본 적이 없으며, 집 2층에 올라가 본 것도 2년이나 됐다. 층계를 올라갈 수 없어서였다. "집사람이 1년 전에 2층 사무실에 컴퓨터를 들여놨는데 아직 구경도 못했으니." 그가 말했다. 잠자리도 2층 침실에서 부엌 옆 작은 방으로 옮겨야 했다. 드러누울 수도 없어 내내 안락의자에서 잤다. 그것도 잠깐씩 선잠을 자는 정도였다. 비만환자들한테 흔한 수면성 무호흡증 때문이었다. 수면성 무호흡증은 혀와 기도 상부의 연조직 지방과다와 관련이 있는 것으로 생각되고 있다. 그는 매 30분마다 호흡이 멈추는 바람에 질식상태에서 잠에서 깨어났다. 그는 늘 지쳐 있었다.

또 다른 문제, 사람들이 말하기 꺼려하는 종류의 문제가 또 있었다. 청결위생이 거의 불가능하다는 것이다. 더 이상 서서 소변을 볼 수가 없었으며, 대변을 본 후에는 종종 샤워를 해야 했다. 겹친 살끼리 쓸려서 빨개졌으며 때로는 부스럼이나 염증이 생기기도 했다. "결혼생활에 문제가 되지는 않았나요?" 내가 물었다. "됐지." 그가 대답했다. "부부생활이 아예 없었으니까. 그래서 기대가 크다우." 하지만 그에게 제일 곤란한 것은 생활능력이 떨어진다는 것이었다.

까셀리 씨의 부친은 1914년 건설현장에서 일하기 위해 이탈리아에서 보스턴으로 건너왔다. 그리고 얼마 안 돼서 다섯 대의 증기셔블을 사들여 회사를 설립했다. 1960년대에 까셀리 형제가 사업을 이어받았고, 1979년 빈스 까셀리 씨는 따로 나와 자기 사업을 시작했다. 그는 중장비 조작기술이 좋았으며, 특히 30만 달러짜리 30톤급 유압굴삭기 그레이딜 운전이 전문이었다. 그는 인부들을 고용해 연중무휴로 도로와 보도공사를 맡아 했다. 그러다 마침내 자기 소유의 그레이딜과 바퀴 열 개짜리 맥 덤프트럭, 백호, 그리고 픽업트럭 일단을 보유하게 되었다. 하지만 지난 3년간 몸집이 너무 거대해지면서 그레이딜 운전이나 일상적인 유지보수 작업을 할 수 없게 되었다. 그는 집에서 사업관리를 하면서 힘든 일은 사람을 사서 시켰다. 인부관리와 도급관리는 사촌에게 도와달라고 부탁했다. 그러다 보니 경비가 많이 들어갔고, 직접 시청을 돌지 못하다 보니 도급일 따내는 것도 점점 힘들어졌다. 테레사가 보스턴 가사원조시설의 경영간사로 일했으니 망정이지 테레사마저 일이 없었더라면 아마 파산했을 것이다.

빨간머리에 예쁘고 주근깨 있는 얼굴의 테레사는(공교롭게도 완전히 표준체중이다.) 오래 전부터 남편한테 다이어트 하고 운동하라고 압력을 넣고 있었다. 까셀리 씨 역시 간절하게 살을 빼고 싶었지만, 매일같이 끼니때마다 자신을 통제하는 것은 그의 능력 밖인 것 같았다. "난 습관대로 사는 사람이라서. 뭐든지 습관대로 하려고 든단 말이지." 그리고 식습관은 자신의 가장 나쁜 습관이라고 했다. 하지만 누구나 식습관은 있다. 그의 식습관은 뭐가 다른가? 내가 물었다. 우선 1인분 분량이 굉장히 많았고 접시에 빵 부스러기 하나 남기는 일이 없었다. 냄비에 파스타가 남아 있으면 그것도 갖다 먹었다. 도대체 왜? 나는 이유가 궁금했다. 단지 먹을 것을 너무 좋아하기 때문에? 까셀리 씨는 잠시 곰곰히 생각하더니 좋아서 그러는 것은 아니라고 했다. "먹을 때 당장은 기분이 좋지. 하지만 그때뿐이거든." 그렇다면 배가 너무 고파서 그렇게 폭식을 할까? "난 배고파 본 적이 없는 걸." 그의 대답이었다.

내가 보기에 까셀리 씨는 다른 사람들과 똑같은 이유로 먹었다. 음식이 맛있으니까, 일곱 시면 저녁 먹을 시간이니까, 식탁에 맛난 음식이 차려져 있으니까 먹었던 것이다. 그리고 그도 남들과 똑같은 이유로 배가 부르고 먹는 것이 더 이상 유쾌하지 않으니까 그만 먹었다. 가장 큰 차이점은 그의 배가 부르려면 보통 사람들은 상상할 수 없는 엄청난 양의 음식이 들어가야 한다는 것이었다. (그는 피자 큰 것 한 판을 눈깜짝할 사이에 먹어치울 수 있었다.) 살을 빼는 과정에서 그도 다이어트 하는 다른 사람들과 똑같은 난관에 봉착했다. 배도 안 부르고 음식도 아직 당길 때 그만 먹기와 운동하기, 이두 가지를 그도 얼마 동안은 할 수 있었다. 옆에서 누가 자꾸 상기시켜 주고 코치해 주었다면 좀더 길게 할 수도 있었겠지만, 오래 할 수 있는 일은 아니라는 것을 그는 알았다. "난 의지가 강한 편이 못 돼서." 그가 말했다.

1998년 초, 까셀리 씨의 내과 담당의가 단호하게 말했다. "지금 체중을 줄이지 못하면 뭔가 과격한 조치를 취해야 할 겁니다." 그 과격한 조치란 수술을 말하는 것이었다. 그 의사는 까셀리 씨에게 위 우회술에 대해 설명해 주고 랜달 선생의 연락처를 주었다. 까셀리 씨에게 그건 불가능한 일이었다. 수술을 해야 한다는 생각만으로도 충분히 부담스러웠지만, 그것 때문에 일을 쉴 수는 없었다. 하지만 1년 후인 1999년 봄, 양쪽 다리에 심한 염증이 생겼다. 체중이 더 불으면서 정맥류가 나타났고 살이 터지고 화농성 피부궤양이 발생되었다. 열감과 타는 듯한 통증에도 불구하고 한사코 병원에 가지 않다가 부인이 끈질기게 달래고 설득하자 마지못해 병원에 가기로 했다. 중증 봉와직염이라는 진단이 내려졌고 항생제 주사를 맞으며 일주일을 입원해 있어야 했다.

병원에 있는 동안 그는 종아리에 혈전이 있는지 알아보기 위한 초음파검사를 받았다. 얼마 후 방사선과 의사가 검사결과를 말해 주러 왔다. "다짜고짜 '운이 좋으시네요.' 하더라구." 까셀리 씨가 그때 얘기를 했다. "그래서 '무슨 복권에라도 당첨됐습니까? 운이 좋게?' 그랬더니 의사 선생 말이, '혈전이 없으세요. 정말 놀랐습니다.' 하고는 '언짢게 할 뜻은 없습니다만, 환자분 같은 경우 지금 같은 상황에선 혈전이 생길 확률이 높거든요. 아직 혈전이 없다는 건 상당히 건강한 상태라는 얘깁니다만.'" 하지만 그건 체중 문제를 개선했을 경우의 얘기라고 덧붙였다.

조금 있으니까 감염성질병 전문의가 그를 보러 왔다. 의사는 봉대를 풀고 상처를 살펴본 다음 다시 붕대를 감았다. 다리 염증은 나아지고 있다고 하면서 이렇게 말했다. "제가 한 말씀 드릴까요?" 까셀리 씨는 그 의사의 말을 그대로 기억하고 있었다. "환자분 진료기록을 전부 읽어 봤습니다. 전에도 문제가 많으셨더군요. 게다가 지금은 이렇게 염증이 나서 입원중이시구요. 살을 빼세요. 제가 괜한 말씀 드리는 거 아닙니다. 체중만 줄이면 아주 건강해지실 테니까 그러는 거지요. 심장도 튼튼하고 폐도 튼튼하세요. 건강체라는 말입니다."

"심각하게 와닿더라구." 까셀리 씨가 말했다. "그렇잖아. 의사 선생 둘한테서 똑같은 얘기를 들었으니. 진료기록에서 읽은 것 말고는 나를 알지도 못하고 나한테 그런 얘기를 할 이유도 없는데, 근데 체중이 문제라는 걸 알았던 거지. 그리고 체중만 줄일 수 있다면…."

퇴원해서 집에 돌아와서도 까셀리 씨는 2주 동안 침대에 누워 있어야 했다. 그러는 사이 그의 사업은 와해되었다. 도급일은 완전히 끊어지고 곧 인부들도 내보내야 할 형편이었다. 테레사가 랜달 선생을 만나 보라고 진료예약을 해 놓았다. 랜달 선생을 찾아가자 위우회술에 대해 설명해 주고 수술에 수반되는 위험에 대해 가감없이 얘기해 주었다. 수술 사망률이 200명 중 1명이며 출혈, 감염, 위궤양, 혈전, 탈장과 같은 좋지 않은 결과가 나올 가능성이 10%라고 말했다. 수술하면 앞으로 평생 먹는 방식이 바뀌게 될 것이라는 얘기도 했다. 일도 못하고 창피스럽고 병들고 고통스러웠던 까셀리 씨는 수술만이 유일한 희망이라는 결론을 내렸다.

우리가 우리 삶에 대해 조금이라도 결정권을 갖고 있는지에 대해 생각해 보지 않고서는 인간의 식욕에 대해 고찰하기가 어렵다. 우리는 인간의 의지를 믿는다. 가만히 앉아 있을지 서 있을지, 말을 할지 말지, 파이 한 조각을 먹을지 말지 등과 같은 간단한 문제에 대해 선택권이 있다는 개념에서 말이다. 하지만 체중이 많이 나가든 적게 나가든 간에 오랜 기간 자신의 의지로 체중을 줄일 수 있는 사람은 거의 없다. 감량요법의 역사는 거의 끝없는 실패의 연속이다. 유동액 다이어트, 고단백 다이어트, 자몽 다이어트, 존 다이어트, 앳킨스 다이어트(일명 황제 다이어트), 딘 오니시 다이어트 등 방법이 무엇이든 간에 일단 빠지는 건 상당히 쉽게 빠지는데 유지하기가 극히 어렵다. 1993년 미국립보건원의 전문가 패널이 수십 년간의 다이어트 연구를 검토해 본 결과 90~95%의 사람들이 1년 안에 감량된 체중의 3분의 1에서 3분의 2가 도로 찌고, 5년 안에 완전히 원상복귀되었음을 발견했다. 의사들은 환자들의 턱을 강선으로 고정시켜 못 먹게 하기도 하고, 위 속에 풍선을 집어넣어 부풀려놓기도 하고, 지방조직을 뭉텅 절제하기도 하고, 암페타민과 다량의 갑상선호르몬제를 처방하기도 하고, 심지어 뇌 시상하부의 공복감 중추를 파괴하는 신경외과수술을 감행하기도 했으나 사람들은 여전히 다시 살이 쪘다. 예를 들어, 하악강선결박의 경우 상당량의 체중을 감량시킬 수 있고 또 그 처치를 받고자 할 정도면 그만큼 열의와 결심도 대단했을 테지만 그럼에도 불구하고 일부는 잘 벌려지지도 않는 입을 통해 유동액으로 열량을 섭취해 몸무게가 늘었고 나머지는 강선을 제거한 후에 다시 체중이 늘었다. 우리는 기아 속에서 살아남도록 진화된 종이지 풍요에 저항하도록 진화된 종은 아닌 모양이다.

이러한 우울한 실패의 역사에 예외가 되는 인간 집단은 놀랍게도 아이들이다. 어느 누구도 아이들이 어른보다 자제심이 많다고 말하지는 않을 것이다. 하지만 6세부터 12세의 비만 아동들을 대상으로 한 무작위 연구 네 편을 보면, 간단한 행동수정 교육을 받은 아이들(8~12주 동안 주 1회 수업을 받고, 길게는 1년 동안 월간 모임에 참석함)이 그렇지 않은 아이들보다 10년 후 과체중이 현저하게 줄었다. 분명 아이들의 식욕은 쉽게 교정이 가능한 것 같다. 그런데 어른들은 그렇지 못하다.

그것이 적나라하게 드러나는 순간이 식사시간이다. 한 번의 식사시간에 먹어야 할 적정량보다 더 먹는 데는 두 가지 방법이 있다. 하나는 아주 오랫동안 천천히 꾸준하게 먹는 것이다. 프라더윌리증후군Prader-Willi syndrome 환자들이 그렇게 한다. 살아서 태어나는 아이 1만~2만5천 명 중 1명 정도의 발생빈도를 보이는 희귀성 유전병으로, 뇌 시상하부에 기능장애가 있는 이들은 포만감을 경험할 수 없다. 보통 사람들의 절반 속도로 천천히 먹지만 먹는 것을 멈추지 않는다. 음식에 대한 접근을 엄격하게 통제하지 않으면(먹을 것을 못 찾으면 쓰레기를 뒤지거나 애완동물 밥을 먹기도 한다.) 심각한 비만증을 초래하기 쉽다.

하지만 보다 일반적인 방식은 빨리 먹는 것이다. 인간은 과학자들이 말하는 '지방 역설fat paradox'에 지배된다. 음식이 위와 십이지장(소장 윗부분)으로 들어오면 신장수용체stretch receptors, 단백질수용체protein receptors, 지방수용체fat receptors가 자극되어 시상하부에 포만감을 일으키도록 신호를 보낸다. 그 반응을 자극하는 데는 지방이 가장 빠르다. 적은 양이라도 지방이 일단 십이지장에 도달하면 그만 먹게 만든다. 그런데 그렇다고 보기엔 우리는 너무 많은 양의 지방을 먹는다. 어떻게 그럴 수 있을까? 그 이유는 바로 속도에 있다. 음식이 입안에 들어가면 입안의 수용체를 자극해 시상하부로 하여금 음식섭취 속도를 촉진하도록 하는데, 이때 역시 가장 강한 자극물은 지방이다. 혀에 지방이 살짝만 닿아도 수용체들은 장에서 신호를 보내 멈추게 하기 전에 어서 먹으라고 재촉한다. 음식이 맛날수록 먹는 속도도 빨라진다. 이 현상을 '애피타이저 효과appetizer effect'라고 한다(혹시 의아하게 생각할 독자가 있을까 싶어서 말인데, 음식 빨리 먹기는 빨리 씹는 것이 아니라 덜 씹음으로써 달성된다. 프랑스 연구가들은 더 많이 더 빨리 먹기 위해 사람들이 '씹는 시간'을 단축한다는 사실을 발견했다. 삼키기 전에 '표준 단위음식물 당 씹는 횟수'를 줄인다는 것이다. 쉽게 말하면 꿀꺽꿀꺽 삼켜 버린다.)

어떤 사람이 체중이 얼마나 많이 나가게 되느냐는 어느 정도는 시상하부와 뇌간이 입안 수용체와 장 안의 수용체들이 보내는 상충되는 신호들을 어떻게 판결하느냐에 달려 있는 것 같다. 조금만 먹어도 포만감을 느끼는 사람들이 있는가 하면 까셀리 씨처럼 애피타이저 효과를 아주 길게 경험하는 이들도 있다. 지난 수년간 식욕조절 메카니즘에 대해 많은 사실들이 밝혀졌다. 가령 이제 우리는 저장 지방량이 많아지면 지방조직에서 분비되는 렙틴leptin이라는 호르몬의 농도가 높아지면서 뇌에 작용하여 식욕을 억제하고 체내대사를 활발하게 함으로써 체중을 감소시키는 반면, 단식할 경우 뇌에 있는 신경전달물질인 신경펩타이드Y neuropeptide Y의 수치가 급증하면서 식욕을 증가시키고 에너지대사량을 낮춰 살이 찌게 만든다는 것을 알게 되었다. 하지만 식욕조절 및 비만 메카니즘에 대한 우리의 지식은 아직까지 젖먹이 수준이다.

심한 건망증이 있는 'BR'과 'RH' 두 남자에 관한 1998년 연구보고서를 보자. 기억을 10분 이상 지속시키지 못하는 영화 《메멘토 Memento》의 주인공처럼 그들은 실컷 잘 얘기하다가 일단 주의가 흐트러지면 자기가 1분 전에 얘기한 것도 기억하지 못했으며, 심지어 얘기를 하고 있었다는 사실도 기억하지 못했다. (BR은 바이러스성 뇌염에 걸렸었고, RH는 20년간 심한 발작성 질환을 앓았다.) 펜실베이니아대학 심리학 교수인 폴 로진Paul Rozin은 그 두 사람을 대상으로 기억과 먹는 것의 관계를 탐구해 보고자 했다. 사흘간 연속적으로 연구팀은 각 피실험자에게 일정한 식단의 점심을 갖다주었다. (BR의 점심은 미트로프, 발리 스프, 토마토, 감자, 콩, 빵, 버터, 복숭아와 차였고, RH의 점심은 송아지고기 파르미쟈나와 파스타, 깍지콩, 주스, 애플 크럼브 케이크였다.) BR은 매일 자기 몫의 점심을 다 먹어치웠고 RH는 꽤 남겼다. 그릇을 치우고 10~30분쯤 후 연구팀은 다시 똑같은 식사를 가지고 들어와서는 "점심 드세요."라고 말했다. 두 피실험자들은 전과 똑같이 먹었다. 그리고 다시 10~30분 후 다시 똑같은 식사를 들고 와서 "점심 드세요."라고 하면 두 사람은 또 먹었다. 두서너 차례는 RH에게 점심을 네 번이나 갖다주었다. 네 번째가 되자 RH는 그제서야 "속이 좀 답답하다."면서 사양했다. 위의 신장수용체가 아주 쓸모없지는 않은 모양이었다. 하지만 먹었다는 기억이 없을 경우 누군가 점심을 갖고 들어오는 것 같은 사회적 정황만으로도 충분히 식욕을 회복시킬 수 있었다.

우리 뇌 속에는 여러 세력들이 우리로 하여금 공복감과 포만감을 느끼게 하기 위해 서로 다툰다. 입안의 수용체와 냄새 수용체, 그리고 눈에 보이는 티라미스 조각이 식욕을 촉진하는 반면, 장내 수용체들은 포만감 신호를 보내 그만 먹게 한다. 체내 지방저장량이 너무 많으면 렙틴이 그만 먹으라고 하고, 저장량이 너무 적으면 신경펩타이드 Y가 많이 먹으라고 신호한다. 그리고 좀 더 먹는 것이 좋은 생각인지에 대해 우리는 각자 사회적, 개인적 견해를 갖고 있다. 만일 그중 한 메카니즘이라도 탈이 나면 문제가 발생된다.

식욕 메카니즘의 복잡성과 그에 대한 우리의 이해부족을 생각해볼 때 식욕억제제들이 덜 먹게 하는 데 미미한 성공밖에 거두지 못한 것은 당연하다(펜플루라민fenfluramine과 펜터민phentermine의 혼합제 '펜펜fen-phen'이 가장 큰 성공을 거두었지만, 심장판막이상 부작용으로 시판 금지되었다). 대학 연구팀들과 제약회사들이 중증 비만증을 효과적으로 치료하기 위한 약제를 열심히 찾고 있으나 아직까지 그런 약은 존재하지 않는다. 한 가지 치료법이 효과적임이 밝혀졌는데, 이상하게 들리겠지만 그것은 다름 아닌 수술요법이다.

우리 병원 회복실에는 48세에 키는 150센티미터가 약간 넘고 소년 같은 모래빛 머리에 운동선수같이 체격이 다부진 간호가 한 명이 있다. 하루는 병원 카페에서 같이 커피를 마시는데, 그녀가 자신이 110킬로그램 넘게 나간 적이 있다는 얘기를 했다. 까셀리 씨를 방문한 지 얼마 안 된 때였다. 칼라(가명)는 자신도 15년 전쯤에 위 우회로 수술을 받았다고 했다.

그녀는 다섯 살 때부터 비만아였다. 중학교에 들어간 다음 다이어트를 하기 시작했고 하제, 이뇨제, 암페타민 같은 다이어트약을 복용했다. "언제나 살 빼는 건 문제가 안 됐는데 유지가 안 된다는 게 문제였지." 그녀의 말이었다. 어릴 때 친구들과 함께 디즈니랜드에 갔다가 입구에서 회전식 십자문을 통과하지 못해 굉장히 속상했던 기억이 난다고 했다. 서른세 살 때 그녀의 체중은 120킬로그램에 달했다. 하루는 파트너 의사와 함께 뉴올리언즈의 학회에 갔다가 버번가를 걷는데 너무 숨이 차서 걸을 수가 없었다. 그런 느낌은 처음이었다. 그녀는 "갑자기 내 인생이 걱정되더라구. 삶의 질은 고사하고 이러다 오래 못 살겠다 싶었다니까."라고 말했다.

그때가 1985년이었다. 당시 의사들이 근치적 비만수술을 실험하고 있었으나 열의가 점차 식어가고 있었다. 두 가지 수술법이 상당한 가능성을 보여주었다. 그 하나는 공회장회로술jejuno-ileal bypass이라는 수술법으로, 소장 거의 전체를 우회함으로써 극소량의 음식물만 흡수되도록 하는 방법이었으나 결국 환자들을 죽이는 것으로 나타났다. 스테이플러로 위의 80∼90%를 봉쇄해 버리는 위 축소술은 시간이 지남에 따라 효과가 상실됨이 나타났다. 사람들이 작아진 위에 적응하면서 고열량 음식을 조금씩 자주 먹는 것으로 식사법을 바꿨기 때문이다.

하지만 병원에 근무하면서 칼라는 위 우회술에 대해 희망적인 소식을 들었다. 위 축소와 소장 우회로 수술을 결합하되 소장 처음 1미터 부분만 우회하는 수술법이 시행된다는 것이었다. 수술 성공에 대한 데이터도 아직 피상적이고 다른 수술법들은 실패했다는 것을 알았기에 칼라는 1년을 더 고심했다. 하지만 체중이 불수록 수술을 받아 봐야겠다는 생각이 굳어져만 갔다. 1986년 5월, 그녀는 더 이상 망설이지 않고 수술을 받기로 했다.

"난생 처음으로 만복감을 경험한 거 있죠." 그녀가 내게 말했다. 수술 후 6개월이 지나자 체중이 86킬로그램으로 내려갔다. 다시 6

개월이 지나자 59킬로그램으로 줄어들었다. 살이 너무 많이 빠지는 바람에 처진 뱃가죽과 무릎 위로 늘어진 허벅지살을 제거하는 수술을 받아야 했다. 옛날 모습만 봤던 사람들은 아무도 그녀를 알아보지 못했으며 심지어 칼라 자신도 자기 모습이 낯설었다. "바에 가서 남자들이 접근해 오나 시험해 봤던데…, 오더라구." 그녀가 말했다. "물론 매번 거절은 했지만." 얼른 덧붙여 말하면서 칼라는 소리내어 웃었다. "어쨌든 성공했잖아."

그 변화는 신체적인 것에서 그치지 않았다. 칼라는 서서히 자신이 음식에 대해 전에 없이 강한 의지력을 갖게 됨을 느꼈다. 이제 더 이상 아무거나 닥치는 대로 먹지 않아도 되었다. "음식을 먹을 때마다 얼마쯤 먹고 나면 나 자신에게 묻게 돼. '이걸 먹는 게 좋을까? 잔뜩 먹고 다시 살찔래?' 그럼 그만 먹게 되더라구." 그 느낌은 그녀를 당황하게 만들었다. 머리로는 전처럼 많이 먹지 않게 된 것이 수술 때문임을 알지만 마치 자신이 먹지 않기로 결심한 것처럼 느껴졌기 때문이다.

연구보고에 따르면 이는 위 우회술이 성공한 환자들에게서 나타나는 전형적인 경험이라고 한다. "물론 배고픔을 느끼지만 먹는 문제에 대해 좀더 생각하게 되었어요." 수술을 받은 한 여성이 말했다. 그녀 역시 칼라와 거의 비슷한 마음속 대화를 하고 있었다. "나 자신에게 물어요. '이걸 정말 먹을 필요가 있을까?' 하구요. 스스로 조심하는 거죠." 많은 이들에게 이러한 자기 통제감은 먹는 것 이외의 부분에서도 나타났다. 좀더 자신감을 갖게 되었으며, 자기 주장이 강해져 때로 충돌을 일으키기도 했다. 한 예로, 수술 후 이혼율이 현격하게 증가했다고 한다. 실제로 수술을 받고 몇 달 후 칼라는 파트너와 갈라섰다.

칼라의 전격적인 체중감소는 특이사례가 아님이 증명되었다. 발표된 일련의 사례보고를 보면 위 우회술을 받은 환자 대부분이 1년 내에 체중과다분(보통 45킬로그램 이상)의 최소 3분의 2가 빠졌다고 한다. 그리고 빠진 체중이 거의 그대로 유지되었다. 10년 후 추적조사 결과, 빠진 체중이 복귀된 것은 평균 4.5~9킬로그램 정도임이 밝혀졌다. 무엇보다 건강이 눈에 띄게 좋아졌다. 환자들은 심부전, 천식, 관절염에 덜 걸렸으며, 가장 주목할 만한 것은 당뇨병이 있던 사람들 중 80%가 완치되었다는 사실이다.

수술 후 4개월쯤 된 2000년 1월 어느 날 아침 나는 까셀리 씨의 집에 들러 보았다. 총알처럼 튀어나와서 문을 열어 주지는 않았지만 지난번처럼 헐떡거리지는 않았다. 눈밑에 처졌던 살도 많이 사라졌고 얼굴선도 좀더 또렷해졌다. 몸통 부분은 여전히 우람했지만 좀 줄어든 것 같고 덜 통짜 같아 보였다.

157킬로그램 나간다고 했다. 168센티미터밖에 안 되는 신장에 비하면 아직도 턱없이 많이 나가지만, 수술대 위에 누웠을 때에 비하면 40킬로그램이나 줄어든 체중이었다. 그리고 이미 생활에도 변화가 일어나고 있었다. 작년 10월에는 교회 안까지 걸어들어갈 수가 없어서 막내딸의 결혼식에도 참석하지 못했다. 하지만 12월에는 체중이 웬만큼 줄면서 아침마다 이스트 데드햄의 차고로 출근하기 시작했다. "어제는 트럭에서 타이어를 세 개나 내렸다니까." 까셀리 씨가 말했다. "3개월 전에 내가 그런 일을 해? 어림없지." 그는 1997년 이후 처음으로 자기집 층계도 올라가 봤다. "크리스마스 연휴 때였는데 '한번 해 보자. 해 봐야 돼.' 하는 생각이 들더라구. 그래서 한 번에 한 걸음씩 아주 천천히 올라가 봤지." 이층은 거의 남의 집처럼 낯설었다. 목욕탕은 그가 마지막으로 본 이후에 개조되었고, 침실은 당연한 일이지만 벽장까지 완전히 테레사 차지가 되어 있었다. 까셀리 씨는 시간이 좀 걸리겠지만 2층으로 다시 옮길 것이라고 말했다. 그는 아직도 안락의자에 앉아 자야 하지만 요즘은 한 번에 4시간씩 내리 잤다. "감사한 일이지." 그가 말했다. 당뇨 증상은 없어졌다. 아직도 20분 이상은 못 서 있지만, 하지 정맥류 궤양도 없어졌다. 까셀리 씨는 바지를 걷어올리고 종아리를 보여주었다. 전에는 신발을 신으려면 신발 양옆을 찢어야 했는데 이제는 보통의 레드윙 작업용 부츠를 신고 있었다.

"아직도 45킬로그램은 더 **빼야** 돼." 까셀리 씨가 말했다. 그는 전처럼 일도 하고, 손자들도 안아올리고, 필렌스에서 옷도 사고, '거기 층계가 있던가? 의자에 앉을 수 있을까? 숨차지는 않을까?' 그런 걱정 없이 구경도 다니고 싶었다. 그는 아직도 새모이 먹듯 먹었다. 전날 아침에는 아무것도 안 먹고, 점심에는 익힌 당근 조금하고 닭한 입 분량, 작은 구운 감자 한 개를 먹고, 저녁에 새우튀김 한 개, 데리야끼 치킨 스트립 한 조각, 그리고 중식당에서 사온 닭 야채 로메인을 두 번 떠먹은 게 고작이었다. 사업도 다시 시작했는데, 얼마 전에는 거래처 사람들과 점심도 같이 했다고 했다. 하이드파크에 새로 생긴, 그의 말에 의하면 "아주 멋진" 레스토랑에서 먹었는데 그만 특대 버거와 감자튀김 한 접시를 시키고 말았다. 그런데 버거를 두 입 먹고는 그만 먹어야 했다. "한 친구가 그러더군. '겨우 그걸 먹나?' 그래서 내가 말했지. '더 못 먹겠어.' '정말?' 그러길래,

'어, 못 먹겠어, 진짜야.' 그랬다니까."

　하지만 그가 먹는 것에 대해 말하는 투와 칼라가 말하는 투가 다름을 나는 눈치챘다. 그는 원해서 그만 먹었다고 말하지 않았다. 어쩔 수 없어서 그만 먹었다고 했다. 자기는 더 먹고 싶은데 "한 입만 더 집어넣으면 넘어올 것 같은 느낌이 들기 시작한다."고 설명했다. 그래도 그는 종종 그 한 입을 더 먹었다. 불쾌한 복부팽만감에 맥이 빨라지고 식은땀이 나고 어지럽고 메스껍고 토할 것 같으며 전신이 쑤시는 소위 덤핑 증후군(위의 용량이 적어져 식사 후 소화되지 않은 고농도의 음식물이 빨리 장으로 내려감으로써 생기는 증상으로, 심하면 혼수상태에 빠진다.)을 견디다 못해 결국 토해 버리고 말았다. 더 먹을 수 있는 방법이 있다면 그렇게 했을 것이다. 그게 겁난다고 했다. "그러면 안 되지." 그가 말했다.

　3개월 후인 4월, 까셀리 씨는 이스트 데드햄의 그의 차고로 놀러 오라고 우리 부자를 초대했다. 당시 워커는 네 살이었는데, 기계만 보면 정신을 못 차린다고 내가 말했던 것을 귀담아 두었던 모양이다. 그래서 비번인 토요일날 아들아이와 같이 갔다. 자갈밭에 차를 댈 때부터 워커는 신이 나서 붕붕거리고 난리였다. 차고는 2층 높이의 차고문에 노란색으로 칠해진 철구조물로 둘러쳐져 있었고 깊고 휑덩그렁했다. 밖은 유난히 봄햇살이 따사로왔지만 안 공기는 동굴처럼 서늘했다. 걸을 때마다 발자국소리가 콘크리트 바닥에 울렸다. 까셀리 씨와 중장비 도급업자인 그의 동료 대니(가명)는 가느다란 햇살 속에서 금속제 접이의자에 앉아 굵은 온두라스산 시가를 뻐끔거리며 말없이 봄날을 즐기고 있었다. 둘다 우리를 맞으러 일어섰다. 까셀리 씨는 "내 위 수술을 해 준 의사선생 중 한 분"이라고 나를 소개했다. 나도 워커를 인사시켰는데, 녀석은 차례로 악수를 하면서도 커다란 트럭들을 구경하느라 정신이 없었다. 까셀리 씨는 워커를 번쩍 들어서 차고 한쪽에 있는 프론트엔드 적하식 백호의 운전석에 앉히고 조종장치를 갖고 놀게 해 주었다. 그런 다음 우리는 까셀리 씨가 애지중지하는 그레이덜을 보러 갔다. 그레이덜은 탱크처럼 생긴 멋진 기계로, 폭은 웬만한 시골길만큼 넓고 차체 전체에 양보표지 노랑색이 칠해져 있었다. 광택나는 검정색 타이어는 내 가슴높이까지 올라왔고, 차 옆면에는 그의 회사명이 소용돌이 모양의 장식서체로 찍혀 있었다. 지면에서 6피트 높이의 차대에는 유리로 둘러싸인 운전대와 30피트나 되는 텔레스코픽 붐이 360도 회전 가능한 스위블에 부착되어 있었다. 워커를 번쩍 들어 운전대에 올려 주었더니 어른들 머리 높이에 서서 겁나고 아찔해하면서도 레버도 당겨 보고 페달도 눌러 보고 했다.

나는 사업은 잘 되느냐고 물어보았다. 잘 안 된다고 했다. 지난 겨울 픽업트럭으로 시에서 하는 제설작업 몇 건 한 것 외에는 작년 8월부터 벌이가 하나도 없었다. 그는 픽업트럭 세 대 중 두 대와 맥덤프트럭, 도로건설용 소형장비 대부분을 처분해야 했다. 대니가 변호하고 나섰다. "그야 움직이지 못했었으니까 그렇지." 그가 말했다. "이제 여름철로 접어들고 있으니까 괜찮아질 거야. 이게 원래 철 장사잖아." 그러나 그것이 문제가 아님은 우리 모두 잘 알고 있었다.

까셀리 씨는 이제 145킬로그램 정도 나간다고 했다. 지난번에 봤을 때보다 9킬로그램가량 더 빠진 것으로 그는 그 사실을 뿌듯해했다. "당최 먹지를 않아요." 대니가 말했다. "내가 먹는 양 반밖에 안 먹으니." 하지만 까셀리 씨는 아직도 그레이덜에 올라타 일하지는 못했다. 언제나 그런 날이 올지 슬슬 의심되기 시작하는 참이었다. 감량속도가 둔화되면서 전보다 많이 먹을 수 있게 되었다. 전에는 버거를 두세 입밖에는 못 먹었는데 요즘은 때때로 절반 정도를 먹을 수 있었다. 그 자신도 정량보다 더 먹고 있음을 알았다. "지난 주에 대니와 다른 친구 하나와 처리할 일이 좀 있었거든. 일하다가 중국 음식을 먹었지. 건강식과는 거리가 멀지만 맨날 그렇게 먹으니까. 하느라고 노력은 했는데 좀 많이 먹어 버렸어. 대니를 보스턴대학에 태워다 주고 주차장에서 나오려고 하는데 도저히 더 이상은 못 참겠더라구. 그래서 토해 버렸지."

"옛날 식습관으로 되돌아가는 게 느껴진단 말이야." 그가 말을 이었다. 소화관이 아직 많이 못 먹게 저지하고는 있지만 걱정이 되었다. 어느 날 저지가 안 되면 어떻게 하나? 까셀리 씨는 스테이플 봉합이 터져서 위가 원래 크기로 되돌아가거나 다른 방식으로 원래 체중으로 되돌아간 사람들 얘기를 들은 적이 있었다.

나는 그를 안심시키려고 애썼다. 랜달 선생이 얼마 전 진료 때 이미 얘기했다는 것을 알지만 다시 말해 주었다. 위주머니의 수용량이 약간 증가하는 것은 예상했던 일이며, 그가 경험하는 현상은 정상적인 것으로 보인다고 말했다. 하지만 더 좋지 않은 상황이 올 수도 있을까? 그 얘기는 하고 싶지 않았다.

얘기를 나눠 본 위 우회술을 받은 환자들 중에 한 환자의 이야기는 아직도 내게 경계가 되면서 미스테리로 남아 있다. 그는 42세 남자환자로 결혼해서 두 딸을 두었는데, 딸 둘 모두 미혼모로 아기를 데리고 부모집에서 같이 살았다. 그는 지방 대기업의 컴퓨터시스템 수석 관리자였는데, 체중 문제로 38세에 퇴직하고 장애인 생계보조비를 받아 생활했다. 고등학교 때부터 135킬로그램이 넘었던 몸무게가 200킬로그램이 넘으면서 견디기 힘든 요통이 생겼다. 그는 곧 집에 틀어박혀 지내게 되었다. 반 블록(25미터)도 못 걸었으며, 잠깐 동안도 밖에 서 있지 못했다. 보통 일주일에 한 번 외출했는데 대개 병원에 진찰 받으러 가는 것이었다. 1998년 12월 위 우회술을 받았고 이듬해 6월 즈음 45킬로그램이 빠졌다.

그런데 그의 말대로 그는 "다시 먹기 시작했다." 피자판, 쿠키 박스, 도넛꾸러미를 통째로 갖다놓고 먹었다. 어떻게 그렇게 먹을 수 있는지는 그 자신도 정확히 알지 못했다. 그의 위는 아직도 자그마했으며, 한 번에 소량의 음식물만 받아들였고, 단것이나 고당질 음식을 넘기면 다른 위 절제 환자들처럼 심하게 메스껍고 고통스러웠다. 하지만 먹고자 하는 욕구는 어느 때보다 강했다. "아프면서도 먹고, 심지어는 토할 때까지 먹었습니다." 그는 내게 말했다. "토하면 토해낸 만큼 또 먹었죠. 온종일 먹었어요." 그는 잠잘 때만 빼놓고는 늘 뭔가를 입에 달고 살았다. "그냥 방문을 닫고 삽니다. 딸래미들은 소리지르고 손주놈들은 빽빽대고 집사람은 일하러 나가고 나는 먹어댔죠." 그의 체중은 다시 204킬로그램으로 원상복귀되었으며 계속 증가했다. 수술은 실패했다. 그의 삶은 단순히 식욕을 채우기 위한 것으로 전락해 버렸다.

그는 위 우회로 수술에도 불구하고 체중이 증가한 5~20%의 경우에 속한다. 그 비율은 발표된 보고서마다 다르다. (나와 통화했을 때 그는 절박한 심정으로 다시 좀더 근치적인 위 우회술을 받기로 했다고 했다.) 이와 같이 실패한 사례들을 보면, 우리가 대항하고 있는 상대의 힘의 크기를 가늠할 수 있게 된다. 과식하면 몹시 힘들고 극도로 불쾌하게 만들어 수술환자 80% 이상이 원래 식습관을 포기하고 바뀌게 되는 수술이지만, 그 수술조차도 소용없는 경우가 있었다. 이러한 결과에 대한 일관된 위험요인은 아직 밝혀지지 않았다. 하지만 분명 누구에게나 일어날 수 있었다.

몇 개월 후 나는 다시 빈스 까셀리 씨를 만났다. 겨울도 왔고, 그가 어떻게 지내는지 궁금해 전화를 걸었다. 잘 지낸다고 하길래 더이상 캐묻지 않았다. 그런데 한번 보자고 하면서 보스턴 브루인스 게임을 같이 보면 재미있을 것 같다고 하는 바람에 내 귀가 쫑긋 섰다. 정말 많이 좋아진 모양이었다.

며칠 후 까셀리 씨는 6륜 도지램을 덜커덩거리며 병원 앞으로 나를 데리러 왔다. 특대형 트럭에 앉아 있는 그의 체구는 그를 만난 이래 처음으로 거의 자그마해 보였다. 그는 이제 113킬로그램으로 줄었다. "아직 그레고리 펙 같지는 않지." 그는 그렇게 말했지만 이제는 거리에서 흔히 볼 수 있는 살집 좀 있는 축에 속하는 정도였다. 턱밑에 몇 겹씩 겹치던 턱살도 없어졌고 얼굴선도 확실해졌다. 뱃살도 더 이상 다리 사이로 처지지 않았다. 게다가 수술하고 거의 1년 반이나 지났는데도 계속 체중이 감소되고 있었다. 브루인스와 피츠버그 펭귄즈의 경기가 열리는 플리트센터에서 그는 헐떡거리지 않고 에스컬레이터를 걸어올라갔다. 입구에서 표검사를 받고 나서 우리는 회전식 십자문을 통과해 안으로 들어갔다. 갑자기 그가 멈춰섰다. "이것 좀 봐." 그가 소리쳤다. "그냥 통과되네, 아무 문제 없이. 전 같으면 어림도 없었을 텐데." 정말 몇 년 만에 온 것이었다.

우리는 링크에서 20여 줄 위에 자리를 잡았는데, 의자가 너무 편안하다며 그가 잠시 웃었다. 좌석은 비행기의 이코노미클래스 좌석처럼 좁았지만 그는 상당히 편해 보였다. (도리어 롱다리인 나는 다리를 뻗을 자리를 찾지 못해 애를 먹었다.) 빈스에게 이곳은 마치 자기 집 같았다. 평생 하키팬이었던 그는 모르는 게 없었다. 펭귄즈의 골키퍼 가스 스노우는 렌담 출신으로 이 지방 토박이이며 빈스 사촌의 친구이고, 조 쏜튼과 제이슨 앨리슨은 브루인스의 최고 포워드들이지만 불세출의 스타이며 펭귄즈의 슈퍼마리오인 마리오 르뮤 앞에서는 명함도 못 내민다고 했다. 거의 2만여 명이나 되는 관중들 틈에서 빈스는 10분도 못 되어 몇 줄 건너편에 앉아 있는 이발소 친구를 찾아냈다.

경기는 브루인스가 이겼고, 우리는 기분이 좋아 와자지껄하게 떠들며 경기장을 빠져나왔다. 그리고 병원 근처 그릴로 가서 저녁을 먹었다. 빈스는 그의 사업이 궤도에 올라섰다고 말했다. 이제 그레이덜을 어려움 없이 운전할 수 있으며, 지난 3개월간 풀타임으로 그레이덜 일을 했다. 새 모델을 살 생각까지 하고 있었다. 집에서는 다시 2층으로 옮겼다. 그와 테레사는 아디론댁스로 휴가여행을 다녀왔으며, 저녁마다 같이 외출하고 손주들도 보러 다녔다.

나는 지난 봄에 본 뒤로 무슨 변화가 있었느냐고 물었다. 그는 꼭 집어서 말하지는 못했지만 실례를 하나 들어 주었다. "이태리식 쿠키를 좋아했었거든. 지금도 좋아하고." 그가 말했다. 1년 전 같으면 욕지기가 날 때까지 먹었을 것이다. "근데 지금은, 글쎄 뭐랄까, 너무 달아서 말이지. 요즘은 한 개 정도 먹는데, 한 입이나 두 입 베어 먹고 나면 그만 먹고 싶어지더라구." 늘 문제가 되었던 파스타도 마찬가지였다. "나도 이제 맛을 즐기게 된 것 같아. 만족해."

어느 정도는 음식에 대한 취향도 바뀐 것 같았다. 그는 메뉴판에서 나초, 버팔로윙, 햄버거를 가리키며 놀랍게도 이제 그런 건 더 이상 먹고 싶지 않다고 말했다. "요즘은 단백질하고 야채 쪽으로 기우는 것 같아." 그는 그렇게 말하며 치킨 시저 샐러드를 주문했다. 그는 더 이상 뱃속에 음식을 채워넣을 필요성을 느끼지 못했다. "음식 접시 밀어내는 걸 정말 싫어했었는데 지금은 뭐랄까, 그냥 전 같지가 않아." 그가 말했다. 언제부터 그렇게 되었지? 그리고 어떻게? 그는 고개를 저었다. "정확하게 짚어줄 수 있으면 좋겠는데…" 그는 말을 멈추고 잠시 생각에 잠겼다. "인간으로서 우리는 환경에 적응하게 되어 있는 것 같단 말이지. 본인은 그렇다고 생각 안 해도 사실은 그렇거든."

오늘날 우리를 우려하게 만드는 것은 비만수술의 실패가 아니라 성공이다. 비만수술은 오랫동안 고매한 외과사회에서 패륜아 비슷한 취급을 받았다. 비만치료전문 외과의들은 이전의 많은 시도가 실패했음에도 불구하고 그와 같은 과격한 수술법을 굳이 밀고나가는 것에 대해 회의적으로 보는 보편적 시각과 맞서야 했으며, 때로는 주요 외과학회에서 실험결과를 발표하는 데도 거센 반대에 부딪쳤다. 그들은 다른 외과의들이 자신들의 환자들(정서적인 문제에다 심지어 도덕적인 문제까지 가지고 있는 것으로 간주됨)은 물론 종종 자신들도 경멸한다는 것을 알고 있었다.

그런데 지금은 모두 바뀌었다. 미국외과학회는 최근 비만치료전문 외과를 하나의 전문분야로 인정했다. 미국립보건원은 위 우회술이 병적 비만증에 대해 유일하게 효과가 입증된 치료법이며, 장기적 감량효과와 건강증진효과가 있음을 보증하는 공동성명을 발표했다. 보험사들도 대부분 그 수술을 보험적용대상에 넣기로 합의했다.

그렇게들 비웃고 경멸하던 의사들도 이제는 환자들 중 중증 비만환자가 있으면 위 우회로 수술을 받으라고 장려하고 때로는 간곡하게 권하기까지 한다. 그런 환자들의 수는 적지가 않다. 미국 성인 중 5백만 명 이상이 엄격한 의미의 병적 비만에 해당된다. (체중kg을 신장m의 제곱으로 나눈 체질량지수BMI 값이 40 이상이면 중증 비만으로 보통 45킬로그램 이상의 체중초과를 의미한다. 참고로 20~24이면 정상, 30 이상은 비만). 천만 명가량은 병적 비만선은 아슬아슬하게 피했지만 비만수술(베리아트릭 수술이라고도 함)을 정당화할 만큼 심각한 비만 관련 건강 문제가 있을 수 있다. 지금은 1년에 심장 우회로수술 예정환자 수의 열 배나 되는 사람들이 비만수술을 받고자 한다. 비만수술을 받고자 하는 환자들이 너무 많아 기존의 전문의들만으로는 그 수요를 감당할 수가 없다. 미국비만외과학회 정회원이며 위 우회술을 시행하는 전문의들은 미 전역을 통틀어 5백 명밖에 안 되며, 그들의 수술대기자 명단은 대개 몇 개월치씩 밀려 있다. 그리하여 돈벌이가 되는 새로운 수술법(수술비가 2만 달러나 된다.)과 관련해 우리에게 너무나 익숙한 문제들이 발생되는 것이다. 너도 나도 앞다투어 이 분야로 진출하고 있는데, 그중 대다수는 적절한 훈련을 받긴 했지만 아직 기술이 숙달되지 않은 이들이며, 개중에는 전혀 훈련을 받지 않은 이들도 있다. 문제를 더 복잡하게 만드는 것은 개별 의사들이 '십이지장 우회술,' '긴 우회로'를 사용하는 위 우회술, 복강경 우회술 등 충분히 검증되지 않은 다수의 변종 수술법들을 조장하고 있는 현실이다. 게다가 몇몇 의사들은 청소년이나 가벼운 비만자들 같은 새로운 집단으로 수술대상을 확대하고 있다.

하지만 위 우회술의 인기 급상승과 관련해 가장 근심스러운 사실은 그러한 현실을 둘러싼 세상이다. 우리는 비만인 사람을 인생 실패자로 보는 문화 속에 산다. 때문에 단시일 안에 날씬해질 수 있다는 약속은 위험이 얼마나 크든 간에 저항할 수 없는 유혹이 될 수 있다. 의사들은 환자의 건강을 우려해 수술을 권하기도 한다. 하지만 분명 많은 환자들을 수술실로 가게 하는 것은 비만에 대한 사회적 낙인이다. '어떻게 그렇게 될 때까지 자신을 방치할 수 있지?'는 종종 사회가 던지는 무언의 냉소적인 물음이며, 때로는 노골적인 질문이기도 하다. (까셀리 씨도 길거리에서 생판 모르는 사람들한테서 그런 질문을 받은 적이 있다고 했다.) 여자들은 남자들보다 그같은 사회적 제재를 더 많이 당한다. 비만수술을 받는 여성의 수가 남성의 7배나 되는 것은 우연한 일이 아니다. (여자 비만자 수는 남자 비만자의 8분의 1밖에 안 되는데도 말이다.)

사실, 수술 적용대상인데도 수술을 하지 않겠다고 하는 것은 불합리한 결정으로 생각될 여지가 있다. 체중이 158.5킬로그램이지만 수술을 원치 않았던 한 여성은 의사들로부터 호통과 위협을 들었다고 말했다. 의사한테서 위 우회술을 받지 않으면 치료를 해 주지 않겠다는 얘기를 들은 심장병 환자도 있었다. 당신 그 수술 안 받으면 죽어요, 환자들한테 그렇게 말하는 의사들도 있다. 하지만 사실 그건 우리 의사들도 장담할 수 없다. 체중 문제와 건강상의 현저한 개선에도 불구하고 그에 상응하는 사망률 저하는 아직까지 증명되지 않았다.

이 수술을 겁낼 만한 타당한 근거가 있다. 케이스 웨스턴 리저브 대학의 비만연구가 폴 에른스버거Paul Ernsberger는 위 우회수술을 받은 환자들 대부분이 20대나 30대라는 사실을 지적했다. "40년이라는 기간을 놓고 볼 때도 이 수술이 과연 효과적이고 가치가 있을까?" 그가 물었다. "글쎄, 두고 봐야 알겠죠." 그는 영양결핍의 장기적 영향을 우려하고 있었다. (그 문제 때문에 의사들은 환자들한테 매일 종합비타민제를 복용하라고 지시한다.) 그리고 쥐 실험결과 장암 위험 증가 가능성이 제기된 점을 염려하고 있었다.

우리는 의학의 진보가 명백하고 명쾌하기를 바라지만 애석하게도 그런 일은 좀처럼 없다. 모든 새로운 치료법은 환자들이나 사회가 입을 딱 벌리고 놀랄 만큼 커다란 미지의 세계를 수반하며, 그 미지의 부분에 대해 어떻게 할 것인지를 결정하기란 쉽지가 않다. 어쩌면 좀더 간단하고 덜 과격한 수술이 비만에 효과적이라고 입증될 수도 있고, 간절히 기다려 온 포만감을 주는 알약이 개발될 수도 있다. 하지만 위 우회술은 현재 우리가 아는 방법 중 효과가 있는 유일한 방법이다. 모든 의문을 풀려면 아직도 10년 이상 연구를 해야 한다. 하지만 우리는 그냥 밀고나간다. 도처의 병원들이 비만수술 전문센터를 짓고 있으며, 좀더 보강된 수술대를 주문하고, 외과의를 포함한 의료진을 훈련시키고 있다. 그러나 동시에 모두들 기대하고 있다. 언젠가 더 좋은 새로운 방법이 발견되어 현재 우리가 하고 있는 일을 하지 않아도 되기를 말이다.

맞은편에 앉은 까셀리 씨가 반만 비운 치킨 시저 샐러드 접시를 옆으로 밀어냈다. "땡기질 않아서." 그는 그렇게 말하며, 그 사실에 대해 감사하게 생각한다고 했다. 그는 수술받은 것에 대해 전혀 후회가 없었다. 수술이 그의 인생을 돌려줬다고 말했다. 하지만 술이 한 차례 더 돌고 밤이 깊어지자 아직도 불안해하는 모습이 확실히 보였다.

"위험한 문제가 있어서 위험한 방법을 선택할 수밖에 없었지." 그가 말했다. "그 시점에서 택할 수 있는 최선의 방법이었다고 생각해. 하지만 자꾸만 걱정이 돼. 평생 이렇게 유지될까, 어느 날 예전으로 되돌아가거나 더 나빠지는 건 아닐까 하구 말이야." 까셀리 씨는 잠시 말없이 술잔을 응시했다. 다음 순간 고개를 든 그의 눈은 맑게 개어 있었다. "그래, 이게 신이 내게 준 패라면야 어떻게 할 수도 없는 걸 걱정해서 뭣 하겠어."

3부 | 불확실성

시신에게 묻다

환자가 사망했다. 유가족들이 모였다. 이때 의사가 마지막으로 물어봐야 할 것이 있다. 바로 부검 문제다. 이 문제를 어떤 방식으로 처리해야 할까? 아주 평상적인 일인 양 무심하게 물을 수도 있다. "그럼, 부검 하실래요?" 아니면 조 프라이데이 하사처럼 사무적인 목소리로 강경하게 말할 수도 있다. "확실한 반대 의견이 없으시면 부검을 해야겠습니다." 혹은 자기는 뒤로 슬쩍 빠지면서 이렇게 말할 수도 있다. "죄송합니다만 좀 여쭤 보라고 해서요. 부검을 원하십니까?"

요즘은 이 문제에 대해 완곡하게 말해서는 안 된다. 한번은 고령이라 운전면허증을 반납하고 버스를 타러 정류장으로 걸어가다가 더 나이 많은 운전자의 차에 치인 80대 할머니 환자를 담당한 적이 있다. 환자는 두개골 함몰골절에 뇌출혈 손상을 입었는데, 수술을 하고 며칠 후 사망했다. 환자가 숨을 거둔 봄날 오후, 나는 그녀의 침대곁에 서서 슬퍼하는 가족들에게 고개 숙여 애도의 뜻을 표했다. 그런 다음 최대한 조심스럽게, 그 고약한 용어도 피해가면서 이렇게 말했다. "괜찮으시다면 사인을 확인하기 위한 검사를 했으면 좋겠습니다만."

"부검이요?" 조카 하나가 기겁을 했다. 그리고 내가 마치 자기 숙모의 시체 주위를 맴도는 말똥가리라도 되는 양 쳐다보며 이렇게 말했다. "숙모님을 두 번 죽이란 말입니까?"

　요즘은 부검을 기대하기 힘든 형편이다. 한 세대 전만 해도 일상적인 관례였는데 이제는 드문 일이 되어 버렸다. 사람들은 죽은 다음에 자기 몸을 열어젖힌다는 것에 대해 영 편안해지지 못하는 모양이다. 하긴 외과의사인 나도 죽은 자를 모독한다는 느낌을 떨쳐 버릴 수가 없다.

　얼마 전 나는 내가 담당했던 38세 여자환자의 부검을 지켜보러 갔다. 오래도록 심장병으로 투병하다 사망한 환자였다. 해부실은 세탁실과 적재장을 지나 표지 없는 철문 안쪽의 지하 2층에 있었다. 높은 천장에, 페인트 칠은 벗겨지고, 갈색 타일이 깔린 바닥은 중앙 수채 쪽으로 경사져 있었다. 작업대 위에는 분젠 가스버너와 옛날 식료품점에서 쓰던 시계 모양의 눈금판 아래에 접시가 달린 저울이 장기 무게 측정용으로 놓여 있었다. 벽을 빙 두르고 있는 선반에는 회백색의 뇌, 창자, 그밖의 장기들이 포르말린에 잠겨 타파웨어 비슷한 용기에 담겨 있었다. 해부실 설비는 열악하고 싸구려 구닥다리로 보였다. 한쪽 구석의 흔들거리는 이동침대에 내 환자가 완전 벌거숭이가 되어 아무렇게나 눕혀져 있었다. 부검팀은 이제 막 일을 시작하려는 참이었다.

　외과수술도 보기에 섬뜩할 수 있지만 해부는 왠지 더하다. 피부이식이나 절단수술같이 끔찍한 수술을 할 때도 외과의들은 다소간의 미학과 섬세성을 유지한다. 우리는 우리가 칼을 갖다대는 몸들이 살아 숨쉬고 있으며 곧 다시 깨어날 사람들이라는 걸 안다. 하지만 해부실의 몸들은 사람은 가고 껍데기만 남은 터라 자연히 섬세성은 찾아보기 힘들며, 그 차이는 아주 작은 부분에서도 극명하게 나타난다. 예를 들어 이동침대에서 몸을 옮기는 단순한 동작만 해도 그렇다. 수술실에서는 의식없는 환자를 옮길 때 캔버스천을 씌운 롤링보드를 사용하고, 동작도 몇 차례로 나눠서 조심스럽게 움직인다. 조금이라도 상처를 내지 않기 위해서다. 그와는 대조적으로 지하 해부실에서는 한 사람은 팔을 잡고 다른 사람은 다리를 잡고서 확 잡아당겼다. 옮기다가 환자의 피부가 스테인레스 해부대에 달라붙자 호스로 몸과 해부대에 물을 뿌려서 떼어냈다.

담당인 젊은 병리전문의는 한옆에 서서 병리사에게 칼을 잡게 했다. 대부분의 동료들처럼 이 병리의도 살아 있는 환자의 조직에서 질병의 원인 규명과 확진, 치료 및 예후를 측정하는 첨단 탐정일에 매력을 느껴 이 분야에 투신한 것이지 부검이 좋아서 온 것은 아니었기에 해부는 기꺼이 병리사에게 맡겼다. 사실 병리사 쪽이 경험도 더 많았다.

다갈색 스트레이트 머리에 서른쯤 되어 보이는 키가 크고 호리호리한 여자 병리사는 마스크, 안면 보호대, 장갑, 파란색 비닐가운으로 완전무장하고 있었다. 그녀는 해부대 위에 시체를 옮겨놓은 다음 6인치짜리 금속받침을 등 밑 견갑골 사이에 끼워넣어 가슴은 들리고 머리는 뒤로 기울게 했다. 그런 다음 커다란 6번 수술칼을 손에 쥐고는 양 어깨에서 각각 사선으로 내려오다 가슴 부분에서 약간 곡선을 그리며 중심선까지 내려온 다음 복부에서 치골까지 직선으로 가르는 커다란 Y자형 절개선을 냈다.

외과의들은 사람 몸을 여는 데 익숙하다. 스스로를 수술대 위의 사람과 분리시킨 채 해부학적 조작과 처치에 몰두하는 것은 쉬운 일이다. 그럼에도 불구하고 나는 병리사가 작업하는 모습에 얼굴을 찌푸리지 않을 수 없었다. 그는 메스를 볼펜 쥐듯이 잡고 있었다. 그렇게 잡으면 칼날 끝으로 자르게 되기 때문에 느리고 절개선이 들쭉날쭉해진다. 외과의들은 절개선과 나란히 일직선으로 서서, 메스를 바이올린 활 잡듯 엄지손가락으로 한쪽을 받치고 네 손가락으로 잡고는 칼끝이 아니라 칼배로 원하는 깊이까지 단번에 매끄럽게 가르도록 배운다. 병리사는 내 환자의 몸을 놓고 거의 톱질을 하고 있었다.

일단 절개가 끝나자 내장 적출이 신속하게 이루어졌다. 병리사는 살가죽을 젖히고, 전기톱으로 노출된 늑골 양옆을 절단한 다음, 흉곽을 마치 자동차 보닛 열듯 들어올리고, 복부를 열어 심장, 폐, 간, 창자, 신장 등 주요 장기들을 모두 떼어냈다. 그리고는 두개골을 톱으로 잘라 연 다음 뇌도 꺼냈다. 그 사이 병리의는 뒤쪽 작업대에서 병리사가 적출해 낸 장기 조직의 무게를 재고 검사한 다음 현미경 및 그밖의 검사를 위한 표본을 채취했다.

그 모든 과정에도 불구하고 작업이 모두 끝난 후의 환자의 모습은 놀라울 정도로 감쪽같았다. 그건 인정하지 않을 수 없었다. 병리사가 통상적인 해부법을 따라 두개골 절개선을 환자의 귀 뒤로 냈기 때문에 머리카락에 가려 전혀 보이지 않았다. 또한 흉부와 복부 절개선을 잘 맞춰 닫은 다음 7번 봉합사로 촘촘하게 꿰맸다. 내 환자는 몸통 가운데가 약간 꺼진 것 외에는 전과 거의 같아 보였다. (표준 부검동의서에는 검사 및 연구를 위해 병원에 장기 보관을 허용하는 내용이 포함되어 있다. 이 통상적이고 오래된 관행이 영국에서 크게 논란을 일으켰던 적이 있는데, 당시 영국 언론은 이를 가르켜 '장기 탈취'라고 매도했다. 하지만 미국에서는 아직까지 일반적으로 용인되고 있다.) 실제로 대부분의 유가족들은 부검 후에도 오픈 캐스킷 장례식을 거행한다. 장의사들이 충전재를 채워 넣어 시체의 모양을 복원시키기 때문에 다 해 놓고 나면 부검을 했는지도 잘 모른다.

하지만 그런 일을 하기 위해 유가족의 동의를 구할 때가 되면 여러 이미지들이 모두의 마음을 짓누른다. 요청하는 의사의 마음도 덜하지 않다. 이 문제에 대해 냉정하고 초연한 태도를 취하고자 애쓰지만 슬그머니 회의가 드는 것은 어쩔 수가 없다.

내가 부검을 요청해야 했던 처음 몇 환자들 중에 75세의 퇴직한 뉴잉글랜드 출신의 의사가 있었다. 그는 어느 겨울밤 내가 지켜보는 가운데 사망했다. 헤로도터스 사익스 씨(본명은 아니지만 얼추 비슷하다.)는 복부 대동맥류 파열과 염증으로 급히 병원으로 실려와 응급수술을 받았다. 수술도 무사히 끝나고 꾸준히 잘 회복되고 있었는데, 수술 후 18일째에 갑자기 혈압이 뚝 떨어지고 복부 배액관에서 피가 쏟아져나왔다. "대동맥 기부가 터진 모양이군." 담당의가 말했다. 염증이 발생한 대동맥을 제거하고 봉합한 부분이 잔류 염증으로 약화되어 터진 게 분명했다. 재수술을 해 교정할 수도 있었지만 회복 가능성이 너무 낮았기 때문에 담당의는 환자가 더 이상의 수술을 원하지 않을 것이라고 생각했다.

그가 맞았다. 더 이상 수술은 받지 않겠다고 사익스 씨는 내게 말했다. 이제 임종만 남았다. 우리는 그의 부인에게 연락을 취했다. 2시간 정도 떨어진 친구집에서 지내고 있던 부인은 즉시 병원을 향해 출발했다.

자정 무렵이었다. 나는 조용히 누워서 피를 흘리고 있는 사익스 씨 옆을 지키고 앉아 있었다. 두 팔은 양옆에 맥없이 늘어져 있었지만 그의 눈에는 두려움이 없었다. 나는 이 시간쯤이면 거의 텅 비었을, 끝이 보이지 않는 6차선의 매스 파이크(매사추세츠 턴파이크 유료고속도로)를 떨리는 가슴을 부둥켜안고 정신없이 달려오고 있을 그의 부인의 모습을 상상했다.

사익스 씨는 버텨내고 있었다. 새벽 2시 15분, 마침내 부인이 당도했다. 남편의 모습을 보고 얼굴이 백짓장 같아졌지만 침착함을 잃지 않았다. 부인은 조용히 다가와 남편의 손을 두 손으로 감쌌다. 그녀가 꼭 쥐자 그도 마주 쥐어 왔다. 나는 둘만의 시간을 갖도록 자리를 비켜 주었다.

2시 45분, 간호사가 불렀다. 나는 청진기를 대 보고 부인에게 운명하셨다고 말했다. 남편과 마찬가지로 부인도 양키 특유의 강한 자제력을 갖고 있었지만, 결국 손으로 얼굴을 가리고 소리죽여 울기 시작했다. 갑자기 조그맣고 연약해 보였다. 같이 왔던 친구가 와서 그녀의 팔을 부축해 밖으로 데리고 나갔다.

사인을 확인하고 우리의 오류를 찾아내기 위한 수단으로 우리는 모든 사망환자들에 대해 부검을 요청하도록 교육받는다. 따라서 지금 이 순간, 부인이 충격으로 상심하고 정신없는 이 순간에 나는 부검을 요청해야 했다. 하지만 이건 확실히 부검이 무의미한 사례라는 생각이 고개를 들었다. 우리는 무슨 일이 생겼는지 이미 알고 있었다. 끈덕지게 남아 있던 염증으로 인한 파열이 원인이었다. 우리는 사인을 확신했다. 그런 그를 다시 파헤쳐서 얻을 것이 뭔가?

그래서 나는 사익스 부인을 그냥 가게 됐다. 중환자실 이중문을 걸어나가는 그녀를 붙잡을 수도 있었다. 나중에 전화로 물어볼 수도 있었다. 하지만 그러지 않았다.

나의 이러한 사고방식이 의료계에 보편화된 모양이다. 의사들이 부검을 거의 시도하지 않아, 최근 《미국의학협회지Journal of the American Medical Association》는 '반(反)부검 풍조에 대한 전쟁'을 선포할 필요를 두 차례나 느꼈다고 한다. 가장 최근의 통계에 따르면 전체 사망환자의 10% 미만에 대해서만 부검이 행해졌으며, 대부분의 병원에서는 아예 부검을 하지 않는다고 한다. 이는 극적인 방향전환이다. 20세기만 해도 대체로 의사들이 대다수의 사망환자들에 대해 부검동의를 열심히 얻어냈다. 그렇게 되기까지는 몇 세기가 걸렸다. 케네스 아이저슨Kenneth Iserson이 그의 훌륭한 연감 《죽음에서 티끌로Death to Dust》에 적은 대로 부검의 역사는 2,000년이 넘는다. 하지만 그 역사의 대부분 동안 부검은 거의 행해지지 않았다. 종교들이 부검을 허락했던 것은 대체로 법의학적 목적이 있을 때뿐이었다. 이슬람교, 신도(神道), 유대교, 그리스 정교회는 아직도 부검에 상을 찡그린다. 로마의 의사 안티스티우스는 BC 44년 줄리어스 시저의 사체를 대상으로 기록상 거의 최초의 검시를 실시, 흉부의 치명적인 최후 일격을 포함해 23개의 자상 상처를 기록했다. 1410년, 카톨릭교회는 교황 알렉산더 5세의 부검을 지시했다. 후계자가 독살한 것인지 판가름하기 위함이었으나 독살에 대한 증거는 명백하게 나타나지 않았다.

반면, 신세계인 미대륙에서의 기록상 최초의 검시는 사실상 종교적인 이유로 행해졌다. 1533년 7월 19일, 에스파뇰라(현 도미니카 공화국) 섬에서 가슴 아래쪽이 붙어서 태어난 쌍둥이 여아의 영혼이 하나인가 둘인가 알아보기 위해 부검이 실시되었다. 쌍둥이는 출산 당시에는 살아 있었으며 신부는 그들을 별개의 두 영혼으로 간주해 세례를 해 주었다. 그로 인해 신부의 판단의 적절성에 대한 논쟁이 일어났고, '쌍둥이 괴물'이 생후 8일 만에 사망하자 그 문제를 해결하기 위해 부검이 지시되었다. 요한 카마초라는 검시의가 사실상 완벽하게 두 세트인 내장조직을 발견했으며, 결국 두 영혼이 살다 갔다는 판정이 내려졌다.

　하지만 교회의 구속이 완화된 지 한참 뒤인 19세기에도 서구인들은 좀처럼 자기 식구들에 대해 의학적 목적의 부검을 허용하지 않았다. 결과적으로 부검은 대개 은밀하게 행해졌다. 친지나 가족들이 나타나 반대하기 전에 환자가 사망하자마자 부검을 잽싸게 해치우는 의사들이 있었는가 하면, 매장할 때까지 기다렸다가 직접 또는 공범자를 통해 무덤에서 시체를 훔쳐다 부검을 하는 의사들도 있었다. 후자의 경우는 20세기까지 계속되었다. 일부 유가족들은 도둑 부검을 저지하기 위해 장지에 야간 파수를 세워 두기도 했다. 밤 12시부터 오전 8시까지의 근무를 뜻하는 '묘지 교대조graveyard shift'라는 단어는 그렇게 해서 생겨난 것이다. 관 위에다가 묵직한 돌을 얹어놓는 이들도 있었다. 1878년 오하이오주 콜럼버스의 한 회사는 '토피도 관'이라는 것을 만들어 팔기도 했다. 누가 관을 건드리면 관에 장착된 파이프 폭탄이 터지게 되어 있는 특수관이었다. 하지만 의사들은 굴하지 않았다. 1906년에 출판된 앰브로즈 비어스 Ambrose Bierce의 《악마의 사전 The Devil's Dictionary》은 "무덤"이란 "죽은 자가 누워서 의대생들이 오기를 기다리는 곳"이라고 정의했다.

하지만 20세기에 접어들면서 베를린의 루돌프 비르호브Rudolf Virchow, 비엔나의 카를 로키탄스키Karl Rokitansky, 볼티모어의 윌리엄 오슬러William Osler 같은 당대의 명의들이 부검 실시에 대해 대중적인 지지를 얻어내기 시작했다. 그들은 부검이 결핵의 원인을 찾아내고, 충수염 치료법을 밝혀내고, 알츠하이머병의 존재를 입증한 의학적 발견의 수단이라고 옹호했다. 또한 부검은 오진을 방지하며, 부검 없이는 의사들이 자신들의 진단이 틀린 것을 알 수 없음을 지적했다. 더욱이 당시에는 대부분의 죽음이 미스테리였기 때문에 부검으로 답을 얻을 수 있으리라는 생각이 부검 논쟁의 결말을 지었을 수도 있다. 사랑하는 이의 삶의 종료에 대해 납득할 만한 설명을 들을 수 있으리라는 기대가 크게 작용했던 것이다. 의사들이 부검을 병원에서 실시하겠으며, 고인의 존엄성을 존중하고, 흉하지 않은 부검을 하겠다는 약속을 하자 여론이 돌아섰다. 시간이 흐르면서 부검을 하지 않는 의사들이 도리어 수상쩍게 생각되었다. 2차대전 말 경, 유럽과 북미에서 부검은 사망처리의 한 과정으로 확고하게 자리잡았다.

그렇다면 부검률 하락의 원인은 뭘까? 사실 유가족들의 반대 때문은 아니다. 최근 연구들을 보면 유가족들은 아직도 그 당시의 80%에 이를 정도로 부검에 잘 동의해 준다. 그보다는 의사들이 문제였다. 한때 시체를 훔쳐 가면서까지 부검에 열의를 보였던 의사들이 아예 부검 요청을 하지도 않았다. 일각에서는 이를 떳떳치 못한 동기 때문이라고 본다. 부검은 보험처리가 되지 않기 때문에 병원에서 경비절감을 위해 부검을 회피한다거나, 의사들이 의료과실의 증거를 은폐하기 위해 의도적으로 부검을 하지 않는다는 말들이 있다. 하지만 보편적으로 행해졌을 당시에도 부검은 경비손실을 초래했고 오진을 밝혀냈다.

내가 생각하기에는 그보다는 21세기 의학의 넘치는 자신감이 부검을 하지 않게 만드는 원인으로 보인다. 내가 사익스 부인에게 남편을 부검해도 좋겠느냐고 묻지 않았던 것은 경비 때문도 부검으로 오진이 드러날 것을 겁내서도 아니었다. 오히려 반대로 오진이 드러날 가능성이 거의 보이지 않았기 때문이었다. 오늘날 우리는 MRI 촬영, 초음파 검사, 핵의학 검사, 분자적 검사, 그밖에도 수많은 첨단 검진법과 기기로 무장하고 있다. 환자가 사망했을 때 우리는 이미 사인이 무엇인지 안다. 사망원인을 알아내기 위해 굳이 부검을 할 필요가 없는 것이다.

아니, 그렇게 생각했다. 그런데 그런 내 생각을 바꿔 놓은 사례가 있었다.

그는 구렛나루를 기른 유쾌한 성격의 60대 남자환자였다. 엔지니어였는데 퇴직하고 나서 화가로 성공을 거뒀다고 했다. 이름은 졸리 씨라고 하자. 늘 유쾌하고 즐거운 사람이었으니까. 그는 소위 혈관병 환자였다. 그의 몸속 동맥은 병들지 않은 데가 없어 보였다. 식습관 때문인지 유전 때문인지 아니면 흡연 때문인지 그는 지난 10여 년간 심장마비를 한 차례 일으켰고, 복부 대동맥류 교정수술을 두 번 받았으며, 다리 동맥혈관이 막혀 다리혈관우회술을 네 번이나 받았고, 동맥경화로 좁아진 혈관을 넓히기 위해 수차례의 풍선 확장술을 받았다. 그럼에도 불구하고 그는 자신의 운명을 비관적으로 보는 법이 없었다. "에이, 그 정도 갖구 불행해하면 안 되지." 그는 그렇게 말하곤 했다. 그에게는 훌륭한 자녀들과 사랑스러운 손주들이 있었다. "맞다, 마누라도 있지." 그가 이렇게 깜박했었다는 듯 덧붙이면 옆에 앉아 있던 그의 부인은 짐짓 눈을 흘겼고 그는 이를 드러내고 히죽 웃곤 했다.

졸리 씨는 다리 상처의 염증 치료 때문에 입원했다. 하지만 그는 곧 울혈성 심부전을 일으켰고, 결국 폐수종까지 되었다. 호흡곤란이 심해져 중환자실로 옮겨 삽관하고 인공호흡기를 달아야 했다. 이틀 입원 예정이었는데 2주일이 되도록 못 나가고 있었다. 하지만 심장약을 바꾸고 이뇨제 처치 후 심부전 증세도 가라앉고 폐도 회복되었다. 화창한 일요일 아침 그는 침대에 기대 누워 자력으로 호흡하면서 천장에 매달린 TV에서 나오는 모닝쇼를 보고 있었다. "회복이 아주 잘 되고 계세요." 내가 말했다. 나는 그에게 오후쯤 일반병동으로 옮기게 될 것이라고 말해 주었다. 그리고 아마 하루이틀 안에 퇴원하게 될 거라고.

두 시간 후, 스피커에서 코드블루 응급상황을 알리는 방송이 나왔다. 중환자실로 갔더니 간호사가 졸리 씨 위로 몸을 구부리고 흉부압박을 하고 있었다. 화가 치밀어 나도 모르게 육두문자가 튀어나왔다. 내내 상태가 좋았는데, TV를 보다가 갑자기 쇼크를 받은 얼굴로 벌떡 일어나더니 곧 도로 쓰러져서는 반응이 없다고 간호사가 설명했다. 처음에는 모니터상에 심장박동이 잡히지 않는 부전수축이었다가, 심장박동은 돌아왔는데 맥박이 잡히지 않았다. 일단의 의료진이 작업에 착수했다. 나는 그에게 관을 삽입해 수액을 공급하고, 에피네프린epinephrine을 주입시키고, 담당의사 집으로 연락하라고 시키고, 아침 검사결과를 확인시켰다. 엑스레이 기사가 휴대용 엑스레이로 가슴 사진을 찍었다.

나는 머릿속으로 가능한 유발요인을 대충 훑어봤다. 그리 많지 않았다. 폐 허탈일 가능성이 있으나 청진기로 들어 봤을 때 숨소리도 양호했고 엑스레이 사진에도 이상이 없었다. 다량의 혈액 유실 가능성이 있었으나 복부가 팽창되지도 않았으며, 너무 급작스럽게 악화된 터라 해당이 안 됐다. 혈액의 극산성화 때문에 그런 현상이 일어나는 경우도 있지만 검사결과를 보면 그건 아니었다. 혹시 심장 압진인가? 심장 압진은 심장 또는 심장 외막의 파열로 인해 혈액이 심낭 안에 축적되어 일어나는 심장의 급성 압박증세이다. 나는 6인치 길이의 척수침을 주사기에 끼우고 흉골 아래 피부에 주사를 찔러넣어 심장낭의 수액을 빼 보았다. 하지만 피가 섞여 나오지 않았다. 그렇다면 남은 가능성은 폐색전증뿐이었다. 혈전, 즉 응고된 핏덩어리가 떨어져서 심장을 거쳐 폐로 가는 동맥을 막아 버림으로써 갑자기 사망을 초래하는 무서운 합병증이다. (연구결과에 의하면 폐색전증이 발생한 경우 약 10%는 1시간 이내에 사망한다). 그렇다면 손 쓸 방도가 없다.

나는 나가서 담당의에게 전화로 얘기한 다음, 막 당도한 치프 레지던트에게도 얘기했다. 색전증이 유일하게 논리적인 설명이라는 데 의견을 같이했다. 나는 방으로 돌아가 코드블루를 해제시키고 "사망 시각, 오전 10시 23분."이라고 선언했다. 그리고 그의 집으로 전화를 걸어 부인에게 남편의 상태가 갑자기 악화되었으니 병원으로 오시라고 했다.

이건 일어나서는 안 될 일이었다. 틀림없었다. 나는 단서를 찾기 위해 기록을 꼼꼼히 살펴보았다. 그리고 한 가지 단서를 찾아냈다. 전날 실시한 검사에서 혈액 응고속도가 좀 느려 보였으나 심각하지는 않았는데, 중환자실 의사 하나가 그걸 바로잡겠다고 비타민 K 투여를 지시했던 것이었다. 비타민 K 투여시 자주 일어나는 부작용 중 하나가 바로 혈전 형성이었다. 나는 화가 머리끝까지 치밀었다. 비타민 투약은 전적으로 불필요한 조치였다. 검사기록 수치만 좀 달라지는 것뿐이다. 치프 레지던트와 나는 그 의사에게 심한 비난을 퍼부었다. 거의 환자를 죽였다고 몰아세운 거나 마찬가지였다.

졸리 씨 부인이 도착했고, 우리는 그녀를 조용하고 한적한 보호자실로 데리고 갔다. 그녀의 얼굴에서 나는 이미 최악의 사태를 각오하고 있음을 느낄 수 있었다. 우리는 폐색전증으로 심장이 갑자기 멈췄다고 말하고, 우리가 처방한 약이 원인이 되었을 수 있다고 얘기했다. 나는 그녀를 남편에게로 데려가 둘만 남겨두고 나왔다. 잠시 후 나온 그녀는 얼굴이 눈물로 얼룩져 있었으며 손을 떨고 있었다. 그런데 다음 순간, 놀랍게도 그녀는 우리에게 감사하다고 했다. 우리들 덕분에 남편과 몇 년 더 함께 할 수 있었다는 것이다. 그녀 말이 맞을 수도 있다. 하지만 우리들 가운데 어느 누구도 우리가 잘했다고 생각하는 사람은 아무도 없었다.

나는 부인에게 의무적인 질문을 했다. 부검을 하려면 부인의 동의가 필요하다고 말했다. 사인은 이미 알고 있지만 부검으로 확인하려 한다고 했다. 그녀는 잠시 생각해 보더니 부검이 우리한테 도움이 된다면 해도 좋다고 말했다. 나는 그래야 하기 때문에 그렇게 말하기는 했지만, 사실 확신이 있었던 것은 아니었다.

다음날 아침, 수술실 배정이 없었던 나는 부검을 참관하러 내려 갔다. 졸리 씨의 몸은 이미 해부대 위에 올려져 있었으며, 팔은 아무렇게나 벌려져 있고 흉부와 복부 모두 열어젖혀져 있었다. 나는 가운과 장갑, 마스크를 착용하고 가까이 다가갔다. 병리사가 윙윙거리는 전기톱으로 늑골 좌측을 절단하기 시작하자 크랭크실 기름처럼 끈끈한 검붉은 피가 뚝뚝 새어나오기 시작했다. 의아한 생각이 들어 병리사를 도와 흉곽을 들어 보았다. 좌측 흉강이 피로 가득차 있었다. 나는 폐동맥을 손으로 짚어가며 색전된 부분을 찾아보았으나 혈전은 없었다. 색전증이 아니었다. 3리터 분량의 피를 석션해 내고 좌측 폐를 들어올렸더니 답이 나왔다. 흉부 대동맥이 정상보다 거의 세 배나 확장되어 있었고 반 인치 지름의 구멍이 나 있었다. 졸리 씨는 대동맥류가 파열되어 출혈과다로 급사한 것이었다.

나는 비타민 투여 문제로 심하게 비난했던 의사를 찾아가 사과하고 나서 도대체 어떻게 그런 걸 놓칠 수 있었는지 며칠 동안 곰곰이 생각해 보았다. 졸리 씨의 옛날 엑스레이 사진들을 훑어보다 보니 이제야 대동맥류의 기미가 어렴풋하게 보였다. 하지만 우리 중 그 누구도, 심지어 방사선과 전문의도 집어내지 못했다. 발견했다 하더라도 염증과 심부전증을 치료하고 몇 주 지날 때까지 그에 대해 어떤 조치를 취할 생각을 하지 못했을 것이고, 그때쯤이면 너무 늦었을 것이다. 하지만 사인에 대해 그렇게 자신했었는데 이렇게 틀릴 수 있다니, 너무 당혹스러웠다.

가장 이해할 수 없는 부분은 코드블루 당시 찍었던 마지막 흉부 엑스레이 사진이었다. 가슴에 피가 그렇게 꽉 차 있었다면 좌측 폐 쪽에 약간이라도 희뿌옇게 음영이 보였어야 했다. 하지만 필름을 꺼내 다시 들여다봐도 그런 것은 전혀 보이지 않았다.

부검으로 사인에 대한 중대한 오진이 드러나는 경우는 얼마나 될까? 예전의 나라면 기껏해야 1, 2% 정도로 드물게 일어날 것이라고 추측했을 것이다. 하지만 1998년과 1999년에 행해진 세 연구에 따르면 그 수치는 약 40%에 달한다고 한다. 부검 연구를 광범위하게 검토한 결과, 오진된 사례 중 약 3분의 1은 적절한 처치를 했더라면 환자가 살 수 있었다는 결론이 내려졌다. 《미의학협회지》의 전 편집장이자 병리학자인 조지 런드버그George Lundberg는 이에 대해 주의를 환기시키는 데 누구보다 많은 노력을 기울였다. 그가 한 가지 매우 놀라운 사실을 예리하게 지적했다. 부검 연구에서 밝혀진 오진 발견율이 1938년 이래로 개선되지 않고 있다는 것이다.

영상의학과 진단학의 놀라운 진보에도 불구하고 사망환자 다섯 중 둘은 진단이 잘못되고, 많은 세월이 지났음에도 이것이 개선되지 못하고 있다는 사실은 받아들이기 힘들었다. 그 사실이 정말 맞는지 확인해 보기 위해 하버드대 의사들이 간단한 조사를 실시했다. CT(컴퓨터단층촬영), 초음파 검사, 핵 스캔 및 그밖의 진단기술들이 도입되기 전인 1960년과 1970년의 병원기록에서 부검을 통해 오진이 밝혀진 횟수를 조사하고, 그러한 기술들이 광범위하게 보급된 후인 1980년의 기록과 비교해 보았다. 그 결과 전혀 개선된 점이 없음이 확인되었다. 10년의 세월이 흘렀는데도 의사들은 치명적인 감염 사례의 4분의 1을 놓쳤으며, 심장마비 사망환자의 3분의 1, 그리고 폐색전증의 3분의 2를 찾아내지 못했다.

대부분의 경우 기술이 부족해서가 아니었다. 그보다는 의사들이 애당초 그 방향으로 가닥을 잡지 못했기 때문인 경우가 많았다. 잡아낼 수 있는 완벽한 검사법과 영상기술이 있었지만 그 검사나 촬영을 지시하지 않았던 것이다.

철학자 사무엘 고로비츠Samuel Gorovitz와 알라스데어 맥킨타이어 Alasdair MacIntyre는 1976년의 공동논문에서 오류의 본질을 탐구했다. 예를 들어, 기상학자는 허리케인이 어디에 상륙할지 왜 정확하게 예측하지 못하는 걸까? 고로비츠와 맥킨타이어는 세 가지 이유가 있을 수 있다고 봤다. 첫째는 무지였다. 허리케인의 준동 방식에 대해 과학은 어쩌면 제한된 지식밖에 제공하지 못할 수도 있다. 두 번째 이유는 무능이었다. 지식은 활용가능한데, 담당 기상예보관이 그 지식을 적절하게 적용하지 못한 것이다. 이 두 가지는 극복할 수 있는 오류의 원인들이다. 우리는 과학이 무지를 정복하고 훈련과 기술을 통해 인간의 무능을 극복해 낼 수 있다고 믿는다. 그러나 이들 철학자들이 말하는 오류의 세 번째 원인은 극복할 수 없는 종류로, 그들은 이를 '필연적 오류necessary fallibility' 라 불렀다.

과학과 기술이 제공해 줄 수 없는 지식의 종류가 있을 수 있다는 것이 그들의 주장이었다. 만일 우리가 과학에게 어떤 것(예를 들면 허리케인)이 일반적으로 어떻게 움직이는지 설명하는 선을 넘어 특정한 것(이를 테면 사우스 캐롤라이나 연안에 목요일에 상륙한 허리케인)이 어떻게 움직일 것인지 정확하게 예측하라고 한다면 그것은 과학이 할 수 있는 범위를 넘어선 지나친 요구일 것이다. 허리케인이라고 해도 똑같은 허리케인은 없다. 모든 허리케인이 예측가능한 준동 방식을 따라 움직이기는 하지만, 각각의 허리케인은 예기치 않은 무수한 통제불능의 환경요인에 의해 계속적으로 발달된다. 특정 허리케인이 어떻게 움직일 것인가를 정확히 예측하려면 세상 모든 것을 세세한 부분까지 속속들이 완벽하게 파악해야 한다. 한마디로, 전지(全知)해야 한다.

그렇다고 무언가를 예측한다는 것 자체가 불가능하다는 건 아니다. 많은 일들이 완벽하게 예측가능하다. 고로비츠와 맥킨타이어는 불에 넣은 각얼음의 예를 들었다. 각얼음은 성질도 단순하고 모양도 똑같기 때문에 완벽한 확신을 가지고 모든 각얼음이 녹을 것이라고 예측할 수 있다. 하지만 어떤 사람의 몸 안에서 정확하게 어떤 일이 벌어지고 있는지 추측한다고 할 때, 사람은 과연 각얼음에 가까울까 허리케인에 가까울까?

자정 무렵인 지금 나는 응급실에서 환자를 보고 있으며, 그녀가 각얼음이라고 말하고 싶다. 무슨 말인가 하면, 그 환자의 몸속에서 무슨 일이 벌어지고 있는지 알 수 있으며, 관련된 모든 특성을 식별해낼 수 있다고 믿고 싶다는 뜻이다. 나는 내가 그 환자를 도울 수 있다고 믿는다.

샬롯 두빈 씨(가명)는 49세의 여자환자로 이틀 동안 복통이 있어 내원했다. 환자가 있는 방의 커튼을 열고 들어서는 순간부터 나는 환자를 관찰하기 시작했다. 그녀는 들것 옆 의자에 다리를 꼬고 앉아 있었으며, 담배에 절은 목소리지만 활기찬 목소리로 인사를 했다. 겉보기에는 아파 보이지 않았다. 배를 움켜잡고 있지도 않았다. 말할 때 고통으로 헐떡거리지도 않았다. 안색도 괜찮았다. 열로 달아오르거나 창백하지도 않았다. 어깨길이의 갈색머리는 잘 빗질되어 있었으며, 입술에는 빨간색 립스틱이 깔끔하게 발라져 있었다.

처음에는 가스가 찬 것처럼 배가 살살 당기는 정도였다고 했다. 하지만 시간이 흐르자 한 군데가 찌르는 것처럼 아파 왔다고 하면서 우측 하복부의 한 지점을 가리켰다. 설사가 났고 계속 요의가 느껴졌다. 열도 없었고 구토증도 없었다. 오히려 배가 고프다고 했다. 이틀 전에 펜웨이파크(보스턴 레드삭스 구장)에서 핫도그를 먹었으며, 그 며칠 전에는 동물원에서 특이한 새들을 구경했다면서 그런 것들이 지금의 증상과 무슨 관련이 있느냐고 물었다. 장성한 자녀가 둘 있고, 마지막 생리는 석 달 전이었으며, 담배는 하루에 반 갑씩 피웠다. 전에는 헤로인을 했지만 지금은 완전히 끊었다고 했다. 한때 간염을 앓은 병력이 있고, 수술은 받아본 적이 없었다.

나는 복부 촉진을 했다. 어떤 것일 수도 있었다고 나는 생각한다. 식중독, 바이러스, 충수염, 요로 감염, 난소낭종, 임신, 어느 것이든 가능성이 있다. 환자의 복부는 팽만감 없이 부드러웠고, 특히 우측 하복부의 한 부분에 압통이 있었다. 그 부분을 누르자 손가락 밑에서 반사적으로 근육이 긴장하는 것이 느껴졌다. 골반 검사를 한 결과 난소에는 이상이 없어 보였다. 나는 몇 가지 검사를 더 지시했다. 백혈구 수치는 다시 높아졌고 소변검사 결과도 이상이 없었다. 임신 시약검사는 음성으로 나왔다. 나는 또 복부 CT 촬영도 지시했다.

나는 환자에게 무슨 문제가 있는지 알아낼 수 있다고 확신했다. 하지만 가만 생각해 보면 그건 이상한 신념이다. 전에 한번도 본 적이 없는데도 나는 그녀를 내가 진찰한 다른 이들과 같다고 생각하고 있었다. 그런데 정말 그럴까? 사실을 말하자면, 내가 본 환자 중에 간염을 앓았던 병력에, 마약을 상용한 적이 있고, 최근에 동물원에 갔었으며, 펜웨이 프랑크 소시지를 먹었고, 이틀간 우측 하복부에 경미한 통증이 있어 병원을 찾아온 49세 여자환자는 없었다. 하지만 그래도 나는 믿었다. 우리는 날마다 사람들을 수술실로 데려가 복부를 열지만 대체적으로 말해 우리가 발견하게 될 것이 무엇인지 안다. 뱀장어나 딱딱거리는 조그만 기계나 파란색 액체 풀이 아니라 창자 사리가 가운데 떡 버티고 있고 한쪽에는 간, 그 반대편에는 위, 아래쪽에는 방광이 있다. 물론 유착이 있는 환자, 염증이 있는 환자 등 개인에 따라 차이가 있기는 하다. 하지만 우리는 그런 것들을 또 수천 가지로 분류하여 통계학적 단면도를 그려냈다.

나는 충수염 쪽으로 기울어지고 있었다. 통증 부위가 들어맞았고 증상의 타이밍, 검사결과, 백혈구 수치 모두 내가 전에 본 충수염 증상과 맞아떨어졌다. 그런데 배가 고프단다. 아파 보이지도 않고 멀쩡하게 걸어다니는 것도 심상치 않아 보였다. 나는 판독실로 가 어둠속에 서서 방사선과 의사 어깨너머로 모니터의 복부 영상 이미지들을 봤다. 방사선과 의사가 회색 지방층에 둘러싸인 두툼한 벌레 모양(원래는 가늘고 길쭉함)의 충수(충양돌기)를 가리켰다. 충수염이군, 그가 자신있게 말했다. 나는 당직 스태프 선생에게 전화해서 우리가 발견한 것을 얘기했다. "수술실 잡아." 그가 말했다. 충수절제 수술을 하라는 것이다.

이번 것은 정말 확실했다. 하지만 비슷한 사례였는데 열어 보니 충수가 멀쩡했던 경우들도 있었다. 수술 그 자체는 일종의 부검이다. 해부하여 검사한다는 뜻의 '부검(剖檢)'은 말 그대로 '열어서 보는 것'을 의미한다. 우리의 진보된 지식과 기술에도 불구하고 우리는 종종 허를 찔린다. 내내 단서를 못 잡는 바람에 진짜 실수를 했음이 드러나는 경우도 있고, 다 제대로 했음에도 불구하고 결과적으로 틀리는 경우도 있다.

산 사람이든 죽은 사람이든 보기 전까지는 알 수 없다. 사익스 씨 같은 경우도 봉합한 부분이 터진 건지, 아니면 전혀 다른 부분에서 출혈이 된 건지 알 수 없다. 의사들은 더 이상 그런 질문을 하지 않는다. 해 봤자 괴로운 건 마찬가지기 때문에 사람들도 우리를 그냥 내버려두고 싶어하는 것 같다. 1995년 미국립보건통계센터는 부검 통계 수집을 완전히 중단했다. 이제 부검이 얼마나 드물게 행해지는지도 알 수 없게 되었다.

사람들의 몸속을 들여다본 경험을 바탕으로 나는 인간은 허리케인과 각얼음의 중간이라고 결론을 내렸다. 어떤 점들은 영원히 불가사의지만 그 이외의 것들은 충분한 과학지식과 철저한 검사를 통해 완전히 이해할 수 있다고 보기 때문이다. 인간 지식의 한계에 도달했다고 생각하는 것은 모든 것을 알 수 있다고 생각하는 것만큼이나 어리석은 생각이다. 우리는 아직 더 나아질 수 있다. 우리는 죽은 자에 대해서도 질문할 수 있으며, 우리의 명쾌한 확신이 틀릴 수도 있다는 사실을 깨달음으로써 더 나아질 수 있다.

유아 사망 미스테리

1949년부터 1968년 사이, 필라델피아의 여인 마리 노에한테서 태어난 열 명의 아이들이 모두 하나씩 차례로 사망했다. 하나는 사산이었고, 하나는 출생 직후 병원에서 사망했다. 하지만 나머지 여덟은 아기 때 집 침대에서 숨을 거뒀다. 새파랗게 질려 축 늘어져 있거나 숨이 막혀 헐떡거리는 것을 발견했다고 노에는 말했다. 당시 가장 명망높은 병리학자들을 포함한 의사들은 여덟 명의 아기들이 침대에서 돌연사한 이유를 찾아내지 못했다. 매번 부검도 실시되었다. 범죄 가능성이 유력하게 검토되었으나 증거가 없었다. 후에 의학계는 건강해 보이던 수천 명의 유아들이 매년 침대에서 영문 모르게 사망하는 현상을 의학적으로 인정하고, 이를 유아돌연사증후군 SIDS, Sudden Infant Death Syndrome라고 명명했으며, 노에의 아기들의 죽음도 이에 해당한다고 인정했다.

하지만 한 집에서 여덟 명의 아기가 영문 모르는 죽음을 당했다는 것은 쉽게 납득되지 않는 일이었다. 마리 노에는 세상 어느 어머니보다 많은 아기를 잃었다. 사람들은 의사들에게 부검 보고서에 적힌 '사인 불명' 이상의 것을 기대한다. 30년 후, 그들이 마침내 뭔가 해내는 것 같았다. 1998년 8월 4일, 필라델피아의 지방검사 린

에이브럼Lynne Abraham은 새로운 의학적 증거를 언급하면서 노에가 자신의 아이들을 베개로 질식사시켰다고 주장했다. AP통신사와의 인터뷰에서 에이브럼 검사는 "과학이 해묵은 미결 사건을 해결했다."고 말했다. 그는 당시 70세였던 노에를 8건의 1급 살인혐의로 기소했다.

에이브럼 검사의 주장은 나를 어리둥절하게 했다. 그녀는, 아니 '과학'은 어떻게 그 아기들의 죽음이 SIDS가 아니라 살인이었다고 단정지을 수 있었을까? 과학의 가장 큰 매력 중 하나는 불확실성을 없앤다는 것이다. 하지만 진실은 그것이 답해 주는 것만큼이나 많은 질문을 제기하는 법. 이번 상황도 예외가 될 것 같지는 않았다. SIDS는 사실 어떤 질병이 아니라 우리 시대 의학의 불가사의 중 하나에 의사들이 갖다붙인 이름이다. 부검에서 사인을 찾지 못한 유아돌연사는 모두 SIDS라고 한다. 그러한 경우, 보통 건강하던 아기가 침대에서 죽은 채로 발견된다. 사망 전에 울음소리도 내지 않는다. 사망한 아이는 주먹을 꼭 쥐고 있거나 입에 거품을 물고 있기도 하고, 코와 입에서 피가 섞인 수액이 흘러나오는 경우도 있다. 유아돌연사의 90%는 생후 6개월 이전의 유아에 발생하지만, 그보다 큰 아기들도 갑자기 예기치 않게 사망할 수 있다.

아기들이 이유없이 그냥 호흡을 중단한다는 초기 SIDS 이론은 불신되었으며, 두 가지 신빙성 있는 연구결과가 나왔다. 푹신한 침구와 엎어재우기가 아이의 돌연사 위험을 증대시킨다는 것이다. 아기를 침대에 눕힐 때 바로 또는 옆으로 눕히도록 부모들을 교육하는 캠페인의 성공은 4년의 기간에 걸쳐 SIDS 사망이 38%나 감소한 것과 관련이 있다. 어쩌면 SIDS는 알고 보면 스스로 몸을 뒤집지 못하는 아기들이 침구에 질식해 사망하는 어이없는 사고일 수도 있다. 검사의 발표로 SIDS와 질식 살해를 어떻게 정확하게 구별하는지에 대해 의문이 제기되었다. 특히 노에의 아기들의 경우는 처음 부검에서도 무력이 사용된 흔적이 발견되지 않은 데다가 시체는 뼈만 남은 상태였다. 내가 문의해 본 법의학자들과 아동학대 전문가들은 SIDS와 질식 살해를 구별할 수 있는 새로운 검사법이나 검시상의 뚜렷한 구분법은 없다고 확인해 주었다. 그렇다면 노에를 기소한 실제 근거는 무엇이었을까?

검찰 발표 직후 나는 여기저기에 전화를 걸어 그 사건에 관련된 여러 사람들에게 물어보았다. 아무도 기소 이유에 대해 답해 주지 않았다. 하지만 익명을 약속하자 한 관리가 살인행위를 뒷받침할 만한 직접적인 증거는 없음을 시인했다. 1997년 10월, 《필라델피아 *Philadelphia*》라는 잡지사 기자가 노에의 아기들에 대한 기사를 쓰려고 조사를 시작한 것이 계기가 되었다. 필라델피아 경찰 살인사건 전담반 수사관들은 그 사건에 대해 수사를 재개하기로 결정하고, 검시관실에 이전의 검시에 대한 재조사를 요청했다. 실제로는 입수 가능한 검시 보고서(하나는 분실됨)와 사망진단서, 수사보고서를 재검토하는 수준이었다. 검시의들은 질식에 대한 물리적 흔적이나 단서를 발견하지 못했으며, 혈액이나 그밖의 검사결과가 간과되었다는 증거도 찾지 못했다. 이전의 병리학자들과 똑같이 그들은 한 집에서 일어난 여덟 명의 유아사망에 대해 신체적 상해 증거는 찾지 못하고, 다만 사망 당시 유일한 목격자였던 엄마에 대해 심증만 갖고 있었다. 다만 한 가지 차이가 있다면, 이번에는 그 패턴 자체가 사망 방식이 살인임을 말해 준다고 단언하기를 주저하지 않았다는 것이다.

다른 많은 경우에도 마찬가지지만 아동학대 사건에서 과학은 종종 정황 증거만을 제공한다. 물론 때때로 진단에 필요한 직접적이고 설득력 있는 증거들도 발견된다. 담뱃불로 인한 것이라고밖에 볼 수 없는 덴 자국, 옷걸이 형태가 남은 타박상 상처, 뜨거운 물에 발을 넣고 빼지 못한 데서 생긴 균일한 양말 모양의 화상 등이 그것이다. 전에 얼굴에 심한 화상을 입고 자지러지게 울던 생후 2개월 된 남자아이를 본 적이 있다. 아이 아빠는 목욕시키다가 잘못해서 뜨거운 물 수도꼭지를 트는 바람에 그렇게 됐다고 했다. 하지만 아이의 화상에는 물이 튄 모양이 나타나지 않았기 때문에 우리 의료진은 아동학대를 의심하게 되었다. 우리는 손상부위가 또 있는지 확인해 보기 위해 아이의 전신 엑스레이 사진을 찍었다. 다섯 개 내지 여덟 개의 늑골 골절과 양다리 골절이 보였다. 일부는 몇 주 전에 생긴 것이고 일부는 새로 생긴 것이었다. 유전 및 교원질 연구학상으로 볼 때 그와 같은 대규모 손상을 설명할 수 있는 골질 및 신진대사 이상의 가능성은 전무했다. 아동학대의 확실한 증거가 나타났으므로 아이는 부모에게서 격리보호되었다. 하지만 그때도, 심리에서 내 증언이 말해 주듯, 우리가 찾아낸 증거로는 부모 중 어느 쪽이 아이에게 위해를 가했는지 집어낼 수 없었다. (최종적으로 아이 아버지를 범인으로 지목해 배심원들로 하여금 아동학대중죄로 감옥에 보내게 한 것은 경찰 수사팀에서 한 일이었다.) 대부분의 경우는 학대받은 흔적이 신체상으로 그렇게 명확하게 보이지 않는다. 때문에 사회복지

과나 경찰에 신고할지 말지를 판단할 때 막연한 지표에 의존하는 경우가 많다. 보스턴 아동병원에서 내린 지침을 보면, 예를 들어 타박상, 안면 열상, 장골 골절이 있을 경우 일단 아동학대 가능성을 의심하도록 지시하고 있다. 하지만 그것만으로는 부족하다. 결국 의사들은 부모들의 얘기에서 신체상의 증거가 말해 주는 것 이상을 찾아내고자 한다.

몇 년 전, 집 놀이방에서 잘 놀던 한 살배기 딸아이 해티가 갑자기 찢어지는 듯한 비명을 내질렀다. 아내가 달려가 봤더니 아이는 바닥에 널부러져 있고 오른쪽 팔꿈치와 손목관절 중간이 골절이 된 것처럼 꺾여 있었다. 우리 부부가 최대한 근사하게 추리해 본 바로는 소파침대에 올라가려고 하다가 널빤지 사이에 팔이 끼었는데 어쩌다 당시 두 살이었던 워커한테 떠밀려 넘어진 것 같았다. 넘어지면서 팔뚝뼈가 두 동강 난 것이었다. 아이를 데리고 병원에 도착한 나는 세 사람한테 심문을 당해야 했다. 그들은 "자, 정확하게 어떻게 된 겁니까?" 하고 되풀이해서 물었다. 아이가 부모 보호 없이 혼자 놀다가 떨어져서 팔뚝이 두 동강 나는 심한 골절을 입었다는 것은 의심받을 만한 정황이라는 것을 나는 너무도 잘 알았다. 의사들은 내가 다른 아동 외상환자들의 경우에 그러듯이 부모의 설명에서 어떤 모순이나 말바꿈을 찾고 있었다. 의사들이 마치 경찰인 양 탐문을 해댈 때 부모들은 분노해서 자기 정당성을 주장하기 쉽다. 하지만 의학이 이만큼 발달했음에도 불구하고 탐문은 아직도 학대 여부를 판가름하는 중요한 진단 수단이다.

결국 내가 의사들의 우려를 불식시켰던 모양이다. 나는 핑크빛 깁스를 한 딸아이를 데리고 무사히 집으로 돌아왔다. 하지만 거기에는 나의 사회적 지위가 한몫했다고 생각하지 않을 수 없었다. 의사들은 의식적으로 그런 식의 사고를 피하려고 하지만, 그와 같은 경우에 경찰을 부를 것인지 결정할 때는 불가피하게 사회적 요소들이 잣대로 작용한다. 예를 들어 홀아버지가 아동을 학대할 위험이 거의 두 배나 되며, 영세가정의 경우 거의 16배나 학대 가능성이 높고, 불법 마약을 상용하는 모친의 3분의 1이 자녀를 학대하거나 제대로 돌보지 않는다는 사실을 우리는 익히 알고 있다. (인종은 판단 요소에 포함되지 않는다.) 그 데이터가 늘 머릿속에 들어 있는 것이다.

마리 노에의 경우에도 사회적 요소들이 그녀에게 유리하게 작용했다. 그녀는 결혼해 가정도 있고 중산층의 남부끄럽지 않은 위치에 있었다. 하지만 아이가 여덟이나 돌연사했다는 것은 분명 뭔가 수상했다. 안 그런가? 재수사 당시 관여했던 한 검시관은 병리학자들 사이에 유행하던 우스갯소리를 들려 주었다. "SIDS 사망이 하나면 비극, 둘이면 미스테리, 셋이면 살인."이라는 것이다.

하지만 진짜 답은, 패턴 자체만은 너무나 분명해 보이지만 그것만으로는 논리적인 반론을 무마시킬 수 없다는 것이다. 피츠버그의 검시관 시릴 베크트는 동료들의 중론을 거슬러 한 집에서 다수의 SIDS 사망이 발생했다고 해서 살인을 의미하지는 않는다고 단호하게 말했다. 하지만 여덟 명이나 된다는 것은 분명 수상쩍기는 하다고 했다. 어쨌든 전문가들은 이제 아이 하나를 SIDS로 잃었다고 해서 또 다른 아기를 SIDS로 잃을 가능성이 커지는 것은 아니라고 믿고 있다. 한 집에 SIDS 사망이 둘만 되어도 확실히 수사를 할 만하

다. 하지만 베크트가 말한 것처럼 한 가정에 두 건 세 건의 영문 모
를 유아사망이 있었지만 살인 가능성은 거의 없다고 판정된 경우들
이 실제로 있었다. SIDS로 사망한 유아들의 부모들은 과거에 부당
하게 비난받았다. 가장 곤란한 것은 애시당초 SIDS가 뭔지 우리가
모른다는 것이다. 우리는 몇 가지 다른 질환들을 포괄하여 유아돌
연사증후군으로 통칭하고 있는지도 모른다. 어쩌면 한 가정에서 다
수의 유아자연사가 발생할 수 있다고 증명될 수도 있다. 분명 드물
기는 하겠지만 말이다.

　종종 치명적인 아동학대도 증명하지 못하기는 하지만 그렇다고
과학이 완전히 무력한 것은 아니다. 살인에 대한 의학적 '증거'를
갖고 심문하는 경찰 취조에서 노에는 네 아이를 질식사시킨 것을
인정하고, 다른 아이들은 어떻게 됐는지 기억이 안 난다고 말했다.
그녀의 변호사는 철야심문 중에 얻어낸 자백이라며 자백의 신빙성
과 증거인정 여부에 대해 즉각 이의를 제기하고 나섰다. 하지만
1999년 6월 28일, 마리 노에는 필라델피아 민사소송 재판소에 출두
해 지팡이를 짚고 서서 2급 살인 8건의 혐의에 대해 유죄를 인정했
다. 방청석에 앉아 있던 77세된 그녀의 남편 아서는 놀라 고개만 가
로저었다.

　결국, 우리가 가진 가장 확실한 증거는 때때로 과학이 아니라 사
람들의 말이었다.

의료결정, 누가 할 것인가?

    그 환자를 처음 본 것은 수술 바로 전날로, 꼭 죽은 사람 같았다. 조셉 라자로프 씨(가명)는 침대에 누워서 두 눈은 꼭 감고 뼈가 앙상한 가슴까지 시트를 올려덮고 있었다. 사람은 잠들어 있거나 또는 마취되어 기계로 호흡을 할 때도 살아 있는지 여부가 의심되지는 않는다. 산 사람의 몸에서는 마치 열기처럼 생기가 발산되기 때문이다. 팔 근육의 긴장상태라든가 입술의 유연한 곡선이라든가 피부홍조를 보고서도 알 수 있다. 하지만 몸을 굽혀 라자로프 씨의 어깨를 가볍게 건드려 본 나는 시체를 만진 것 같은 섬뜩함에 본능적으로 멈칫해짐을 느꼈다. 안색도 창백하고 칙칙한 게 영 좋지 않았다. 두 뺨과 눈과 관자놀이는 푹 꺼지고 피부는 가면을 뒤집어쓴 것 같았다. 그중에서도 제일 이상했던 것은 베개에서 2인치 위로 머리가 뻣뻣하게 들려 있었던 것이다. 마치 사후강직이 온 것처럼 말이다.

    "라자로프 씨?" 내가 소리내 부르자 그가 눈을 떴다. 미동도 없이 묵묵히 무관심한 눈으로 나를 쳐다봤다.

    당시 나는 외과 레지던트 1년차로 신경외과팀에서 근무하고 있었다. 라자로프 씨는 전신에 암이 퍼져 있었으며 척추종양 제거수술이 예정되어 있었다. 4년차가 '동의'를 받아오라며 나를 보낸 것이다. 수술을 최종승인하는 라자로프 씨의 서명을 받아오라는 얘기였다. 그까짓 것, 휑하니 다녀오겠다고 했다. 하지만 거의 산송장 같은 환자의 모습을 보고 나니 과연 이런 사람을 수술하는 것이 옳은 일인지 의구심이 들지 않을 수 없었다.

라자로프 씨의 차트는 그의 병력을 말해 주었다. 8개월 전 그는 요통 때문에 병원을 찾았다. 담당의는 처음에는 의심스러운 부분을 찾지 못했으나 3개월 후 요통이 더 심해지자 정밀검사를 지시했다. 검사결과 종양이 간과 창자, 그리고 척추 위아래로 넓게 퍼져 있는 것이 발견되었다. 생체조직검사 결과 악성으로 판명되었다.

라자로프 씨는 이제 겨우 60대 초반으로, 오래도록 시 행정관 일을 해 온 사람이었다. 평소 당뇨기가 약간 있었고 이따금 협심증이 있었으며, 아내와 사별하고 몇 년째 혼자 사는 남자들이 보통 그렇듯 폐쇄적이고 강퍅한 데가 좀 있었다. 그의 상태는 급속도로 악화되었다. 몇 개월 만에 20킬로그램이 넘게 빠졌다. 복부의 종양이 자라면서 배, 음낭, 다리에 물이 찼다. 병으로 쇠약해진데다 통증 때문에 결국 일을 계속하는 것이 불가능해졌다. 서른몇 살짜리 아들이 그를 돌보러 옮겨왔다. 라자로프 씨는 통증억제를 위해 24시간 모르핀을 투여받았다. 의사들은 시간이 몇 주 정도밖에 안 남았을지 모른다고 그에게 말해 주었다. 하지만 라자로프 씨는 아직 그런 선고를 들을 준비가 되어 있지 않았다. 그는 여전히 일터로 돌아갈 날을 얘기했다.

그러던 와중에 몇 차례 심하게 넘어졌다. 다리가 이상하게 약해졌다. 대소변 조절도 안 됐다. 그는 다시 종양학 전문의를 찾아갔다.

사진에 암이 전이되어 흉부척수를 압박하고 있는 것이 보였다. 의사는 그를 입원시키고 방사선 치료를 한 차례 시도해 봤으나 아무 효과가 없었다. 라자로프 씨는 오른쪽 다리를 움직이지 못하게 되었고 하체가 점점 마비되어 갔다.

그에게는 두 가지 선택이 남아 있었다. 척추수술을 받는 것이 한 가지 길이었다. 수술은 병이 낫는 것과는 관계가 없었다. 수술을 하든 안 하든 길어야 몇 달밖에 살지 못할 것이다. 다만 척수손상의 진행을 막음으로써 다리와 괄약근에 약간의 힘이라도 회복시키고자 하는 최후의 방어책 같은 것이었다. 하지만 위험이 너무 컸다. 척추수술을 위해서는 흉부를 열고 폐를 허탈시켜야 했다. 회복되기까지는 무척이나 길고 힘들고 고통스러운 시간이 될 것이었다. 심장병 병력도 그렇지만 허약해진 몸 상태를 고려하더라도 무사히 수술을 끝내고 퇴원하게 될 가능성은 아주 적었다.

다른 대안은 아무것도 하지 않는 것, 즉 집으로 돌아가서 호스피스 치료를 받는 것이었다. 호스피스 치료는 그를 편안하게 해 주고 약간이나마 자신의 삶을 통제할 수 있도록 도와줄 것이다. 마비와 실금은 분명 악화될 테지만 그래도 자기 침대에서 사랑하는 이들에게 작별인사도 하고 평온하게 죽음을 맞을 수 있는 가장 좋은 길이었다.

결정은 라자로프 씨의 몫이었다.

이것은 그 자체만으로도 주목할 만한 사실이다. 십여 년 전만 해도 모든 결정은 의사들이 내렸고 환자들은 하라는 대로 따랐다. 의사들은 환자의 바람과 우선순위가 무엇인지 묻지 않았으며, 정보를 알리지 않는 경우도 다반사였고, 때로는 투약중인 약의 종류와 치료법, 진단내용과 같은 중대한 정보조차 알리지 않았다. 하다못해 환자들이 자신의 진료기록부를 보는 것조차 허락되지 않았다. 그건 환자들 소유물이 아니라고 의사들은 말했다. 환자들은 중요한 결정을 내리는 것은 고사하고 너무 약하고 이해능력이 떨어져 진실을 감당하기도 버거운 어린아이와 같다고 생각되었다. 그리고 그로 인해 환자들이 피해를 봤다. 그들은 자신이 선택하지 않은 수술을 받고, 약을 투여받고, 기계장치를 달았다. 그리고 자신이 선호했을지 모를 치료를 받지 못했다.

아버지가 이런 얘기를 해 주셨다. 1970년대, 그리고 1980년대에도 대체로 환자들이 정관 절제수술을 받으러 오면 그 수술이 의학적으로 적절하며 환자 개개인의 상황에 적합한지는 의사인 그가 판단하는 것이 상례였다는 것이다. 환자가 미혼이거나, 결혼은 했는데 아이가 없거나, 또는 '너무 젊을' 경우에는 보통 수술을 해 주지 않았다고 한다. 하지만 되돌아보니 그 환자들 모두에게 올바른 선택이었는지 확신이 안 선다고 했다. 요즘은 절대 그런 식으로 하지 않는다고 한다. 실제로 그는 지난 수년간 정관수술을 거절한 환자를 하나도 기억해내지 못했다.

의학에서 결정이 내려지는 방식에 이와 같이 획기적인 방향전환이 일어난 계기가 된 것 중에는 1984년 예일 출신의 의사이자 윤리학자인 제이 카츠Jay Katz가 쓴 《의사와 환자의 침묵의 세계The Silent World of Doctor and Patient》라는 책을 빼놓을 수 없다. 전통적인 의학상의 결정방식을 통렬하게 비판한 이 책은 널리 영향을 미쳤다. 이 책에서 카츠는 환자들에게는 치료결정을 내릴 수 있는 능력이 있으며, 치료결정은 당사자인 환자들이 내려야 한다고 주장했다. 그는 실제 사례를 들어 자기 주장을 펼쳤다.

'이피게니아 존스Iphigenia Jones'의 사례도 그 중 하나다. 이피게니아는 21세의 여자환자로 한쪽 유방에서 악성종양이 발견되었다. 당시 그녀에게는 지금처럼 두 가지 선택이 가능했다. 유방 절제술(해당 유방과 가까운 쪽 액와의 림프 결절을 제거하는 수술)을 받거나 극소수술(종양과 림프 결절만 제거하는 수술)을 받고 방사선 치료를 병행하는 것이다. 유방을 놔둘 경우 종양이 재발해 결국 유방 절제수술을 해야 되는 수도 있지만 생존률은 같았다. 의사는 유방 절제술을 하기로 하고 환자에게도 그렇게 말했다. 하지만 수술 날짜가 다가오면서 의사는 갓 스무살이 넘은 환자의 유방을 절제하는 것에 대해 회의가 생겼다. 그래서 수술 전날 밤 그는 이례적인 일을 했다. 환자와 함께 가능한 치료법을 검토하면서 환자에게 최종선택권을 준 것이다. 환자는 유방보존 치료를 선택했다.

얼마 후 그 환자와 의사는 유방암 치료법을 논하는 자리에 패널로 나왔다. 그들의 사례발표는 열띤 반응을 이끌어냈다. 환자에게 선택권을 주어야 한다는 의견에 외과의들은 거의 예외 없이 반발했다. 한 의사가 물었듯이 "의사들도 어떤 치료법이 좋은지 결정하기가 어려운데 환자들이 어떻게 결정을 하는가?"가 반대의 주된 이유였다. 하지만 카츠가 쓴 것처럼 치료결정은 기술적인 문제가 아니라 개인적인 문제들과 관련이 있었다. 이피게니아에게 종양이 재발할 가능성이 크지 않은 안전한 삶과 유방보존 중 어느 쪽이 더 중요할까? 어떤 의사에게도 그 문제를 결정할 권한은 없다. 그건 오직 이피게니아 자신만이 내릴 수 있는 결정이었다. 하지만 그런 상황에서도 의사들은 간섭을 했으며, 종종 환자의 의견을 묻지도 않고 독단적으로 결정을 내려 버렸다. 그러한 결정은 돈과 직업적인 성향(예를 들어 외과의들은 수술을 장려하는 편이다), 그리고 개인적 특성에 영향을 받을 수 있다.

결국 의과대학들은 카츠의 견해에 동조하는 쪽으로 돌아섰다. 내가 의대를 다녔던 1990년대 초에 우리는 환자를 자주적인 의사결정체로 보도록 배웠으며, "너희는 환자들을 위해 일하는 것이다."라는 얘기를 자주 들었다. 아직도 높은 곳에서 명령하려는 보수적인 의사들도 많이 있지만, 이제는 환자들이 더 이상 그러한 태도를 참지 않는다는 것을 그들도 실감하고 있다. 대부분의 의사들은 환자의 운명은 환자 자신이 결정해야 한다는 생각을 진지하게 받아들이고, 가능한 치료법과 그에 수반되는 위험을 찬찬히 알려준다. 부적절하게 환자의 결정에 영향을 줄 것을 우려해 권고조차 하지 않으려는 의사들도 있을 정도다. 환자들은 질문하고, 인터넷에서 정보도 찾아보고, 다른 의사한테 2차 소견도 들어보고 나서 결정을 내린다.

하지만 실제로는 그렇게 간단하지가 않다. 환자들도 잘못된 결정을 내린다. 물론 어느 쪽으로 결정하든 선택의 차이가 그리 크지 않은 경우들도 있다. 하지만 환자가 중대한 실수를 하는 것을 보면서도 의사로서 환자가 원하는 대로 그냥 따라가야 하는가? 현재 의료계 통설은 그렇다고 말한다. 결국 어찌됐든 환자 자신의 몸 아니냐는 것이다.

라자로프 씨는 수술을 원했다. 종양학 전문의는 그 선택에 확신이 들지 않아 신경외과 전문의를 불렀다. 화려한 명성의 신경외과의는 나비넥타이를 좋아하는 말쑥한 40대 남자로, 그날 오후 라자로프 씨 부자를 만나러 왔다. 그는 수술의 위험이 얼마나 크며 수술로 얻어낼 수 있는 이득이 얼마나 제한적인지에 대해 상세히 설명했다. 나중에 그는 때때로 환자들은 위험에 대한 경고는 듣지 않는 것 같다고 하면서, 그럴 때면 폐기능이 나빠져서 평생 인공호흡기를 달고 살아야 하거나 뇌졸중을 일으키거나 사망할 수도 있다는 식으로 좀더 노골적으로 얘기해 주곤 한다고 했다. 라자로프 씨는 그래도 결정을 굽히지 않았다. 결국 의사는 그의 수술 스케줄을 잡았다.

"라자로프 씨, 전 외과 레지던트인데요, 내일 수술에 대해 말씀드리러 왔습니다." 내가 말했다. "환자분은 내일 흉추체 제거술과 추체간 유합술을 받게 되실 겁니다." 그는 나를 우두커니 쳐다봤다. "척추를 압박하는 종양을 제거하는 거죠." 좀더 쉽게 고쳐 말했다. 표정 변화가 없었다. "잘 되면 마비증이 악화되는 걸 막을 수 있을 겁니다."

"난 마비되지 않았어." 그가 마침내 입을 열었다. "수술하면 마비되지 않을 거야."

나는 재빨리 물러섰다. "죄송합니다, 제 말은 그러니까, 마비되는 걸 막아 드린다는 뜻이었어요." 어쩌면 이것은 단지 어의상의 문제였다. 그는 아직 왼쪽 다리는 좀 움직일 수 있었다. "내일 수술 받으시려면 수술동의서에 서명을 해 주셔야 합니다."

'고지 후 동의서'는 비교적 최근에 만들어진 것이다. 동의서에는 경미한 알레르기 반응에서 사망에 이르기까지 우리 의사들이 생각해낼 수 있는 온갖 합병증이 나열되어 있으며, 그 동의서에 서명한다는 것은 그러한 위험을 감수하겠다는 것을 뜻한다. 동의서의 문구들은 법률문서나 행정서식 같아서 그걸 읽은 환자들이 제대로 고지받았다고 느낄지는 의문이다. 하지만 어쨌거나 수술에 수반되는 위험을 검토할 기회를 제공한 것만은 사실이다.

그 내용은 이미 신경외과의가 자세하게 훑어본 것이다. 그래서 나는 중요한 점만 짚어갔다. "수술의 위험에 대해 이해하고 계신지 확인하기 위해 환자분 서명을 받는 겁니다." 내가 말했다. "신체기능을 보전하기 위해 이 수술을 받는 거지만 수술이 실패할 수도 있고 수술 후 마비될 수도 있거든요." 나는 가혹하지 않으면서 단호하게 말하려고 노력했다. "뇌졸중이나 심장마비를 일으킬 수도 있고 최악의 경우 사망할 수도 있습니다." 나는 수술동의서와 펜을 그에게 내밀었다.

"죽을 수도 있단 얘기는 아무도 안 하던데." 그가 떨리는 목소리로 말했다. "이건 내 마지막 희망이라구. 지금 내가 죽을 거라고 말하는 거요?"

나는 순간 뭐라고 답해야 될지 몰라 입이 얼어붙어 버렸다. 바로 그때 구겨진 옷에 수염이 덥수룩하고 배가 약간 나온 라자로프 씨의 아들 데이빗(가명)이 들어왔다. 그러자 라자로프 씨의 태도가 갑자기 돌변했다. 이제 와서 위험을 무릅쓴 처치를 할 필요가 있는지에 대해 데이빗이 최근 의문을 제기했었다는 것을 진료 차트 메모에서 본 기억이 났다. "너, 나 포기하지 마라." 라자로프 씨는 아들에게 귀에 거슬리는 목소리로 말했다. "해 볼 수 있는 건 다 해 볼 거다." 그리고 동의서와 펜을 내 손에서 잡아채갔다. 라자로프 씨가 서명란 근처에 느릿느릿 알아볼 수 없는 글씨로 이름을 휘갈겨쓰는 동안 우리는 야단맞은 아이들처럼 아무 말도 못하고 서 있었다.

병실 밖에서 데이빗이 수술을 받기로 한 것이 잘하는 일인지 모르겠다고 내게 말했다. 데이빗의 모친이 중환자실에서 인공호흡기를 꽂고 오래 고생하다가 폐기종으로 죽었기 때문에 라자로프 씨는 자기는 그런 식으로 죽고 싶지 않다고 자주 말했었다고 했다. 하지만 지금 그는 "뭐든 다" 해 보겠다며 요지부동이었다. 그런 아버지에게 데이빗은 감히 반박할 엄두도 못 냈다.

라자로프 씨는 다음 날 수술을 받았다. 마취 후 그는 왼쪽으로 돌려 눕혀졌다. 흉부외과의가 전면에서 뒤쪽으로 8번 늑골을 따라 흉강으로 들어가는 긴 절개선을 내고, 늑골 스프레더를 집어넣어 제쳐 연 다음, 견인기를 넣어 허탈된 폐를 한쪽으로 견인했다. 척추뼈가 척주까지 한눈에 보였다. 빵빵한 정구공 크기의 암덩어리가 10번 척추골을 덮어싸고 있었다. 신경외과의가 바톤을 넘겨받아 종양 주위와 아래를 꼼꼼하게 박리했다. 두서너 시간가량 걸렸지만 마침내 척추골의 골질 몸통인 척추체에 침입한 종양만 남게 되었다. 그런 다음 그는 조직 및 뼈 절단기구인 랑쥐르를 이용해 비버가 나무줄기를 갉아먹듯 종양이 침범한 척추체를 신중하게 조금씩 긁어내 결국 척추골과 종양을 제거해 냈다. 척추 재건을 위해 그는 빈 공간에 빵반죽 같은 아크릴 뼈시멘트 메타크릴레이트를 채워넣고 서서히 굳어 자리잡게 두었다. 인공척추골 뒤쪽으로 탐침을 살짝 집어넣어 보았다. 공간이 많이 있었다. 4시간 넘게 걸렸지만 척수를 누르던 압박은 사라졌다. 흉부외과의가 폐를 다시 팽창시키기 위해 흉관 고무튜브를 넣고 가슴을 닫았고, 그는 중환자실로 옮겨졌다.

기술적으로는 수술은 성공이었다. 그런데 라자로프 씨의 폐가 회복이 안 됐다. 우리는 그를 폐 환기장치에서 해방시키려고 애썼다.

수술 후 며칠 사이에 폐가 점점 경직되고 섬유증을 나타내 환기장치의 배출압을 높여야 했다. 진정제를 계속 투여해 안정시키고자 했지만, 그는 자주 깨어나 눈을 부릅뜨고 몸부림을 쳤다. 데이빗은 낙심했으나 침대 옆을 밤새워 지켰다. 흉부 엑스레이는 계속해서 폐 손상이 악화되는 모습을 보여주었다. 라자로프 씨의 폐에는 작은 응혈이 박혀 있어서, 응혈이 더 생기는 것을 방지하기 위해 혈액응고 방지제를 투여했다. 그러자 이번에는 완만한 출혈이 시작되었다. 출혈 부위를 정확히 찾지 못해 거의 매일 수혈을 해야 했다. 일주일이 지나자 갑자기 고열이 나기 시작했지만 어디에 염증이 생겼는지 찾을 수가 없었다. 수술 후 9일째가 되자 환기장치의 높은 배출압 때문에 양쪽 폐에 작은 구멍이 뚫렸다. 흉부에 튜브를 새로 삽관해 폐가 허탈되지 않도록 했다. 그의 수명을 연장하기 위해 들어가는 노력과 비용은 엄청났지만 결과는 맥빠지는 것이었다. 우리의 노력이 무익하다는 것이 명백해졌다. 라자로프 씨가 그런 식으로 죽고 싶지 않다고 했던 바로 그대로였다. 가죽끈으로 고정된 채 진정제를 연속적으로 투여받고, 신체의 구멍이란 구멍에는 모두 관이 꽂혀 있고, 그 외에도 여러 곳에 관이 삽입되어 있었으며, 폐 환기장치에 의존해서 목숨만 겨우 부지하고 있었다. 14일째 되던 날 데이빗이 신경외과의에게 그만하라고 말했다.

신경외과의는 그 소식을 가지고 내게로 왔다. 나는 중환자실의 라자로프 씨 병실로 갔다. 중환자실은 간호사대기실을 중심으로 반원을 그리며 여덟 개의 구획으로 나눠져 있었으며, 각각의 병실은 창문 하나에 타일바닥이 깔리고, 유리 미닫이문이 있어 소음은 차단하면서 간호사들이 지켜볼 수 있도록 되어 있었다. 간호사 한 명과 내가 문을 열고 들어갔다. 나는 라자로프 씨의 모르핀 적하량이 높게 올려져 있는지 확인했다. 침대 옆에 자리잡고 서서 그에게로 몸을 굽힌 다음, 혹 내 말을 들을 수 있을 경우를 생각해 이제 입에서 호흡관 튜브를 뺄 것이라고 말해 주었다. 나는 튜브를 고정시킨 줄을 싹둑 자르고, 기관 내에서 튜브를 지탱하고 있던 풍선 커프의 공기를 뺀 후 튜브를 잡아뺐다. 라자로프 씨는 몇 차례 기침을 하고 잠시 눈을 떴다가 곧 다시 감았다. 간호사가 그의 입에서 가래를 석션해 냈다. 나는 폐 환기장치를 껐다. 갑자기 방안이 조용해지면서 힘겹게 헐떡거리는 라자로프 씨의 숨소리만 들렸다. 우리는 그가 소진해 가는 모습을 지켜봤다. 호흡이 느려지다가 몇 차례 고통스럽게 마지막 가쁜 숨을 몰아쉬더니 다음 순간 숨이 멎었다. 나는 그의 가슴에 청진기를 대고 심장박동이 희미해지는 것을 들었다. 환기장치를 떼어낸 지 13분 후 나는 간호사에게 조셉 라자로프 씨가 사망했다고 기록하라고 말했다.

나는 라자로프 씨가 선택을 잘못했다고 생각했다. 그가 온갖 고통을 다 당하다 비참한 죽음을 맞았기 때문이 아니었다. 결정을 잘해도 나쁜 결과가 올 수 있고(때때로 사람들은 운이 굉장히 나쁠 때가 있는 것 같다.) 결정을 잘못했는데 결과가 좋게 나올 수도 있다. ("잘하는 것보다 운좋은 게 낫다니까." 외과의들이 곧잘 하는 소리다.) 라자로프 씨가 선택을 잘못했다고 생각하는 건 그가 진정으로 원한 것에 반하는 선택이었기 때문이다. 나나 어떤 다른 사람이 생각하는 것이 아니라 그가 진정 원했던 것 말이다. 무엇보다 그가 살고 싶어했다는 것은 분명했다. 그는 살기 위해 어떤 위험도 불사하고자 했다.

심지어 죽음까지도. 하지만 우리가 그에게 설명했듯이 수명 연장은 우리가 그에게 제공할 수 있는 것이 아니었다. 우리는 짧게 남은 그의 생애 동안 최소한의 하체 기능을 보전할 가능성을 제시할 수 있었을 뿐이다. 그것도 그의 몸을 심하게 손상하고 비참한 죽음을 맞을 높은 위험성을 감수하고서 말이다. 하지만 그는 우리 말을 듣지 않았다. 마비를 저지함으로써 죽음도 저지할 수 있다고 믿었던 것 같다. 그런 위험을 똑똑히 알고도 수술을 선택하는 이들이 있기는 하다. 하지만 라자로프 씨가 아내처럼 죽는 것을 얼마나 끔찍해했던가를 알기에 그가 그랬다고는 생각하지 않는다.

그렇다면 그에게 수술하는 방법이 있다고 알려준 것 자체가 실수였을까? 우리 시대의 의학의 신조는 환자들의 자주권 요구에 철저하게 동조하라고 한다. 하지만 아직도 의사가 환자들로 하여금 올바른 선택을 하도록 이끌어 주어야 할 때가 있으며, 그런 경우는 우리가 생각하는 것보다 더 빈번하게 일어난다.

이는 논쟁의 여지가 많은 얘기다. 사람들은 자신에게 가장 좋은 것이 무엇인지 자기보다 더 잘 안다고 주장하는 이들을 당연히 잘 믿으려 들지 않는다. 하지만 좋은 의사라면 환자들이 잘못된 혹은 자멸적인 결정을 내릴 때, 자신들이 가장 원하는 것에 반하는 선택을 할 때, 가만히 뒷짐지고 있을 수가 없다.

인턴을 시작하고 몇 주 안 됐을 때 봤던 환자 하나가 기억난다. 일반외과를 돌 때였는데, 환자 중에 이틀 전에 복부 대수술을 받은 50대 여자환자가 한 명 있었다. 절개선이 배 길이 전체에 해당될 정도로 큰 수술이었다. 수액과 진통제가 정맥주사선을 타고 그녀의 팔로 들어가고 있었다. 맥로린 부인(가명)은 예정대로 회복되고 있었으나 도통 침대에서 일어나려고 하지를 않았다. 나는 일어나서 몸을 움직이는 것이 왜 꼭 필요한지 재차 설명해 주었다. 폐렴의 위험을 줄이고 다리 정맥의 혈전형성을 막을 뿐 아니라 다른 합병증도 방지한다고 누누이 얘기해 주었지만 꿈쩍도 하지 않았다. 지쳐서 그러고 싶은 마음이 없다고 했다. 심각한 합병증의 위험을 초래하고 계시다는 걸 아십니까? 안다고 했다. 나 좀 그냥 내버려둬요.

오후 회진 때, 환자가 침대에서 일어났었느냐고 치프 레지던트가 내게 물었다. 아, 아뇨. 내가 대답했다. 환자가 말을 안 들어요. 그건 변명이 안 되지. 그는 그렇게 말하고는 나를 앞장세워 환자의 방으로 갔다. 치프는 침대가에 걸터앉아 시골 목사님처럼 정답게 말을 걸었다. "안녕하세요? 좀 어떠세요?" 일상적인 얘기를 좀 한 다음 그는 부인의 손을 잡고 이렇게 말했다. "이제 침대에서 일어나실 때가 됐어요." 그러자 맥로린 부인은 내가 지켜보는 가운데 한순간도 주저하지 않고 일어나 발을 질질 끌고 걸어가서 의자에 털썩 주저앉으며 이렇게 말했다. "해 보니까 할 만하네요."

나는 외과 의사가 되는 법을 배우기 위해 레지던트 과정에 들어왔다. 나는 그것이 단순히 수술을 하거나 진단을 내리는 데 필요한 일정한 방법과 기술을 배우는 것이라고 생각했다. 그런데 실제로는 환자들로 하여금 올바른 결정을 내리도록 인도하는 또 하나의 미묘한 문제가 있었다. 그리고 거기에는 때때로 그 나름의 독특한 방법과 기술이 필요했다.

당신이 의사라고 생각해 보자. 지금 병원 진찰실에 있다. 형광등 불빛의 비좁은 공간. 벽에는 마티스의 포스터가 붙어 있고, 선반에는 라텍스 장갑 박스가 놓여 있으며, 패드를 댄 차가운 진찰대가 한 가운데 놓여 있다. 그 진찰대에서 40대 여자환자를 보고 있다. 환자는 두 아이의 엄마이며 시내 법률회사의 파트너이다. 자신의 현재 상황과 걸치고 있는 얇은 종이가운에도 불구하고 환자는 평정을 유지하고 있다. 유방에서는 멍울이나 기형적인 것은 만져지지 않는다. 그녀는 진찰받기 전에 유방 엑스레이촬영을 하고 왔다. 방사선과 전문의의 판독 소견서를 보니, "좌측 유방 좌상부에 이전 검사에서는 명확하게 보이지 않던 점상의 석회화 침착현상이 희미하게 보임. 악성 가능성 배제를 위해 생검 고려 요망."이라고 쓰여 있다. 쉽게 말하면, 꺼림칙한 부분들이 보이는데 유방암일 수 있다는 얘기다.

환자에게 그 소식을 전한다. 검사결과로 볼 때 조직검사를 해야겠다고 말한다. 환자는 괴로워하다가 다음 순간 태도가 경직된다. "당신네 의사들은 병원에 올 때마다 조직검사를 하자고 하는군." 그녀가 말한다. 지난 5년간의 유방 정기검진에서 세 차례나 '수상쩍은' 석회화 침착이 발견되었고, 세 차례 모두 수술실에 가서 의심되는 조직샘플을 떼어냈으며, 세 번 모두 병리의의 현미경 아래서 양성으로 판명되었다. "당신들은 도대체 끝을 모르는 사람들이야." 그녀가 말한다. "자꾸만 나타나는 점들이 뭔지는 모르겠지만 매번 이상 없었다구." 그녀는 잠시 숨을 돌리고 나서 결단을 내린다. "망할 놈의 조직검사 같은 건 이제 더 이상 안 받아." 환자는 그렇게 말하고 옷을 입으러 일어선다.

그냥 가게 둘까? 그렇다 해도 부당한 처사라고 나무랄 수는 없다. 환자는 어쨌든 성인이고 조직검사는 작은 일이 아니다. 좌측 유방을 가로질러 흉터가 여기저기 불거져 있었으며, 하나는 길이가 거의 3인치나 된다. 이미 많은 조직을 떼어낸 터라 왼쪽 가슴은 오른

쪽보다 눈에 띄게 작다. 물론 조직검사를 너무 많이 하는, 아주 불분명한 검사결과에도 유방조직을 떼어내 조직검사를 하는 의사들도 있기는 하다. 환자들이 설명을 요구하고 2차 소견을 구하는 것은 종종 옳은 일이다.

하지만 이 석회화 침착은 모호한 것이 아니다. 석회화 침착은 늘 그렇지는 않더라도 보통 암의 징조이며, 대체로 초기의 치료가능한 단계에 나타난다. 만일 자신의 인생을 스스로 통제하는 것이 어떤 의미가 있다면, 사람들은 실수를 하도록 묵인되어야 한다. 하지만 이렇게 위험부담이 클 때, 그리고 잘못된 선택이 돌이킬 수 없는 것일 때, 의사들은 팔짱끼고 앉아 있기를 마다한다. 의사들이 강요하는 듯한 경향을 보일 때는 바로 이런 때다.

환자는 문을 열고 나갈 태세다. 가는 사람을 붙들어세우고 큰 실수 하는 것이라고 말해 줄 수도 있다. 암에 대해 심각한 연설을 한바탕 하고, 세 번의 조직검사에서 이상이 없었다고 해서 네 번째도 그러리라는 보장은 없다며 상대방의 논리적 오류를 짚어줄 수도 있다. 하지만 그렇게 하면 십중팔구 환자를 놓치게 된다. 지금은 환자가 틀렸음을 보여주는 게 목적이 아니라, 환자에게 생각을 바꿀 기회를 주는 것이 목적이다.

그럴 때 내가 본 좋은 의사들은 이렇게 했다. 그들은 바로 덤벼들지 않았다. 잠시 물러서서 환자에게 옷 입을 시간을 준다. 그런 다음, 훨씬 쾌적하고 병원냄새도 덜 나는 사무실로 데려가 얘기를 나눈다. 거기는 딱딱한 진찰대 대신 의자도 편하고 바닥에도 리놀륨 대신 작은 융단이 깔려 있다. 이때도 그들은 서 있거나 커다란 오크제 책상 뒤에 떡하니 버티고 앉지 않고 대체로 의자를 끌어당겨서 환자 옆에 앉는다. 한 외과 교수님은 환자 옆에 가까이 앉아 환자와 같은 눈높이에 있을 때 나는 더 이상 얘기할 시간은 없고 명령만 하며 몰아대는 의사가 아니다라고 했다. 그래야 환자들은 덜 위압감을 느끼고 의사가 그러는 것도 결국은 자신을 위한 것이라고 생각을 누그러뜨리기 쉽다.

이 시점에서도 대부분의 의사들은 몸달아 설치거나 논쟁을 하지 않았다. 대신 어떤 이들은 환자와 좀 이상하게 보일 수도 있는 거의 판에 박힌 대화를 한다. 환자가 한 말을 거의 한 마디 한 마디 그대로 반복하는 것이다. "그 기분 이해할 수 있어요."라고 말하기도 한다. "검사 받으러 올 때마다 조직검사를 하자고 하고, 해 보면 이상이 없는데도 또 조직검사를 하자고 그러고." 거기까지 하고서, 대부분 환자가 물어올 때까지 거의 아무 말도 안 한다. 이것을 책략이라고 부르든 환자들에게 솔직하게 마음을 여는 것이라고 하든 간에 그 방법은 이상하게 열에 아홉은 먹혀들었다. 사람들은 의사가 자기 얘기를 들어주었다고 느끼고, 자신의 생각과 우려를 표현할 기회를 갖게 되었다고 생각하게 된다. 그쯤 되면 드디어 질문을 하거나 의심되는 바를 꺼내기 시작하며, 심지어 스스로 답을 풀어내기도 한다. 일단 그렇게 되면 생각을 바꾸기 쉽다.

하지만 그때까지도 저항하는 환자들도 있는데, 의사들은 어떤 환자가 정말로 스스로를 위험에 빠뜨리고 있다고 생각되면 수단 방법을 가리지 않는다. 지원병을 요청하기도 한다. "방사선과 전문의를 불러서 뭐라고 하는지 들어보실래요?"라고 할 수도 있고, "지금 가족분들 대기실에 계시죠? 좀 들어오시라고 할까요?" 하기도 한다. 사람들은 종종 생각하다가 흔들려서 생각을 바꾼다는 것을 알기 때문에 환자에게 '곰곰이 생각해 볼' 시간을 주기도 한다. 때로는 좀 더 미묘한 정신역학에 호소하기도 한다. 내가 본 한 의사는 도무지 담배를 끊을 생각을 하지 않는 심장병 환자를 앞에 두고 단순히 침묵함으로써 실망의 깊이를 보여주었다. 째깍째깍 시계초침이 한 바퀴를 돌았다. 사려깊고, 자신을 염려해 주며, 게다가 때때로 수도 잘 쓰는 의사 앞에서 결국 의사가 권하는 쪽으로 '선택하지' 않는 환자들은 거의 없다.

하지만 이 모든 것을 단순히 의사들의 '꾀'의 결과로만 본다면 그건 잘못이다. 환자들이 의사에게 권한을 양도할 때는 뭔가 다른 것이 작용할 수도 있다. 환자 자결권에 대한 새로운 관행은 처치 곤란한 사실을 인정하느라 고생하고 있다. 환자들이 우리가 준 자유를 종종 원하지 않는다는 것이다. 환자들은 자신들의 자결권이 존중되는 것은 좋아하지만, 자결권 행사는 자결권을 포기할 수도 있음을 의미한다. 그런 이유로 환자들은 일반적으로 자신의 의료 결정을 다른 사람이 내려 주는 것을 선호하는 것으로 나타났다. 한 연구결과를 보면, 일반인들의 경우 64%가 암에 걸렸을 때 치료법을 스스로 선택하기를 원한다고 답했으나, 실제로 최근에 암 진단을 받은 환자들은 12%만이 그렇게 하기를 원했다고 한다.

이러한 정신역학은 내가 최근에야 이해하게 된 것이다. 우리 집 막내 헌터는 예정일보다 5주 먼저 태어나 체중도 겨우 1.8킬로그램 나갔다. 생후 11일째에 딸아이의 호흡이 멈췄다. 집에 온 지 일주일쯤 되었으며 상태도 좋았다. 그런데 그날 아침 유난히 짜증을 내고 까탈을 부리더니 콧물을 줄줄 흘렸다. 우유를 먹이고 30분쯤 됐는데, 호흡이 빨라지더니 숨쉴 때마다 약간씩 그르렁거리는 소리를 내기 시작했다. 그러더니 갑자기 호흡이 멈췄다. 겁에 질린 아내가 달려가 흔들어 깨우자 아이는 다시 숨을 쉬기 시작했다. 우리는 아이를 데리고 서둘러 병원으로 갔다.

15분 후, 우리는 크고 밝은 응급부 진찰실에 있었다. 산소마스크를 쓰고도 헌터는 완전히 안정을 찾지 못했다. 여전히 분당 60회 이상의 빠른 호흡을 했으며 모든 에너지를 거기에 소비하고 있었다. 하지만 혈중 산소량은 정상을 되찾았고, 잘 견뎌내고 있었다. 의사들은 무엇이 문제인지 확실히 알지 못했다. 심장의 유전적 결함일 수도 있고 박테리아 감염이나 바이러스일 수도 있었다. 그들은 엑스레이를 찍고 혈액검사, 소변검사, 심전도검사를 하고 척수액도 뽑아 보았다. 평범한 호흡기 바이러스가 아닌가 짐작했으나(그 짐작이 맞았다.) 헌터의 폐는 손을 대기에는 너무 작고 미성숙했다. 균배양 검사결과는 2,3일을 기다려야 했다. 의사들은 헌터를 신생아 집중치료실에 입원시켰다. 그날 밤 아이가 기운이 떨어지기 시작했다. 몇 차례 무호흡 상태에 빠져 60초 정도까지 호흡정지를 보이다가 심장박동이 느려지고, 창백해지고, 불길하게 미동도 하지 않았다. 하지만 그래도 매번 혼자 힘으로 호흡을 되찾았다.

결정을 내릴 필요가 있었다. 삽관을 하고 폐 환기장치를 연결시킬지, 아니면 그냥 회복할 수 있을지 두고볼 것인지, 양쪽 모두 위험요소가 있었다. 지금 그나마 상태가 괜찮을 때 삽관을 하지 않고 두고보다가 갑자기 기능이 멈추거나 무호흡 상태에서 깨어나지 못하거나 하면 응급삽관술을 해야 하는데 헌터같이 조그만 아이한테 하기에는 여간 까다로운 일이 아니었다. 응급삽관을 할 경우 지체되는 상황이 발생할 수 있고, 호흡관이 기관이 아닌 다른 곳으로 들어갈 수도 있으며, 의사들의 부주의로 기도를 손상해 폐쇄시킬 수도 있고, 그럴 경우 아이는 뇌손상을 입든가 산소부족으로 죽을 수도 있었다. 그와 같은 사태가 발생할 가능성은 희박하지만 실재했다. 내 눈으로 직접 본 적도 있었다. 그렇지만 부득이한 경우가 아니면 기계 환기장치를 꽂아서는 안 되며, 어린아이일 경우는 더더구나 안 된다. 라자로프 씨처럼 폐에 구멍이 뚫리거나 폐렴같이 심각하고 해로운 부작용이 빈번하게 발생한다. 게다가 이 기묘한 장치를 한 번이라도 꽂아 본 사람들은 다 알겠지만, 기계적 힘으로 폐에 공기를 넣었다뺐다 할 때의 느낌은 아주 겁나고 불쾌하다. 게다가 입 안에 상처가 나고 입술도 찢어진다. 진정제가 투여되기는 하지만 진정제 자체도 합병증을 가져올 수 있다.

그렇다면 누가 선택을 해야 하는가? 여러 면에서 최선책을 결정할 가장 이상적인 후보자는 바로 나였다. 아이의 아빠이므로 아이한테 닥칠 위험에 대해 병원 의료진 누구보다 세심하게 마음을 쓸 것이고, 또 직업이 의사니까 관련된 문제도 이해할 수 있었기 때문이다. 게다가 나는 의사소통 문제, 과로, 순전한 자기과신 같은 문제들이 얼마나 자주 의사들로 하여금 잘못된 선택을 내리게 하는지도 잘 알았다.

그럼에도 불구하고 의료진이 헌터에게 삽관하는 문제에 대해서 얘기하러 왔을 때 나는 그들이, 본 적도 없는 의사들이 결정을 내려주기를 바랐다. 윤리학자 제이 카츠 같은 이들은 이런 류의 바람을 '유아적 역행'이라고 비난했다. 하지만 내게 그런 비난은 너무 가혹하게 생각되었다. 불확실성은 무지막지하게 컸고, 나는 잘못된 판정을 내릴지도 모르는 위험성을 감당할 수 없었다. 혹 내가 아이한 테 올바른 선택이라고 확신하는 결정을 내렸다 할지라도 만약 일이 잘못된다면 가책 때문에 도저히 살 수 없을 것이다. 부모가 결정에 책임을 지도록 해야 한다고 생각하는 이들도 있다. 하지만 그 역시 본질적으로 일종의 가혹한 간섭주의로 생각되었을 것이다. 헌터의 의사들이 책임을 져 주어야 했다. 결과가 좋든 나쁘든 그들은 살아 갈 수 있을 테니까.

나는 의사들에게 결정을 미뤘고, 그들은 그 자리에서 바로 결정을 내렸다. 환기장치에 연결시키지 않고 두고보자고 했다. 그 말을 마치고, 피곤에 지친 눈에 청진기를 하나씩 두른 일당은 발을 질질 끌며 다음 환자한테로 옮겨갔다. 하지만 나는 집요하게 올라오는 의문을 떨쳐버릴 수가 없었다. 헌터를 위해 최선의 선택을 원한다 면서 어렵게 얻은 자결권을 포기하는 것이 과연 잘하는 짓인가? 미 시건대학의 법의학 교수 칼 슈나이더Carl Schneider는 최근 《자결권의 실행 The Practice of Autonomy》이라는 그의 저서에서 의료에서의 의사 결정에 관한 연구와 데이터를 정리하고, 환자들의 회고에 대한 체 계적인 분석까지 시도했다. 그는 환자들이 종종 올바른 결정을 내 리기에 부적합한 상태에 있음을 발견했다. 환자들은 자주 지치고, 예민하고, 기진맥진하거나 낙심해 있었으며, 대개 당면한 고통과 구역증, 피로와 싸우는 것만으로도 버거워 중요한 결정에 대해 생 각할 여력이 거의 없었다. 그 말은 내게 아주 실감나게 다가왔다. 나 는 환자 당사자도 아니며, 내가 할 수 있는 것이라고는 아픈 아이 곁 에 앉아 아이를 지켜보며 걱정하거나, 공연히 바쁘게 움직이며 잠 시 근심을 잊어 보는 것뿐이었다. 그런데도 치료법들을 철저하게 심사숙고해서 선택할 만한 에너지나 집중력이 내게는 없었다.

슈나이더는 감정적으로 좀더 자유로울 수 있는 의사들이 애착과 두려움으로 인한 왜곡 없이 불확실성을 헤치고 논리적으로 판단할 수 있음을 발견했다. 의사들은 결정을 내리는 방식을 훈련하는 과학적 문화 속에서 일한다. 그들은 '집단 합리성'의 혜택, 즉 학술논문 및 문헌, 현장학습의 직간접적 경험에서 준거를 찾을 수 있다는 이점이 있다. 게다가 그들은 무엇보다 중요한 유사한 경험이 있다. 나도 의사지만, 헌터의 담당의사들처럼 헌터 같은 특수상황을 다룬 경험은 없었다.

결국 헌터는 느리고 때로 겁나는 회복기를 거치기는 했지만 폐환기장치를 꽂지 않고 버텨냈다. 한번은 일반병동으로 옮겨간 지 24시간도 못 되어 상태가 갑자기 악화되는 바람에 서둘러 집중치료실로 되돌아가야 했다. 헌터는 집중치료실에서 열흘을 보내고 일반병동에 2주간 입원했다. 하지만 퇴원할 때는 건강을 회복했다.

의사노릇을 잘 하려면 기술이 있어야 하는 것처럼, 환자노릇도 잘 하려면 기술이 필요하다. 믿고 따를 때와 자기 의견을 주장할 때를 현명하게 가려서 해야 한다. 결정권을 포기하기로 결정했다 하더라도 의사들에게 열심히 묻고 설명을 요구해야 한다. 헌터의 담당의사들에게 통제권을 넘겨주기는 했지만, 나는 헌터의 호흡기능이 멈출 경우에 대비한 분명한 계획을 요구했다. 나중에 아이가 아무것도 못 먹은 지 일주일이 넘자, 수유가 너무 늦는 게 아닌가 염려되어 이유를 캐물으며 의사들을 들볶았다. 병원에 들어온 지 11일째 되던 날 산소농도측정기를 떼내자 나는 또 불안해졌다. 산소농도측정기를 그냥 놔둔다고 무슨 해가 되느냐며 나는 또 따졌다. 지금 생각해 보면 나는 때때로 아주 집요하고, 심지어 잘못된 것을 빡빡 우기기도 하는 꽤 골치아픈 보호자였던 것 같다. 환자(또는 보호자)들은 담당의사와 간호사들, 그리고 자신의 상황을 잘 판단해서 너무 수동적으로 하거나 너무 내 고집만 내세우지 않도록 조심하면서 환자 자신을 위해 최선을 다해야 한다.

하지만 아직 문제가 남았다. 의사와 환자 모두 오류에 빠지기 쉽다면 대체 누가 결정을 내려야 하는가 말이다. 우리는 규칙을 원한다. 그래서 우리는 환자들이 최종결정자가 되어야 한다고 결정했다. 하지만 그와 같이 선을 그어 버리는 것은 돌보고 돌봄을 받는 의사와 환자의 관계에도 맞지 않을 뿐더러 수백 개의 결정이 신속하게 내려져야 하는 의료현실에도 부적합해 보인다. 산모가 분만 중이다. 자궁수축촉진 호르몬을 투여해야 하나? 양수막을 터트려야 할까? 경막외 마취제를 놓아 주어야 하나? 놓는다면, 어느 시점에 놓을까? 항생제가 필요할까? 산모의 혈압은 얼마나 자주 체크하지? 겸자를 사용해야 하나? 회음부 절개를 해야 할까? 상황이 순조롭게 진행되지 않을 경우 제왕절개수술을 해야 하나? 그 모든 결정을 의사 혼자 내려서도 안 되고, 환자 혼자 해서도 안 된다. 의사와 환자 사이에 뭔가 개별적인 일대일의 운용법이 강구되어야만 한다.

많은 윤리학자들이 환자의 자결권을 여러 가치들 가운데 하나로 인식하지 않고 의학의 궁극적 가치로 주장하는 우를 범하고 있다. 슈나이더는 환자들이 의사들한테 가장 원하는 것은 자결권 그 자체가 아니라 실력과 친절이라는 것을 알아냈다. 여기서 친절은 종종 환자의 자결권을 존중하는 것을 뜻하며, 그들이 중요한 결정에 대해 통제권을 갖도록 보장해 주는 것을 의미한다. 하지만 친절은 또한 환자들이 결정권 행사를 원치 않을 때 부담되는 결정을 대신 맡아서 해 주는 것까지도 포함하며, 그들이 결정을 내리고자 할 때 올바른 방향으로 인도해 주는 것을 뜻하기도 한다. 환자들이 스스로 결정을 내리기를 원할 때라도 강력하게 주장해 설득시키는 것이 올바른 배려가 될 때가 있다. 환자들이 두려워하는 수술이나 치료를 받도록 이끌어 주거나, 헛된 희망을 걸고 있는 수술을 고집하지 않도록 하는 경우다. 대다수의 윤리학자들은 이런 식의 논리를 혼란스러워 하지만 환자와 의사가 어떻게 결정을 내려야 하는가는 앞으로도 계속 고심해야 할 문제. 의학 분야가 점차 더 복잡해지고 기술이 발전할수록 진정한 과제는 가부장적 간섭주의를 추방하는 것이 아니라 친절을 지키는 것이 될 것이다.

역시 내가 인턴시절에 본 환자 얘기다. 그 환자는 머리가 벗겨지고 살집이 있는 30대 남자로, 목소리가 영 힘이 없고 태도가 어딘가 좀 부자연스러운 데가 있었다. 그 사람이 말할 때면 볼륨을 확 높이고 싶어지면서, 회계사나 컴퓨터프로그래머처럼 혼자 일하는 사람이 아닐까 하는 생각이 들었다. 담낭에 염증이 심해 수술을 하고 입원 중이었다. 볼 때마다 그는 새장에 갇힌 새마냥 슬픈 얼굴을 하고 있었으며 생전 뭘 묻는 법도 없었다. 그저 한시라도 빨리 병원에서 나가고 싶은 마음뿐인 것 같았다.

토요일 늦은 오후, 수술하고 사흘쯤 됐을 때 담당 간호사한테서 호출이 왔다. 하우 씨(가명)가 갑자기 열이 오르고 숨이 가빠지고 안 좋아 보인다고 했다.

가 봤더니 환자는 벌겋게 상기된 얼굴에 땀을 비오듯 흘리고, 눈은 있는 대로 크게 뜨고, 앞으로 몸을 구부리고 굵은 팔로 지탱하고 앉아 헐떡거리고 있었다. 산소마스크를 쓰고 있었는데, 공급량을 최대로 올렸는데도 맥박산소농도계 수치는 혈중산소농도 적정선을 간신히 맞추는 정도였다. 심장박동은 분당 100회가 훨씬 넘는 빠른 속도로 뛰고 있었으며, 혈압이 아주 낮았다.

자그마하고 가냘픈 체구에 길고 부드러운 검은머리를 한 창백한 얼굴의 부인은 병실 한켠에 서서 자기 몸을 감싸안고 몸을 앞뒤로 흔들어대고 있었다. 나는 자신있어 보이려고 애쓰면서 하우 씨를 진찰하고, 혈액검사와 균배양검사를 위해 피를 뽑고, 간호사에게 수액 한 병을 주사하라고 지시했다. 그런 다음 복도로 나와서 치프 레지던트 K를 호출해 지원을 요청했다.

치프 레지던트의 전화를 받은 나는 자세하게 상황보고를 한 뒤 패혈증 같다고 했다. 패혈증은 세균감염이 혈류 속으로 유출되어 일어나는 전신 감염증으로, 고열과 말초혈관 팽창으로 인한 피부발진과 혈압강하가 일어나고, 맥박과 호흡이 빨라지며, 심해지면 패혈성 쇼크가 오면서 혈압 급강하와 각 기관의 기능부전이 일어난다. 복부 수술 후에는 흔히 수술 창상의 감염이 원인이 되어 발병된다. 하지만 그의 수술부위는 빨개지지도 않았고, 열이 나거나 짓무르지도 않았으며, 복부에 통증도 없었다. 그런데 청진기를 대 보니 폐에서 세탁기 돌아가는 소리가 났다. 어쩌면 폐렴 때문에 이 난리가 났는지도 몰랐다.

K가 바로 건너왔다. 그녀는 갓 서른이 넘었으며, 거의 180센티미터나 되는 큰 키에 짧은 금발의 운동선수 같은 체격으로, 활기가 넘

치고 지칠 줄 모르는 열심과 자신감을 가진 사람이었다. 그는 하우 씨를 흘깃 보고는 간호사에게 침대 옆에 삽관 키트를 준비해 두라고 나직이 말했다. 치프 레지던트가 오기 전에 항생제 투여를 시작한 덕분에 혈압이 조금 오르기는 했지만, 그는 아직도 최고치로 산소 공급을 받고 있었고 호흡유지를 위해 애쓰고 있었다. K는 환자에게 다가가 어깨에 손을 얹고 좀 어떠시냐고 물었다. 대답하기까지 족히 1분은 걸렸을 거다. "괜찮아요." 그가 말했다. 우문우답이었지만 그것으로 대화가 시작되었다. K가 상황을 설명했다. 패혈증 같지만 폐렴일 수도 있으며, 상태가 호전되기 전에 힘든 고비를 넘겨야 할 것이라고 했다. 항생제 투여로 문제는 해결되겠지만, 효과가 나타나려면 시간이 좀 걸리는데 현재 호흡기능이 급속하게 떨어지고 있는 것이 문제라고 했다. 원만한 치유를 위해서는 그를 잠재우고 관을 삽입해 인공호흡기를 달 필요가 있다고 말했다.

"싫어요." 그는 헐떡거리며 그렇게 말하고는 똑바로 앉았다. "나한테…기계…연결하지…말아…주세요."

오래 걸리지 않을 거라고 치프 레지던트가 말했다. 길어야 2, 3일 정도며 진정제를 투여해서 최대한 불편이 없게 해 드리겠다고 했다. K는 인공호흡기를 달지 않으면 죽게 된다는 점을 분명하게 이해시키고자 했다.

그가 완강히 고개를 저었다. "기계…싫어!"

우리가 보기에 그는 두려움 때문에, 어쩌면 몰이해 때문에 잘못된 결정을 내리고 있었다. 항생제와 첨단기기를 사용하면 분명 완전하게 회복될 수 있었다. 하우 씨는 살아야 할 이유가 많았다. 젊고, 지금 증상만 아니면 건강한 편이고, 아내와 아이도 있었다. 애초에 수술을 받을 정도로 자신의 복리를 염려하는 것을 보면 그 역시 그렇게 생각하는 것이 분명했다. 순간의 공포만 없었다면 그도 그 치료법을 받아들였을 것이라고 우리는 생각했다. 우리가 옳다고 확신할 수 있는가? 확신할 수는 없지만, 만일 우리가 옳다면 그래도 그를 그냥 죽도록 내버려두어야 할까?

협조를 구하기 위해 K가 그의 부인을 돌아보며 어떻게 했으면 좋겠느냐고 물었다. 겁에 질려 있던 부인이 울음을 터트렸다. "몰라요. 난 몰라요." 그녀가 소리쳤다. "우리 남편 살릴 수 없나요?" 부인은 더 이상 참지 못하고 방에서 뛰쳐나가 버렸다. K는 몇 분 더 하우 씨를 설득해 보다가 아무리 해도 진척이 없겠다 싶자 방에서 나와 집에 있는 담당의사 선생과 통화를 한 다음 다시 침대 옆으로 돌아왔다. 얼마 못 가 하우 씨는 기진해서 침대에 기대 누웠다. 얼굴은 창백해지고, 몇 가닥 남지 않은 머리카락은 땀에 젖어 머리통에 찰싹 달라붙었고, 혈중산소농도는 자꾸만 떨어졌다. 눈이 감기고 의식도 점점 혼미해졌다.

그때 K가 잽싸게 행동에 들어갔다. 그녀는 하우 씨의 침대머리를 수평이 될 때까지 낮추고 간호사에게 정맥으로 안정제를 투여하라고 지시했다. 그리고 앰부주머니를 코와 입에 씌우고 주머니를 눌러 폐로 산소를 주입했다. 그리고 나서 내가 삽관기구를 건네자 길고 투명한 호흡관 튜브를 그의 기관으로 단번에 집어넣었다. 우리는 하우 씨를 자기 침대에 눕힌 채로 엘리베이터로 밀고 가서 몇 층 아래의 중환자실로 옮겼다.

다 끝난 다음 나는 그의 부인을 찾아서 남편은 지금 중환자실에서 인공호흡기를 달고 있다고 말해 주었다. 그녀는 아무 말 없이 남편을 보러 갔다.

그후 24시간 동안 그의 폐 상태는 현저하게 호전되었다. 우리는 진정제 강도를 낮추고 인공호흡기를 떼고 그가 자력으로 호흡하게 했다. 그가 깨어나 눈을 떴다. 호흡관 튜브는 아직 그의 입에 꽂혀 있었다. 그는 반항하지 않고 가만히 있었다.

"지금 튜브를 빼 드릴 겁니다. 괜찮으시죠?" 내가 말했다. 그가 고개를 끄덕였다. 나는 줄을 잘라내고 튜브를 고정시키는 풍선 커프의 바람을 빼냈다. 그런 다음 튜브를 잡아뽑자 그가 몇 차례 격렬한 기침을 했다. "폐렴이셨어요." 내가 말했다. "하지만 지금은 괜찮으십니다."

나는 잠시 말없이 서서 그가 무슨 말을 하나 보려고 기다렸다. 그는 입안이 쓰린지 상을 찡그리며 힘들게 침을 삼켰다. 그리고는 나를 쳐다보며 쉬었지만 또렷한 목소리로 말했다. "고마워요."

모든 의사에게는 그만의 엘리노어가 있다

어느 날 오후 외과 교수님 한 분과 함께 환자들을 보다가 그가 환자들에게 너무나 자주 "글쎄요."라고밖에 대답할 수 없는 것을 보고 깜짝 놀랐다. 이 말은 의사들이 보통 입밖에 내기 싫어하는 말이다. 우리는 모든 답을 갖고 있는 것으로 되어 있고, 우리 자신도 그러기를 바란다. 하지만 그날 그가 그 말을 안 하고 넘어간 환자는 하나도 없었다.

복부탈장 교정수술을 받고 2주 만에 찾아온 환자가 물었다. "수술부위 옆에 통증이 느껴지는데 왜 그렇죠?" 위 우회술을 받은 지 한 달 된 환자가 물었다. "왜 아직 체중이 안 줄죠?" 췌장암이 넓게 퍼진 환자가 물었다. "수술로 제거할 수 있습니까?" 이 모든 질문에 교수님은 같은 답을 했다. "글쎄요."

하지만 의사는 그래도 방도를 세워야 한다. 따라서 탈장 환자에게는 "일주일 후에 다시 봅시다. 통증이 어떻게 진행되는지 두고보자구요."라고 했고, 위 우회술 환자에게는 "곧 변화가 있을 거예요."라고 말하고 한 달 뒤에 다시 오라고 했으며, 암 환자에게는 "일단 수술을 해 보죠."라고 했다. 다른 외과의도 수술이 부적합하다고 보고(동료의사는 사진에 나타난 종양의 모양으로 볼 때 수술을 해 봤자 소용없을 것이며 위험하다고 말했다.) 그 자신도 성공확률이 희박하다고 생각했지만 그와 환자(아직 어린 자식들이 딸린 40대)는 수술을 해 보기로 결정했다.

환자들을 그렇게 곤고하게 하고, 의사들을 그렇게 곤혹스럽게 하며, 그들이 올리는 청구서를 지불하는 의료복지 당국의 골치를 아프게 하는 의학적 난국의 중심에 불확실성이 자리잡고 있다. 오늘날 우리들이 사람과 질병, 진단법과 치료법에 대해 아무리 많은 지식을 가지고 있다 해도 이 불확실성을 이해하고 그것이 얼마나 깊이 뿌리내리고 있는지 가늠하기가 어려울 때가 있다. 의사로서 환자들을 돌보다 보면 아는 것보다 알지 못하는 것과 싸우는 일이 더 많음을 깨닫게 된다. 의학의 기저에는 여전히 불확실성이 자리잡고 있으며, 과연 그러한 불확실성에 어떻게 대처할 것인가가 바로 환자나 의사 모두 지혜를 발휘해야 할 부분이다.

다음은 불확실성에 직면해 결정을 내려야 했던 한 사례다.

6월의 어느 화요일 오후 2시. 나는 4년차 외과 레지던트로 7주간의 응급실 근무를 서고 있었다. 담낭염 환자 입원조치를 막 마치고 잠깐 나가서 간단히 요기나 하고 오려던 참에 응급실 의사 하나가 볼 환자가 하나 더 있다며 나를 붙잡았다. 엘리노어 브래튼이라는 23세 여자환자인데 다리가 빨갛게 부었다고 했다(환자와 동료들 이름은 가명). "십중팔구 봉와직염 같긴 한데, 좀 심해서." 그가 말했다. 봉와직염은 단순한 감염성 피부질환이다. 그는 정맥 항생제 주사를 꽂아 주고 내과에 입원접수를 시켜 놨다. 그런데 혹시 째고 고름을 빼는 것 같은 '외과적' 처치가 필요한 부분이 없나 확인하기 위해 나를 찾은 것이었다. "잠깐 좀 와서 봐 줄래요?" 끄응, 그러죠.

환자는 입원 대기실에서 항생제 주사를 맞으며 위층에 침대가 나기를 기다리고 있었다. 입원 대기실은 응급실 내에 별도로 분리된 비교적 조용한 공간으로, 침대 아홉 개가 반원형으로 배치되어 있으며 침대 사이마다 얇은 청색 커튼이 처져 있었다. 환자는 첫 번째 침대에 있었는데, 날씬하고 단단한 체격에 금발머리를 뒤로 땋아늘인 것이 거의 십대소녀 같아 보였으며, 손톱은 황금색으로 칠해져 있고, 눈은 TV에 고정되어 있었다. 어디가 심각하게 나빠 보이지는 않았다. 그녀는 침대머리를 올리고 시트를 허리께까지 올려덮고 편안하게 누워 있었다. 나는 차트를 대강 훑어보았다. 바이탈 사인도 좋고, 열도 없고, 과거 병력도 없었다. 침대 머리맡으로 가서 내 소개를 했다. "안녕하세요. 전 닥터 가완디라고 합니다. 응급실 담당 외과 레지던트 4년차지요. 좀 어떠세요?"

"외과요?" 의아하기도 하고 걱정도 되는 얼굴로 그녀가 말했다. 나는 환자를 안심시키기 위해, 응급실 의사가 '신중을 기하는 차원에서' 봉와직염 말고 또 다른 이상이 없나 한번 봐 달라고 했다고 얘기해 주고, 그저 몇 가지 질문만 하고 다리 환부만 한번 볼 것이라고 말했다. 어떻게 된 건지 얘기해 줄래요? 현재 상황을 어떻게 받아들여야 할지 아직 머릿속이 복잡한지 그녀는 잠시 말이 없다가, 한숨을 내쉬더니 얘기를 시작했다.

지난 주말 결혼식에 참석하기 위해 코네티컷 하트포드의 집으로 왔다. (그녀는 이시카대학을 졸업하고 작년에 여자 친구 몇 명이랑 보스턴에 집을 얻어 나갔으며, 시내 법률회사의 회의 기획일을 하고 있었다.) 결혼식은 성대하게 치러졌고 그녀는 구두를 벗어던지고 밤새 춤추고 놀았다. 그런데 다음날 아침 일어나는데 왼쪽 발이 쑤셨다. 일주일 전쯤 샌들을 잘못 신는 바람에 발 앞쪽에 물집이 생겼었는데, 물집 주변 살이 빨갛게 부어올라 있었다. 처음에는 크게 신경쓰지 않았다. 아빠한테 보였더니 벌에 쏘인 상처 같다면서 간밤에 춤추다 벌을 밟은 모양이라고 하셨다. 그런데 그날 오후 늦게 남자친구와 같이 보스턴으로 돌아가는데 "정신을 못 차릴 정도로 발이 아파 오기 시작했다."고 말했다. 발적이 넓게 퍼졌고 밤중에는 오한이 들고 땀이 나고 열이 40도도 넘게 올라갔다. 몇 시간에 한 번씩 이부프로펜ibuprofen을 먹었더니 열은 떨어졌는데 통증은 갈수록 심해지기만 했다. 아침이 되자 발적이 종아리 절반쯤까지 올라왔고 운동화를 가까스로 신을 수 있을 정도로 발이 퉁퉁 부어올랐다.

엘리노어는 그날 오후 룸메이트의 어깨에 기대 절뚝거리며 다니던 내과의를 찾아갔고 봉와직염이라는 진단을 받았다. 봉와직염(또는 봉소염)은 흔한 피부염으로, 주변에서 아주 흔하게 볼 수 있는 박테리아가 피부의 상처(벤 데나 찔린 데, 물집 등)를 통해 침입해 들어가 피하조직에 번식함으로써 염증을 일으키는 것이다. 증상은 피부가 빨갛게 붓고 온열감과 동통이 있으며, 온몸에 열이 나면서 춥고 떨리는 전신 증상이 나타나기도 하고, 피부를 따라 염증이 쉽게 퍼지기도 한다. 엘리노어의 증상과 딱 들어맞았다. 의사는 뼈까지 감염됐는지 확인하기 위해 엑스레이를 찍었다. 뼈에는 이상이 없음을 확인한 의사는 진료실에서 항생제 정맥주사와 파상풍 주사를 놔 주고 1주일치 항생제 알약을 처방해 주었다. 그 정도면 보통 충분히 치료되지만 그렇지 않은 경우도 있다고 경고하면서 지워지지 않는 검정색 스킨 마커로 종아리의 발적을 따라 선을 그었다. 의사는 만일 발적이 그 선을 넘어 올라가면 전화하라고 지시하고, 그렇지 않다 하더라도 염증 검사를 위해 다음날 다시 와야 한다고 했다.

다음날 아침, 그러니까 오늘 아침 일어나 보니 발적이 검정선을 넘어 일부는 대퇴부까지 뻗어올라와 있었고 통증도 더욱 심해졌다. 의사에게 전화했더니 응급실로 가라고 하면서 항생제 치료를 풀코스로 받으려면 입원해야 된다고 설명해 주었다.

나는 엘리노어에게 다리에서 고름이나 진물이 나온 적이 있느냐고 물었다. 없다고 했다. 피부궤양은? 없다. 악취가 나거나 검게 멍든 부분은? 없다. 열이 난 적은? 이틀 전 이후 없었다고 했다. 나는 들은 정보를 가지고 머리를 굴려 보았다. 모든 정황으로 볼 때 봉와직염이 유력했다. 하지만 뭔가가 걸리는 게 긴장을 늦추지 못하게 했다.

나는 다리를 좀 봐도 되겠느냐고 물었다. 엘리노어가 시트를 잡아당겼다. 오른쪽 다리는 이상이 없는데 왼쪽 다리는 발 앞쪽부터 발목을 가로질러 종아리로, 검정선을 지나 무릎까지 온통 시뻘겋게 퉁퉁 부었고 대퇴부 안쪽도 일부 발적이 뻗쳐올라 있었다. 경계가 분명했다. 뻘건 부위의 피부는 따끈따끈하고 건드리기만 해도 아파했다. 발 상단의 물집은 아주 작았고 주변 피부가 약간 손상되어 있었다. 발가락은 멀쩡한지 별 어려움 없이 발가락을 움직여 보였다. 하지만 발을 움직이는 건 발과 발목의 부종 때문에 힘들어했다. 다리의 감각이나 맥은 정상. 궤양이나 고름도 없었다.

객관적으로 볼 때 발적은 꼭 봉와직염 증상이었고, 봉와직염이면 항생제로 처리할 수 있는 문제였다. 하지만 내 머릿속에서는 생각만 해도 아찔한 또 하나의 가능성이 자꾸 고개를 쳐들었다. 논리적인 근거는 없었다. 그건 나도 잘 알았다.

의학에서의 결정은 구체적인 관찰결과와 확실한 증거에 근거하게되어 있다. 하지만 몇 주 전에 본 환자를 머릿속에서 지울 수가 없었다. 그는 건강한 58세 남자였는데, 떨어지면서 찰과상을 입은 겨드랑이 아래쪽 왼편 가슴에 3,4일 전부터 통증이 점점 심해졌다(프라이버시 보호를 위해 몇 가지 세부사항은 수정했음). 가까운 동네 병원으로 검사를 받으러 갔다. 가슴에 극히 평범한 작은 피부 발적이 발견되어 봉와직염 항생제 알약을 타 가지고 집으로 왔다. 그날 밤 발적이 8인치나 되게 퍼졌고, 다음날 아침에는 열이 40도 가까이 치솟았다. 응급실로 왔을 때 발적 부위의 피부는 감각이 없고 큰 물집이 잡혀 있었다. 얼마 후 그는 쇼크상태에 빠졌다. 우리 병원으로 이송되어 오자마자 우리는 그를 신속하게 수술실로 옮겼다.

그는 봉와직염이 아니라 아주 드물고 끔찍하게 치명적인 감염증인 괴사성 근막염이었다. 타블로이드판 신문들은 이를 '살 파먹는 박테리아' 감염증이라고 부르곤 했는데, 그 말은 절대 과장이 아니다. 피부를 열자 광범위한 조직감염이 보였다. 겉으로 보이는 것보다 훨씬 심했다. 가슴 왼편의 근육들은 뒤로 돌아 등쪽까지, 위로는 어깨까지, 아래로는 복부까지 모두 박테리아 침범으로 괴사되어 물컹하고 역한 냄새가 났다. 첫째 날 우리는 일명 버드케이지 개흉술 시술로 그의 늑골 사이의 근육까지 제거했다. 다음날은 팔을 절단했다. 한동안 우리는 그의 생명은 건졌다고 생각했다. 열도 없어지고 성형외과의가 고텍스와 본인의 근육을 이식해 흉부와 복벽도 재건했다. 그런데 신장, 폐, 간, 심장이 차례로 기능부전을 일으켰고, 결국 그는 사망했다. 내가 겪은 것 중 가장 끔찍했던 사례였다.

괴사성 근막염에 대해 우리가 알고 있는 것은 정말 얼마 안 된다. 굉장히 공격적이고 진행속도가 무섭게 빠르다는 것, 감염환자 70% 이상이 사망하고 알려진 항생제는 없다는 것, 전형적으로 A군 연쇄상구균GAS(환자의 조직을 배양해 봤더니 바로 이 균이 나왔다.)의 독성 균주에 의해서 일어난다는 것 정도다. GAS는 보통 패혈성 인두염과 피부감염 정도의 경미한 질병을 일으키지만 일부 GAS는 무서운 병원균으로 돌연변이를 일으켜 심각한 감염증을 유발시킨다. 이러한 변종들이 언제 어디서 생기는지는 아무도 모른다. 다만 봉와직염의 경우처럼 피부에 난 상처를 통해 감염되는 것으로 추측될 뿐이다. 수술 창상 정도로 큰 상처일 수도 있고 찰과상처럼 경미한 상처일 수도 있다. (기록을 보면 깔개에 쓸린 상처, 벌레 물린 데, 친구가 팔을 가볍게 툭 친 데, 종이에 벤 자리, 피 뽑은 주사자국, 이쑤시개에 찔린 데, 수두자국 등 별것 아닌 상처를 통해서도 감염되었다고 한다. 그리고 아예 진입점을 찾아내지 못하는 경우도 많다.) 하지만 봉와직염과는 달리 이 박테리아는 피부뿐 아니라 피부 심층부까지 침범해 근육 바깥막(근막)을 따라 급속도로 번지며, 가는 길에 연조직(지방층, 근육, 신경, 결합조직)이란 연조직은 깡그리 먹어 치워 버린다. 초기의 발본적인 절제수술로써만 생존이 가능하며 절단을 요하는 경우도 있다. 하지만 수술이 성공하려면 초기에 해야 한다. 쇼크나 감각 상실, 피부상의 광범위한 수포 발생과 같은 심부 감염 징후가 보일 때쯤이면 대개 가망이 없다.

엘리노어의 침대 옆에 서서 몸을 구부리고 그녀의 다리를 진찰하면서 그런 진단을 염두에 두는 내 자신이 좀 우습다는 생각이 들었다. 응급실에 에볼라 바이러스가 퍼졌다고 생각하는 것과 엇비슷했기 때문이다. 실제로 초기 단계의 괴사성 근막염은 봉와직염 같아 보일 수 있다. 발적과 부종, 발열, 백혈구 수치 상승까지 비슷한 증상을 보이기 때문이다. 하지만 의대시절 교수님들이 흔히 인용하시던 옛 속담대로, 텍사스에서 발굽소리를 들으면 얼룩말을 생각하지 말고 말을 생각하라고 했다. 괴사성 근막염은 매년 미국 전역을 통틀어 1,000여 건 정도 발생할 뿐이며 그것도 주로 노인이나 만성질환자들에게서 나타나지만, 봉와직염은 3백만 건 넘게 발생한다. 게다가 엘리노어는 이제 열도 없고 특별히 아파 보이지도 않았다. 나는 내가 최근에 겪은 한 가지 사례 때문에 판단에 영향을 받고 있음을 알았다. 그 두 가지를 구분할 수 있는 간단한 검사가 있다면 고민할 필요도 없었을 것이다. 하지만 그런 건 없었다. 확인할 수 있는 유일한 방법은 수술실로 가서 피부를 절개하고 속을 들여다보는 것뿐이다. 가볍게 제안할 수 있는 일이 아니었다.

그런데도 어쩔 수가 없었다. 자꾸만 그쪽으로 생각이 갔다.

나는 시트를 내려 엘리노어의 다리를 덮어 주었다. "금방 올게요." 나는 그녀에게 소리가 들리지 않을 곳에 가서 당직 일반외과의 테디우스 스터더트 선생을 호출했다. 수술실에서 전화를 걸어 온 그에게 나는 재빨리 요점만 간략하게 전했다. 발적 상태로 보면 봉와직염이 거의 확실해 보인다. 그런데 한편으로는 괴사성 근막염이 아닐까 하는 생각이 자꾸 든다.

잠깐 침묵이 흘렀다.

"진담인가?"

"네."

나는 애매하게 들리지 않도록 조심하면서 대답했다. 이내 욕지거리를 중얼거리는 소리가 들리더니, 바로 올라오겠다고 했다.

수화기를 내려놓는데 엘리노어의 부친이 엘리노어에게 줄 샌드위치와 소다수를 사 가지고 들어왔다. 희끗희끗한 갈색머리의 50대 남자였다. 하트포드에서 차를 몰고 와서 종일 딸과 같이 있다가 내가 진찰할 때 잠시 점심을 사러 나갔었다. 먹을 것을 본 나는 소스라치게 놀라 "아직" 환자에게 음식이나 음료수를 먹게 하지 말라고 그에게 얘기했고, 그 바람에 낌새를 채이고 말았다. 나 자신을 소개하는 데도 썩 좋은 방법은 아니었다. 엘리노어의 아버지는 깜짝 놀랐다. 금식 요구는 수술할 환자들한테나 한다는 사실에 생각이 미친 것이다. 나는 검사를 마칠 때까지 식사를 미루는 것이 "일상적 관례"라고 말함으로써 무마시켜 보려고 했다. 그러나 수술복 차림의 스터데트 선생이 들어오자 엘리노어 부녀는 새삼 불안감에 사로잡힌 얼굴로 그를 쳐다봤다.

스터데트 선생은 엘리노어에게 상황설명을 되풀이시킨 다음 시트를 걷고 다리를 살펴봤다. 그렇게 놀라는 것 같지는 않았다. 우리끼리 얘기할 때는 발적이 그냥 "좀 심한 봉와직염" 같다고 말했다. 하지만 괴사성 근막염이 아니라고 자신있게 말할 수 있느냐 하면 그건 아니었다. 뭔가를 하지 않기로 하는 것, 검사를 지시하지 않고, 항생제를 주지 않고, 환자를 수술실로 데려가지 않기로 결정하는 것은 뭔가를 하기로 결정하는 것보다 훨씬 힘든 것이 의학현실이다. 일단 어떤 가능성이 머릿속에 들어오면, 특히나 그것이 괴사성 근막염같이 끔찍한 것일 경우 그 생각은 쉽사리 떨쳐지지 않는다.

스터더트 선생은 엘리노어의 침대 모서리에 걸터앉아 엘리노어 부녀에게 그녀의 이야기나 증상, 검사결과 모두 봉와직염에 들어맞고 봉와직염일 가능성이 높다고 말했다. 그런데 아주 희박한 가능성이 또 하나 있다고 하면서 차분하고 부드러운 목소리로 괴사성 근막염에 관한 소름끼치게 겁나는 얘기를 해 주었다. 그는 그들 부녀에게 '살 파먹는 박테리아'에 대해 높은 사망률과 항생제 내성에 대해 말해 주었다. "그걸 거라고 생각하지는 않아요." 그가 엘리노어에게 말했다. "괴사성 근막염일 가능성은…." 거기까지 말하고 잠시 생각하더니, "5퍼센트도 안 된다고 봅니다." "하지만," 그가 말을 이었다. "생체조직검사를 해 보지 않고는 가능성을 완전히 배제할 수가 없습니다." 그는 여기서 잠시 멈추고 엘리노어 부녀가 그 정보를 흡수할 시간을 주었다. 그런 다음 생검방법에 대해 설명하기 시작했다. 발 상단의 피부를 피하조직과 더불어 1인치가량 떼어내고, 어쩌면 다리 윗부분에서도 조직을 떼어낸 다음, 즉시 병리과로 보내 샘플조직을 현미경으로 확인한다고 설명했다.

엘리노어는 얼어 버렸다. "말도 안 돼." 그녀가 말했다. "이건 정말 말도 안 되는 소리야." 그녀는 물에 빠진 사람처럼 공포에 질려 보였다. "항생제가 듣는지 그냥 지켜보면 안 되나요?" 이 병은 방치할 수 있는 병이 아니며 초기에 잡지 않으면 치료가 불가능하다고 스터더트 선생이 설명했다. 엘리노어는 고개를 흔들며 시트만 쳐다봤다.

스터더트 선생과 나는 보호자가 무슨 말을 하지 않을까 싶어 아버지 쪽을 봤다. 그때까지 그는 아무 말이 없었다. 양 미간을 모으고

뒷짐을 진 채 딸 옆에 말없이 서 있는 그에게서는 요동치는 배 위에서 중심을 잡으려 애쓰는 사람처럼 팽팽한 긴장감이 감돌았다. 그가 구체적인 사항들을 물어 왔다. 조직채취는 얼마나 걸리며(15분), 위험은 없는지(아니러니하게도 가장 큰 위험은 창상 심부 감염), 흉터는 없어지며(안 없어짐), 검사결과는 언제 나오는지(한 시간 내에) 궁금해했다. 그리고는 아주 조심스럽게, 만일 조직검사 결과 그 병이 맞다고 나오면 어떻게 되느냐고 물었다. 스터더트 선생은 그럴 가능성은 5퍼센트도 안 될 것이라는 말을 되풀이했다. 하지만 만일 맞다면, "감염된 조직은 모두 제거"해야 한다고 말했다. 그리고 잠시 주저하다가 "다리를 절단해야 될 수도 있습니다."라고 말했다. 엘리노어는 흐느껴 울기 시작했다. "아빠, 나 이거 안 할래." 브래튼 씨는 울컥 올라오는 것을 애써 삼키고는 멀리 허공만 뚫어져라 쳐다봤다.

최근 의학계는 우리가 얼마나 실망스러울 정도로 자주 환자들에게 의료과실을 저지르는지를 발견했다. 우선, 무엇이 정답인가에 관한 지식은 존재함에도 불구하고 우리는 너무나 자주 그렇게 하지 못한다. 실행과정에서의 단순 과실은 여전히 줄어들지 않고, 오류를 줄이는 법은 고사하고 시스템상의 오류, 기술상의 문제, 그리고 그러한 오류를 야기시키는 인간의 한계를 우리는 이제야 인식하기 시작했다. 더욱이, 중요한 지식을 아는 것만으로는 충분치 않았다. 예를 들어 심장발작 환자(의사의 확진을 받은 경우)의 경우 아스피린을 매일 복용하면 심장발작과 졸중이 예방되고, 흉통 발생 후 즉각적으로 혈전 용해제를 복용하면 사망률과 심근경색을 크게 감소시킬 수 있다는 것은 이제 보편적인 상식이 되었다. 그런데도 아스피린을 복용해야 되는 이들 중 4분의 1이 복용하지 못하고 있으며, 혈전 용해제를 복용해야 하는 이들 중 절반이 복용하지 못하고 있다. 전반적으로, 다양한 증거에 기반한 지침에 대한 의사들의 순응도는 지역에 따라 80%가 넘는 곳이 있는가 하면 20%도 안 되는 곳도 있다. 의료계의 많은 부분은 아직도 기본적인 조직체계가 갖춰져 있지 않으며, 해야 하는 것은 틀림없이 한다는 의식이 부족한 현실이다.

하지만 의사나 환자들과 조금이라도 함께 시간을 보내 보라. 그러면 더 크고 무섭고 많은 괴로움을 주는 문제는 바로 여러 상황 속에 아직도 산재하는 불확실성임을 깨닫게 될 것이다. 의학에 있어 회색지대는 상당히 광대하며, 우리는 매일 엘리노어의 경우와 같은 상황을 만난다. 어떻게 할 것인지 치료 방향에 대한 명백한 과학적 증거가 없는 상태에서 선택을 해야 하는 상황에 직면하는 것이다. 예를 들면 폐렴 환자 중 정확히 어떤 환자는 입원시키고 어떤 환자는 집으로 보내며, 어떤 요통은 수술로 치료하고 어떤 요통은 보존적 치료법으로 치료하고, 발적을 보이는 환자 중 어떤 환자는 수술실로 데려가고 어떤 환자는 항생제만 주사하고 지켜봐야 할까? 많은 경우에 명백한 답이 있을 수 있다. 하지만 역시 많은 경우에 우리는 답을 알지 못한다. 실제로 의료결정 검토를 의뢰받은 전문가 위원단은 자궁 적출술을 시술한 수술 건수의 4분의 1, 소아에 대한 중이 환기관 유치술의 3분의 1, 심장박동기 삽입술의 3분의 1(세 가지 예만 든 것임)의 경우, 그 처치가 해당 환자에게 도움이 될지 안 될지 과학으로 증명할 수 없다고 했다.

판단의 근거가 될 만한 증거와 알고리즘의 부재 속에서 의사들은 감으로 결정을 내리는 법을 배운다. 의사 개개인의 경험과 판단력에 의존하는 것이다. 하지만 그에 대해 불안해하지 않기란 어려운 일이다.

엘리노어를 보기 몇 주 전, 관절염이 있는 연세 많은 할머니를 본 적이 있다. 우드로우 윌슨Woodrow Wilson이 대통령(28대)이 되기 전에 태어났다는 그 할머니 환자는 등허리까지 뻗치는 심한 복부 동통으로 내원하셨다. 최근에 복부 대동맥류 진단을 받은 적이 있다는 얘기를 듣자마자 내 경계경보는 작동하기 시작했다. 아주 조심스럽게 진찰해 나가자 복부 중앙 복근 깊은 곳에서 박동하는 부드러운 덩어리, 대동맥류가 만져졌다. 아직은 안정적이었으나 터지기 일보 직전이라고 나는 확신했다. 내 연락을 받고 온 혈관외과의도 같은 의견이었다. 우리는 환자에게 즉시 수술하는 것만이 살길이라고 말했다. 하지만 큰 수술이기 때문에 중환자실에서 긴 회복기를 보내야 하고, 어쩌면 퇴원 후에도 요양원에서 지내야 할 수도 있으며(할머니는 아직 혼자 살고 계셨다.), 신장이 버텨내지 못할 공산이 크고, 사망률이 최소 10~20%는 된다고 경고했다. 환자는 어찌해야 할지를 몰랐다. 우리는 식구들과 의논할 시간을 주기 위해 자리를 비켜 드렸다. 15분 후에 갔더니 할머니는 수술을 받지 않겠다고 하셨다. 그냥 집으로 가시고 싶어했다. 당신은 살 만큼 사셨다고 하셨다. 건강이 오래 전부터 안 좋아 유언장도 다 써 놨고, 벌써부터 머지않아 갈 거라고 생각해 왔다고 했다. 가족들은 망연자실했지만 할머니는 단호한 목소리로 같은 답을 반복했다. 나는 진통제 처방전을 아들에게 써 주었다. 반 시간 후 할머니는 자신이 죽는다는 것을 충분히 알 만큼 알고서 집으로 돌아가셨다. 나는 할머니 아들의 전화번호를 갖고 있다가 몇 주 후 어떻게 견뎌냈는지 궁금해서 그의 집으로 전화를 걸었다. 그런데 그의 어머니, 그러니까 할머니 자신이 전화를 받았다. 나는 놀라 더듬더듬 인사를 하고 건강은 어떠시냐고 물었다. 좋아졌다고, 고맙다고 하셨다. 1년 후에도 할머니는 여전히 살아계셨으며, 혼자 살고 계신다고 들었다.

30여 년간의 신경심리학 연구는 이를테면 기억이나 청력 같은 인간의 판단이 시스템상의 오류를 낳는 여러 가지 방식들을 보여주었다. 눈에 분명히 모습이 드러나는 위험들은 과대평가하고, 틀에 박힌 사고에 지배되고, 여러 단편적인 정보들을 잘못 처리하기도 한다. 사람의 판단은 욕구나 감정에 의해 크게 좌우되며, 심지어 하루 중 어느 시점이냐에 따라서도 영향을 받는다. 정보가 제시된 순서와 문제가 짜맞춰진 방식에 영향을 받기도 한다. 우리 의사들이 우리가 쌓은 모든 훈련과 경험으로 그러한 오류를 피할 수 있다고 믿는다 해도 우리를 속속들이 파헤치는 연구가들의 현미경 아래서 그러한 신념은 무참하게 깨지고 만다.

다양한 연구들을 통해 의사들의 판단도 그와 같은 방식으로 왜곡된다는 사실이 밝혀졌다. 버지니아의대에서 실시한 한 연구를 보면, 열이 있는 환자들에 대해 혈액 배양을 지시한 경우 의사들이 감염 가능성을 4~10배 정도 과대평가했음이 드러났다. 가장 크게 과대평가한 이들은 최근 혈액감염 환자를 본 의사들이었다고 한다. 위스콘신대학에서 실시한 연구에서는 의사들 사이에 존재하는 '워비곤 호수 효과'를 증명했다. (워비곤 호수마을은 미국 라디오 프로그램에서 만든 가상의 꿈의 마을로, 사회학자들은 "여자들은 건강하고,

남자들은 잘생기고, 아이들은 모두 평균 이상인 워비곤 호수마을"이라
는 그 프로그램 모놀로그에서 아이디어를 얻어 지나친 낙관주의를 '워
비곤 호수 효과'라 이름했다.) 외과 의사들 태반이 자신의 환자 사망
률은 평균보다 낮다고 믿었다. 오하이오대학과 케이스 웨스턴 리저
브 메디컬 스쿨이 공동실시한 연구에서는 의사들의 판단의 정확성
뿐 아니라 자신의 판단에 대한 확신도도 함께 조사했으나 아무런 상
관관계를 찾지 못했다. 자신의 판단에 대해 높은 확신을 갖는다고
해서 낮은 확신도를 보이는 의사들보다 더 정확한 것은 아니었다.

　의사이자 임상 의사결정 전문가인 데이빗 에디David Eddy는 10여
년 전《미국의학협회지》에 실렸던 과감한 논문시리즈에서 증거를 찾
아 검토했다. 그가 내린 결론은 충격적이었다. 그는 "분명한 것은 의
사들이 내린 많은 결정들이 독단적이고 변덕스럽다는 것이다. 명백
한 설명 없이 쉽게 변한다. 이러한 근거없는 독단이 말해 주는 심히
낭패스럽고 불안한 사실은 적어도 몇몇 환자들은 최선이 아닌, 심지
어 해가 되는 치료를 받았음이 틀림없다는 것이다."라고 적었다.

　하지만 불확실성에 직면한 상황에서 그 문제에 대해 의사 또는
환자가 판단력 말고 또 뭘 갖고 있는가? 엘리노어를 보고 난 몇 달
후 나는 그때 일에 대해 그녀의 아버지와 얘기를 나눈 적이 있다.

　"5분 전만 해도 단순한 다리 염증이었는데 갑자기 생명을 잃을
수도 있다고 하니 듣는 내 맘이 어땠겠어요." 브래튼 씨가 말했다.

　17년간 직접 요리하며 자신의 식당을 운영했으며 지금은 하트포
드의 요리학교에서 교편을 잡고 있는 브래튼 씨는 보스턴에 아는 사
람이 하나도 없었다. 그는 우리 병원이 하버드의대 부속병원인 것

은 알았지만 그렇다고 해서 우리가 뭔가 특별하다고 생각할 정도로 순진하지는 않았다. 나는 그날 응급실 담당 레지던트였을 뿐이고 스터더트 선생 역시 당직 외과의였을 뿐이었다. 엘리노어는 그때 모든 결정을 아버지에게 일임했고, 그는 이것저것 재 보고 나서 결정할 참이었다. 몇 가지는 믿음을 주었다. 스터더트 선생이 수술실에서 바로 오느라 수술복 차림이었던 것은 경험과 노하우를 말해 주는 것 같았다. 실제로 그는 괴사성 근막염 환자를 여럿 본 적이 있었다. 그는 또한 잘난 척하지 않으면서 자신있어 보였고, 많은 시간을 할애해 차근차근 설명해 주었다. 하지만 나이가 너무 어려 보이는 점이 마음에 걸렸다. (스터더트 선생은 사실 서른 다섯밖에 안 됐다.)

'지금 내 딸아이 얘기를 하고 있는 거라구.' 브래튼 씨는 당시 그런 생각을 했다고 했다. '누구 좀더 나은 사람 없을까?' 그 경우 어찌해야 할지를 그는 잘 알았다. 그는 스터더트 선생과 나를 향해 넌지시 말했다.

"다른 의사분 소견을 듣고 싶습니다만." 그렇게 말했다.

우리는 그 요구를 기꺼이 받아들였다. 기분 나쁘거나 언짢지 않았다. 우리는 우리가 당면한 상황의 딜레마를 망각하지 않았다. 엘리노어의 열은 없어졌고 특별히 아파 보이지도 않았다. 내가 '살 파먹는 박테리아' 감염을 의심하게 된 가장 큰 요인은 몇 주 전에 본 끔찍한 사례 때문일 가능성이 높았다. 스터더트 선생은 그 병일 가능성은 수치상으로 "5%도 안 된다"고 말했지만, 우리는 둘 다 그것이 장님 문고리 잡기식으로 대충 때려잡은 것이며(가능성과 확신의 척도이지만 과연 얼마나 신용할 수 있을지), 그것도 아주 애매모호한 것(5%에서 얼마나 못 미친다는 거야?)임을 잘 알았다. 다른 사람의 소견을 들어 보는 것도 도움이 되겠다 싶었다.

하지만 브래튼 씨에게는 과연 도움이 될지 의구심이 들지 않을 수 없었다. 만일 의견이 다르면 그때는 어떻게 하나? 그리고 만일 그렇지 않다 해도 판단의 오류 가능성과 의문은 여전히 남는 것 아닌가? 게다가 브래튼 씨는 딱히 물어볼 만한 사람이 없었기 때문에 우리에게 도움을 청해야 했다.

우리는 스터더트 선생처럼 괴사성 근막염 환자를 본 적이 있는 성형외과 스태프 데이빗 시갈 선생이 어떻겠느냐고 제의했다. 엘리노어 부녀가 동의했다. 나는 시갈 선생에게 전화를 걸어 자세한 설명을 했다. 그는 몇 분 내에 내려왔다. 내가 보기에는 결국 그가 엘리노어 부녀에게 준 것은 주로 신뢰감이었다.

시갈 선생은 엉망으로 헝클어진 머리에 볼펜자국이 여기저기 나 있는 가운을 입고 얼굴에 비해 너무 커 보이는 안경을 쓰고 있었다. 그는 내가 아는 성형외과의 중 유일하게 MIT에서 박사학위를 딴 것처럼 보이는 사람이다. (공교롭게도 정말 그랬다.) 하지만 그는 나중에 브래튼 씨가 말했듯이 "연륜이 있어" 보였다. 그는 스터더트 선생과 다른 의견을 내놓지는 않았다. 엘리노어의 얘기를 주의깊게 듣고 다리를 찬찬히 살펴본 다음, 만일 박테리아 감염으로 판명된다면 그 역시 놀랄 것이라고 말했다. 하지만 가능성을 배제할 수 없다는 데는 그도 동의했다. 그러니 조직검사를 하는 수밖에 달리 어쩌겠는가?

엘리노어와 그녀의 아버지는 조직검사를 하기로 동의했다. "얼른 해치워 버려요." 그녀가 말했다. 내가 수술동의서를 가져왔다. 나는 동의서 수술명 난에 '좌측 하부 말단 생검'이라고 적고, 예상되는 위험으로 '하지절단 필요 가능성'도 적어 넣었다. 그걸 본 엘리노어가 절규했다. 아버지와 단둘이 몇 분간 진정할 시간을 가진 다음에야 서명할 수 있었다. 서명을 받자마자 우리는 수술실로 달려갔다. 간호사 한 명이 그녀의 아버지를 보호자 대기실로 안내했다. 그는 휴대폰으로 부인에게 연락한 다음 고개를 숙이고 앉아서 수술실에 들어간 자식을 위해 기도했다.

사실 의사결정에는 또 다른 접근방법이 있다. 의료계에서 소수의 무리가 고군분투하며 주창하는 결정분석이라고 하는 이 방법은 업계와 군대에서는 오래 전부터 사용된 것으로, 원리는 간단하다. 종이(또는 컴퓨터상)에 모든 선택안과 각각의 선택에 따른 가능한 결과들을 적어 의사결정 분지도를 만드는 것이다. 확실한 데이터가 있을 때는 데이터를 사용하고 없을 때는 대강의 추측으로 각 결과가 일어날 확률을 수치상으로 표시한다. 각 결과에 대해 환자에 대한 상대적 바람직성(또는 '효용')을 수치로 고찰해 본다. 그런 다음 두 가지 수치를 곱한 값을 각 선택안별로 더해 '기대효용'이 가장 높게 나온 선택안을 택하는 것이다. 이러한 접근법의 목적은 무턱대고 순간적인 판단력만 믿기보다 명쾌하고 논리적이며 통계적인 사고를 통해 결정을 내리기 위함이다. 50세 이후의 모든 여성들에게 1년에 한 번씩 정기적으로 유방검사를 권장하기로 한 결정도 이 방식으로 이루어진 것이며, 멕시코 경제가 휘청거릴 때 미국이 구제금융을 해 주기로 한 것도 이렇게 결정된 것이다. 환자 개개인의 치료법에 대한 결정도 그렇게 하면 안 되느냐는 것이 주창자들의 말이다.

최근에 나는 엘리노어의 경우를 가지고 결정 전문가들이 말하는 소위 '의사결정 분지도'라는 걸 만들어 봤다. 시작은 간단했다. 조직검사를 하느냐 마느냐 둘 중 하나를 선택하는 것이었으니까. 하지만 가능한 결과를 늘어놓다 보니 금세 복잡해졌다. 조직검사를 받지 않고 이상이 없는 경우와 조직검사를 받지 않아 진단이 늦어졌으나 수술로 목숨을 건진 경우, 조직검사를 받지 않아 사망한 경우, 조직검사를 받는데 흉터만 남게 된 경우, 조직검사를 받고 흉터에다 출혈까지 하게 된 경우, 조직검사를 한 결과 그 병임이 밝혀져 다리를 절단했으나 결국 사망한 경우 등등. 모든 가능성과 결과를 적고 나니 의사결정 분지도는 나무가 아니라 덤불처럼 보였다. 각각의 가능한 운명의 변주에 대해 임의로 확률을 정하는 것은 위험한 짓 같았다. 그래서 의학서적에서 찾아낼 수 있는 정보들을 찾아보았으나 결국에는 상당히 많은 부분을 추정해야 했다. 게다가 각 결과의 상대적 바람직성을 수치로 정하는 것은 엘리노어와 그에 대해 이야기를 나눈 후에도 불가능해 보였다. 죽는 것이 이상이 없는 것보다 백 배 나쁠까 천 배 나쁠까, 아니면 백만 배 나쁠까? 조직검사 흉터와 출혈은 어디쯤에 집어넣어야 하나? 그럼에도 불구하고 결정 전문가들은 이러한 것들을 중요한 고려사항이라고 주장하며, 우리가 직감으로 결정할 때는 이러한 현실을 무시하고 넘어가는 것이라고 말한다.

　　하지만 몇 분도 내기 힘든 현실적인 시간의 틀 안에서 그와 같은 형식의 분석을 한다는 것은 불가능한 일이다. 그걸 하려면 2, 3일 정도 걸리는 데다가 두 명의 결정 전문가가 수차례 왔다갔다 하며 논쟁을 벌여야 했다. 하지만 그렇게 하면 답이 나오기는 한다. 내가 만든 의사결정 분지도의 최종결정은 조직검사를 하지 말아야 한다는 것이었다. 나의 처음 직감이 맞을 가능성은 매우 낮았으며 초기에 그 병을 발견하는 것이 크게 중요하지 않을 가능성이 너무 높았다. 그 논법에 따르면 조직검사는 정당화될 수 없었다.

만일 당시에 이 정보를 가졌더라면 어떻게 했을까. 그건 잘 모르겠다. 하지만 우리는 의사결정 분지도를 만들지 않았고, 수술실로 갔다.

마취과 의사가 엘리노어를 마취시켰다. 그런 다음 간호사가 왼쪽 다리 발끝에서부터 엉덩이까지 소독약을 칠했다. 스터더트 선생이 물집이 있는 발 상단 부위의 피부조직을 작은 수술칼로 건까지 들어가게 1인치 길이 타원형으로 떼어냈다. 채취해 낸 표본은 멸균 생리식염수병에 넣어져 병리과로 서둘러 보내졌다. 그런 다음 이번에는 종아리 발적 부분의 중심부에서 좀더 깊이 근육까지 들어가게 두 번째 표본을 채취하여 마찬가지로 병리의에게 보냈다.

처음 열어 봤을 때 경각심을 불러일으킬 만한 것은 보이지 않았다. 지방층은 극히 정상적인 노랑색이었고 근육은 건강하게 윤기나는 붉은색이었으며 출혈량도 적당했다. 그런데 클램프 끝으로 종아리 절개선 안쪽을 찔러보는데, 근육 쪽이 이상하게 쑥쑥 들어갔다. 꼭 박테리아가 미리 길을 닦아놓은 것처럼 말이다. 결정적인 단서는 아니었으나 스터더트 선생의 입에서 "빌어먹을!"이라는 말이 튀어나오게 할 만한 것이었다. 그는 장갑과 가운을 벗어던지고 병리전문의가 찾아낸 것을 보러 갔다. 수술대 위에 잠들어 있는 엘리노어는 다른 레지던트와 마취과 의사한테 맡기고 나도 뒤따라갔다.

응급 조직병리검사는 동결절편 검사라고 하며, 동결절편실은 수술실과 같은 복도에 몇 방 건너 있었다. 부엌 크기의 자그마한 방 가운데 허리 높이의 실험대에는 검정색 석판이 깔린 작업판과 조직샘플 급속냉동에 쓰는 액화질소통이 놓여 있었고, 벽 쪽에는 표본을 미크론 두께의 슬라이드용 절편으로 자르는 마이크로톰이 보였다. 우리가 들어갔을 때 그는 막 슬라이드 준비를 끝낸 참이었다. 병리의는 슬라이드를 현미경에 올려놓고 찬찬히 관찰하기 시작했다. 처음에는 저배율로 놓고 보고 다음에는 고배율로 놓고 봤다. 분명 성가셨을 테지만 우리는 옆에서 서성대며 진단을 기다렸다. 침묵 속에 몇 분이 흘렀다.

　"모르겠어." 병리의가 중얼거렸다. 눈은 여전히 대안렌즈에서 떼지 않고 있었다. 관찰된 특징들은 "괴사성 근막염과 일치한다."고 했지만 확진할 자신은 없었다. 그는 피부병리과 전문의(피부와 연조직을 전문으로 보는 병리의)를 불러 봐야겠다고 했다. 피부 전문가가 오기까지 20분이 걸렸고 표본을 보고 판정을 내리기까지 또 5분이 흘렀다. 우리는 조바심이 났다. "괴사성 근막염이네요." 마침내 그가 정색을 하고 선언했다. 그는 군데군데 미세하게 심부조직이 괴사하기 시작한 부분을 발견했다. 봉와직염이면 그럴 수가 없다고 했다.

　스터더트 선생이 엘리노어의 아버지를 만나러 갔다. 그가 혼잡한 보호자 대기실로 걸어들어가자 그의 얼굴 표정으로 상황을 감지한 브래튼 씨가 절규하듯 소리치기 시작했다. "아니야! 아니야!" 스터더트 선생은 그를 조용한 옆방으로 데리고 들어가 문을 닫고, 엘리노어가 그 병에 걸린 것 같다고 말했다. 신속하게 움직여야 한다고 했다. 그는 그녀의 다리를 건질 수 있을지 자신할 수 없었으며, 생명을 구할 수 있을지도 확신할 수 없었다. 다리를 열어서 얼마나 진행됐는지 보고 나서 방향을 결정해야 했다. 브래튼 씨는 결국 이기지 못하고 울음을 터트렸고, 흐느끼며 뭔가 말을 하려고 애썼다. 스터더트 선생의 눈시울도 젖었다. 브래튼 씨는 간신히 "부탁합니다."라고 말했다. 스터더트 선생은 고개를 끄덕이고 방을 나갔다. 브래튼 씨는 부인에게 전화를 걸었다. 소식을 전하고 나서 그는 잠시 아내의 말을 기다렸다. "그날 수화기로 들은 소리는 평생 잊지 못할 겁니다." 나중에 그가 말했다. "뭔가 어떤 소리였는데 도저히 말로는 표현할 수가 없어요."

다른 분야에서처럼 의학에서도 결정이 또 다른 결정을 낳는다. 갈림길을 하나 꺾어들어갔더니, 들어서자마자 또다른 갈림길이 자꾸만 나타난다. 지금은 어떻게 할 것인가를 결정해야 했다. 스터더트 선생을 돕기 위해 시갈 선생도 수술실에 들어왔다. 전체적인 상황을 보기 위해 우선 발가락 바닥부터 발목을 지나 무릎 바로 아래까지 엘리노어의 다리를 절개했다. 절개선을 견인기로 당겨 열었다.

이제는 병의 정체가 확연히 보였다. 엘리노어의 발과 종아리 근육 대부분의 근막층이 회색으로 죽어 있었다. 희미하게 썩은내가 나는 구정물 같은 액체가 스며나오고 있었다(조직검사와 박테리아 배양에서 나중에 독성 A군 연쇄상구균이 급속도로 다리를 타고 올라가고 있음이 확인되었다.)

"BKA가 아니라 AKA를 해야 할지도 모르겠군." 스터더트 선생이 말했다. BKA는 하퇴절단(슬하절단), AKA는 대퇴절단을 뜻한다. 어느 쪽을 했더라도 아무도 그를 탓하지 않았을 것이다. 하지만 그는 망설이고 있는 자신을 느꼈다. "너무 젊은 여자였다."고 그가 나중에 말했다. "잔인하게 들릴 수도 있겠지만 만일 60세 노인이었다면 분명히 다리를 잘라냈을 거야." 예쁜 23세 아가씨의 다리 절단을 꺼리는 데는 얼마간 다분히 감정적인 면, 말썽의 소지가 있는 일종의 감상주의가 작용했다고 생각한다. 하지만 거기에는 직감도 작용했다. 그녀의 젊음과 기본적으로 훌륭한 건강상태는 심하게 감염된 오염조직과 괴사조직만 제거('변연 절제술')하고 발과 다리를 생리식염수로 세척해도 될 것 같은 예감이 들게 했던 것이다. 굳이 위험을 감수할 필요가 있을까? 인간에게 알려진 가장 치명적인 박테리아인데? 어쩌면…? 어쨌든 그는 그 위험을 감수하기로 했다.

두 시간 동안 그와 시갈 선생은 가위와 전기소작기를 사용해 발가락 사이부터 종아리 건까지 괴사된 근육 외층을 제거하고 박리했다. 종아리로 올라가면서 주변 조직을 4분의 3 정도 제거했다. 살가죽이 코트자락처럼 늘어졌다. 허벅지 안쪽까지 올라가자 선명한 분홍빛의 근막이 보였는데 굉장히 싱싱해 보였다. 제거 작업은 그쯤해 두고 멸균 생리식염수 2리터를 부어 다리를 구석구석 씻어냈다. 가능한 한 많은 수의 박테리아를 씻어내리기 위함이었다.

마침내 엘리노어는 안정된 것 같았다. 혈압은 정상이었고, 체온은 37.2도, 산소농도도 괜찮았다. 그리고 제일 심한 오염조직은 제거해 냈다.

하지만 심장박동수가 분당 120회로 약간 빨랐다. 박테리아가 체계적인 반응을 발동시켰다는 징후였다. 엘리노어는 많은 양의 정맥수액공급을 요했다. 그녀의 발은 죽어 보였다. 그리고 피부도 여전히 염증으로 벌겠다.

스터더트 선생은 더 이상은 제거하지 않겠다는 자신의 결정을 고수했지만, 불안해하는 것이 보였다. 그와 시갈 선생은 논의를 거쳐 또 다른 방법을 생각해냈다. 고압산소요법이라는 실험적인 치료법이었다. 엘리노어를 감압병(잠수병)에 걸린 잠수부들을 집어넣는 고압챔버에 집어넣는 것으로, 좀 이상하게 들리기는 하지만 나름대로 일리 있는 방법이었다. 백혈구 같은 면역세포는 치명적인 박테리아 따위를 만나면 혈액에 녹아 있는 산소를 이용해 초과산화물 hyperbaric oxygen을 대량으로 만들어 병원체를 제거한다고 한다. 환자를 하루 몇 시간 정도 2기압 이상의 공기압력(2.5~6기압) 하에 두면 조직내 산소농도가 엄청나게 증가한다. 시갈 선생은 심부 감염 증세가 있는 화상환자 몇 명에게 이 치료법을 사용해 놀라운 효과를 얻어낸 적이 있었다. 사실, 고압산소요법이 괴사성 근막염을 막을 수 있다고 증명한 연구조사는 없었다. 하지만 만약 그럴 수만 있다면? 모두들 즉각 그 치료법에 매달렸다. 최소한 우리가 남겨둔 감염 부위에 대해 뭔가 하고 있다는 느낌을 주었기 때문이다.

우리 병원에는 고압챔버가 없었으나 시 반대편의 한 병원에는 있었다. 누군가가 전화로 연락을 했고, 우리는 엘리노어한테 간호사를 한 명 붙여 구급차로 후송해서 2.5기압 고압챔버에 두 시간 동안 넣어 보기로 계획을 세웠다. 배수가 되도록 상처를 그대로 열어 두고, 조직이 건조되는 것을 방지하기 위해 안쪽을 젖은 거즈로 덮은 다음 다리를 하얀 붕대로 감았다. 그쪽 병원으로 후송하기 전에 먼저 중환자실로 옮겨 이동이 가능하도록 환자의 상태를 안정시켜야 했다.

저녁 8시였다. 엘리노어가 구역증과 통증을 느끼며 깨어났다. 그녀는 자신을 빙 둘러싸고 있는 일단의 의사들과 간호사들을 보고 뭔가 잘못되었음을 눈치챘다.

"내 다리."

그녀는 손을 뻗어 보았으나 한동안은 공포에 질린 나머지 다리가 있다는 것조차 확신할 수가 없었다. 천천히 다리를 눈으로 보고, 만져 보고, 감각도 시험해 보고, 움직여 보고 나서야 확신할 수 있었다. 스터더트 선생이 그녀의 팔에 손을 얹었다. 그는 조직검사 결과와 제거수술에 대해 말해주고, 앞으로 또 치료를 받아야 한다고 설명해 주었다. 엘리노어는 내가 생각했던 것보다 훨씬 담담하고 씩씩하게 현실을 받아들였다. 그녀와 함께 하기 위해 가족들이 도착했는데, 다들 차에 치인 사람들처럼 사색이 되어 있었다. 하지만 엘리노어는 다리 위에 시트를 다시 덮고, 초록색과 주황색 불이 번쩍거리는 모니터들과 자신의 팔로 들어가는 링겔 주사선을 한번 휘둘러보고는 군소리 없이 "오케이." 했다.

그날 밤에 들어간 고압챔버는 그녀의 표현에 의하면 "유리관 같았다."고 한다. 고압챔버에 들어가 좁은 매트리스 위에 몸을 눕히자 팔도 움직일 공간이 없어 몸 옆에 붙이거나 가슴 위에 올려놓고 있어야 했다. 얼굴 위로 30센티미터 높이에 두꺼운 플렉시글래스 패널창이 달려 있었으며, 개폐 핸들을 돌리자 머리 위의 해치가 완전히 닫혀 버렸다. 압력이 올라가자 깊은 바닷속으로 잠수해 들어갈 때처럼 계속 귀가 멍멍했다. 압력이 일정선까지 올라가면 꼼짝 못하게 될 것이라고 의사들은 경고했다. 설령 그녀가 토하기 시작한다 해도 당장은 어떻게 해 줄 수가 없었다. 압력을 서서히 빼지 않으면 감압병에 걸리거나 사망할 수도 있기 때문이었다. 의사들은 "안에서 발작을 일으킨 사람도 있었다."는 얘기도 해 주었다. "그런데도 20분이나 지나서야 꺼내 줄 수 있었어요." 밀폐된 공간 속에 누워서 상상을 초월한 고통을 겪으며 그녀는 세상이 아득하게 멀어지고 철저하게 혼자됨을 느꼈다. 이 안에는 나하고 박테리아뿐이구나, 속으로 그렇게 생각했다.

다음날 아침, 박테리아가 퍼졌는지 확인해 보기 위해 우리는 그녀를 다시 수술실로 데려갔다. 역시 퍼져 있었다. 발 대부분과 종아리 앞쪽의 피부가 괴저로 까맣게 썩어들어가 잘라내야 했다. 우리가 남겨두었던 근막 가장자리도 괴사해 절제해야 했다. 하지만 발쪽을 포함한 근육은 아직 생존가능해 보였다. 그리고 대퇴부 쪽은 박테리아가 아직 건드리지 못했다. 더 이상 열은 없었고 심장박동도 정상으로 돌아왔다. 우리는 상처를 다시 젖은 거즈로 싼 다음 그녀를 그쪽 병원으로 보내 하루 두 차례 두 시간씩 고압챔버에 들여보냈다.

우리는 결국 나흘 동안 네 차례나 그녀의 다리를 수술했다. 매번 수술할 때마다 다리 조직을 조금씩 더 떼어내야 했으나 점차 그 양이 줄어들었다. 세 번째 수술에서는 피부 발적이 마침내 사그라들기 시작했고, 네 번째 수술에서는 발적이 완전히 사라지고 헤쳐진 다리 속에서 핑크빛 새 조직이 돋아나는 것을 볼 수 있었다. 그제야 스터더트 선생은 엘리노어의 생명뿐 아니라 그녀의 발과 다리도 구해냈음을 확신할 수 있었다.

우리가 직감을 완전히 무시하지 못하는 것은 때때로 들어맞는 경우가 있기 때문이다. 그러한 성공은 논리적 사고의 결과라고 보기에는 좀 뭣한 감이 있으나, 그렇다고 순전히 운이 좋았다고만 할 수도 없다.

불확실성을 일상적으로 다루는 사람들을 관찰하는 것을 주업으로 하는 인지심리학자인 게리 클라인Gary Klein은 자신이 연구했던 소방지휘관의 얘기를 들려주었다. 차량반장이었던 그 지휘관은 대원들을 데리고 단층집의 평범해 보이는 화재를 진압하러 출동했다. 그와 대원들은 현관문을 통해 호스를 끌고들어가 집 뒤쪽 부엌의 불을 끄기 시작했다. 호스로 강력한 물줄기를 뿜어 보았다. 하지만 곧 불길이 되살아났다. 다시 한 번 물줄기를 쏘아 보았으나 역시 거의 효과가 없었다. 대원들은 새로운 진화선 구축을 위해 뒤로 몇 발자국 물러섰다. 그때 갑자기 반장이 느닷없이 모두 즉시 건물 밖으로 나가라고 명령했다. 뭔지는 모르겠지만 뭔가 느낌이 안 좋았다. 그런데 밖으로 나오자마자 그들이 서 있던 마룻바닥이 무너져내렸다. 화재의 진원지가 집 뒤쪽이 아니라 지하실이었던 것이다. 몇 초만 더 머뭇거렸더라도 다들 불길 속으로 떨어질 뻔했다.

때때로 그냥 생각이 드는 대로 했는데 목숨을 구하게 되거나 위험을 피하게 되는 일이 있다. 클라인은 인간의 판단이 선택가능한 모든 대안들에 대한 계산적인 비교검토의 결과인 경우는 아주 드물며, 어차피 우리는 그런 것을 잘 하지도 못하고, 그보다는 무의식적으로 패턴을 인지하는 경우가 많다고 지적했다. 후에 그때 일을 돌아보며 그 소방지휘관은 그 화재에 대해 진원지가 부엌 쪽이 아니라 다른 곳일 가능성에 대해서는 한번도 생각해 보지 않았다고 클라인에게 말했다. 그는 무엇이 자신으로 하여금 대원들을 밖으로 나가게 했는지 여전히 알지 못했다. 그 화재는 진압하기 까다로웠지만 포기하고 물러날 정도는 아니었다. 운이나 영감이라고밖에는 설명할 수 없을 것 같았다. 하지만 그날 현장의 세부상황에 대해 세심하게 탐문하는 과정에서 클라인은 그 지휘관이 당시에는 깨닫지 못했지만 두 가지 단서를 포착했음을 알아냈다. 화재 진원지가 집 뒤쪽인 것 치고는 거실이 이상하게 더웠다. 그리고 불길이 요란하고 드셀 것으로 예상했는데 이상하게 잠잠했다. 지휘관의 머리가 이들 단서와 어쩌면 또 다른 단서들에서 위험한 패턴, 즉 전원퇴각 명령을 내릴 만큼의 위험한 패턴을 인식했던 것으로 보였다. 사실 그러한 순간에 너무 골똘히 생각하는 것은 도리어 직감의 이점을 손상시킬 수도 있다.

처음 엘리노어의 다리를 봤을 때 어떤 단서가 내 머릿속에 입력됐는지는 아직도 잘 모르겠다. 우리가 뭘 보고 절단을 하지 않아도 될 것 같다고 생각하게 됐는지도 명확하지 않다. 우리의 직감이 근거없는 것처럼 보이지만 거기에는 뭔가 잠재적인 인식이 있었음에 틀림없다. 그러한 것을 어떻게 알 수 있으며, 의사의 직감이 올바른 방향으로 가는지 엉뚱한 데를 헤매는지 어떻게 확실하게 말할 수 있느냐고 묻는 것은 하나마나한 질문이다.

다트머스의 의사 잭 벤버그Jack Wennberg는 30여 년 동안 의학에서의 의사결정을 연구해 왔다. 게리 클라인과 같은 밀착 접근 연구는 아니고, 최대한 높은 곳에서 미국 의사 전체를 총괄하여 고찰한 것이다. 그가 알아낸 것은 의사들의 의료결정의 불일치 정도가 기막히고 창피스러울 정도로 엄청나며, 세월이 가도 변하지 않는다는 사실이었다. 그의 조사에 따르면, 예를 들어 의사가 담낭제거를 위해 환자를 수술실로 보낼 가능성은 거주 도시에 따라 270%나 차이가 나며, 고관절 치환술의 경우 450%, 말기환자의 사망 전 6개월 기간에 중환자실 치료는 880%나 차이가 있었다고 한다. 캘리포니아 산타바바라의 환자는 뉴욕 브롱크스의 환자보다 요통에 대해 수술을 권유받는 비율이 5배나 높다. 이는 대체로 불확실성으로 인한 결과로, 그와 같이 불확실성이 개재될 경우 의사 개개인의 직감과 경험, 습관에 따라 환자들은 엄청나게 다른 치료를 받게 된다.

이것을 어떤 논리로 정당화할 수 있을까? 치료비를 지급하는 사람들은 확실히 이해를 못하는 것 같다. (이는 보험사들이 의사들의 결정에 대해 끊임없이 설명을 요구하며 괴롭히는 이유이기도 하다.) 치료를 받는 사람들도 이해하지 못할 수도 있다. 엘리노어 브래튼의 치료는 분명 어느 병원, 어느 의사를 찾아가느냐에 따라 완전히 달라졌을 것이며, 내가 그녀를 본 시기에 따라서도 달라졌을 것이다. (괴사성 근막염 환자를 보기 전이냐 후냐, 새벽 두 시였나 오후 두 시였나, 응급실이 한가한 시간대인가 바쁜 시간대인가에 따라서.) 그에 따라 항생제 치료만 받았을 수도 있고, 절단수술을 받았을 수도 있고, 변연절제술debridement만 받았을 수도 있다. 이건 너무 부조리해 보인다.

사람들은 변화를 위해 두 가지 방책을 제안했다. 하나는 의학의 불확실성의 양을 줄이자는 것이다. 신약이나 수술법에 대한 연구(이미 대규모의 자금지원을 받고 있음)가 아니라 환자와 의사들이 내리는 매일매일의 작지만 중요한 결정들에 대한 연구(깜짝 놀랄 정도로 자금지원을 거의 받지 못하고 있음)를 통해서 말이다. 하지만 환자 처치에 대해 상당량의 불확실성이 늘 존재하리라는 것은 모두들 알고 있다. (인간의 질병과 삶은 너무 복잡하기 때문에 현실적으로 그렇게 안 될 수가 없다.) 그래서 의사들이 발생가능한 불확실한 상황에 대해 어떻게 대처할 것인지 미리 합의를 봐야 한다는 나름대로 일리 있는 주장도 제기되었다. 그렇게 하면 가상의 상황에 대해 각자 의견을 발표하고 토론을 거침으로써 개인의 독단적 판단 대신 여러 사람의 의견을 조합한 집단결정의 이점을 살릴 수 있으리라는 것이었다.

하지만 그 방법은 성공할 가망이 없다. 왜냐하면 그것은 우리 의사들이 한 개인으로서 우리 자신에 대해 믿는 모든 것, 환자들에게 가장 좋은 방향이 무엇인지 논리적으로 생각하고 판단하는 의사로서의 우리 능력에 대해 우리가 믿는 모든 것과 상충하는 논리적 토대를 가졌기 때문이다. 주어진 문제에 대해 의사들마다 다른 접근방식을 취하는 혼란되고 무질서한 상황은 누군가 바로잡아야 한다. 날마다 불확실성에 직면해 결정을 내리는 데 익숙한 우리 의사들 한 사람 한 사람은 그 누군가가 바로 나 자신이라고 확신하고 있다. 우리의 판단이 우리를 실망시키는 경우가 많다 하더라도 우리에게는 각자 자신의 엘리노어 브래튼이 있기 때문이다.

엘리노어를 다시 보게 된 것은 1년이 지난 다음이었다. 하트포드를 지나다가 그녀의 부모님댁에 들러 그녀를 만나봤다. 널찍하고 아주 말끔하고 깨끗한 연한 회갈색의 식민지시대풍 건물이었다. 개한 마리가 어슬렁거리며 다니고, 집 앞에는 화단이 꾸며져 있었다. 엘리노어는 병원에서 12일을 보낸 후 회복을 위해 집으로 다시 들어왔다. 처음에는 잠시만 머물 작정이었는데 주저앉고 말았다. 정상적인 생활로 돌아가는 데는 익숙해질 시간이 좀 필요하다고 그녀가 말했다.

다리 상처가 낫는 데도 당연히 시간이 걸렸다. 입원 말기에 행해진 마지막 수술에서 우리는 상처를 봉합하기 위해 대퇴부에서 64입방인치의 피부판을 떼어내 이식했다. 그녀는 운동복 바지를 걷어올려 상처를 보여주며 "내 작은 흉터."라고 불렀다.

예쁘다고 할 수는 없었지만, 상처는 상당히 잘 아문 것 같아 보였다. 이제 흉터는 내 손바닥만큼 넓었으며, 무릎 아래에서 발가락 끝까지 나 있었다. 어쩔 수 없이 피부색은 약간 차이가 났으며, 흉터 가장자리가 약간 불거져 있었다. 게다가 피부이식으로 발과 발목이 넓적하고 퉁퉁해 보였다. 하지만 터진 곳은 없었다. (간혹 그런 경우가 있다.) 그리고 이식피부는 부드럽고 유연했으며, 당기거나 굳어지거나 수축되지도 않았다. 이식피부를 떼어낸 대퇴부 부분은 선명한 선홍색이었으나, 점차 색이 흐려지고 있었다.

다리 기능을 완전히 회복하는 것은 그녀에게 힘겨운 투쟁이었다. 처음에 집에 왔을 때는 근육에 너무 힘이 없고 아파서 서 있는 것조차 불가능했다. 일어서려고 하면 밑에서 다리가 그냥 주저앉았다. 그래서 다리 힘을 길렀으나 걸을 수가 없었다. 신경손상으로 발을 들려고 할 때마다 맹렬한 통증과 함께 발이 툭툭 떨어졌다. (족하수 증상이라고 한다.) 스터더트 선생을 찾아갔더니 어쩌면 평생 감수해야 할지도 모른다고 했다. 하지만 몇 달간의 강도 높은 물리치료를 통해 그녀는 뒤꿈치와 발끝으로 다시 걸을 수 있게 되었다. 내가 방문했을 때는 사실 조깅 중이었다. 엘리노어는 일도 다시 시작했다. 하트포드의 큰 보험사 본부에서 업무보조 일을 봤다.

1년이 지난 지금도 엘리노어는 살 파먹는 박테리아의 악몽에 시달렸다. 그녀는 아직도 어디서 박테리아에 감염되었는지 알지 못했다. 결혼식 전날 조그만 헤어·네일샵에서 받은 풋소크와 페디큐어가 주범이었을까? 아니면 결혼식 피로연장 밖 잔디밭에서 맨발로 콩가춤을 춘 것 때문일까? 아니, 어쩌면 집안 어딘가에서 감염되었을 수도…. 어디를 베거나 열만 조금 나도 그녀는 엄청난 공포감에 사로잡혔다. 수영장 근처는 얼씬도 안 했으며, 욕조에 몸을 담그지도 않았고, 심지어 샤워할 때 발이 물에 잠기는 것조차 두려워했다. 식구들은 플로리다로 여행갈 계획을 짜고 있었지만 그녀는 주치의한테서 그렇게 멀리 떨어진 곳으로 간다는 사실만으로도 겁이 났다.

그녀를 가장 불안하게 하는 것은 그럴듯한 임의의 수치, 확률이었다. "처음엔 이 병에 걸릴 확률이 거의 없다고들 했죠. 25만 명 중 한 명꼴이라면서요." 그녀가 말했다. "그런데 걸렸잖아요. 그리고 나서는 내가 병을 이겨낼 확률이 아주 희박하다고 했죠. 그런데 나는 그 확률도 깼어요." 지금도 그녀가 우리 의사들에게 살 파먹는 박테리아에 다시 감염될 가능성이 있는지 물으면, 우리는 또다시 확률이 25만대 1로 아주 희박하다고 말한다. 전에 그랬던 것처럼.

"그런 소리를 들을 때마다 걱정이 돼요. 그런 수치는 나한테는 아무 의미가 없으니까요." 그녀가 말했다. 얘기를 나누는 동안 엘리노어는 거실 소파에 앉아 있었다. 무릎 위에 손을 포개고 앉은 그녀의 뒤 퇴창으로 눈부신 햇살이 쏟아져들어왔다. "다시 걸리지 않을 거라는 말 못 믿겠어요. 무슨 이상한 병이나 들어 보지도 못한 병에 걸릴 확률이 없다는 말도 못 믿겠구요. 나나 내가 아는 사람들이 걸릴 수도 있는 거잖아요."

의학은 과학이지만 딱 잘라 설명할 수 없는 경우가 많기 때문에 의사들은 늘 확률을 따지고 여러 가능성을 놓고 저울질할 수밖에 없다. 이 불완전한 과학으로 우리를 이끈 것, 의사가 되고자 하는 이들이 나름대로 정말 바라는 것은 누군가의 인생을 바꿀 수 있는 기회이다. 우리의 노하우, 능력, 또는 직감적 판단으로 다른 사람의 인생을 보다 좋은 방향으로 바꿀 수 있는 기회는 쉽게 잡히지 않을 것 같으면서도 분명히 존재한다. 그러나 그러한 기회들이 제공되는 실제 상황에서는, 가령 얼마 전 암 진단을 받은 여자환자가 낙심해서 찾아올 때, 엄청난 손상을 입어 출혈이 심한 사고희생자가 핏기없는 얼굴에 숨을 헐떡이며 현장에서 실려올 때, 동료의사가 다리가 빨갛게 부은 23세 환자에 대해 의견을 물어올 때는 우리는 우리가 그러한 기회를 잡았다고 결코 확신할 수 없다. 우리가 선택한 조치가 현명한 선택이거나 유익한 조치인지는 더더욱 알 수 없다. 우리의 노력으로 치료에 성공했을 때 아직도 때때로 나는 얼떨떨하다. 하지만 우리의 노력은 성과를 거둔다. 늘 그렇지는 않지만, 병원이 문을 닫지 않고 의사노릇을 계속할 정도는 된다.

엘리노어와의 대화가 잠시 옆길로 샜다. 하트포드에 돌아와서 다시 보게 된 친구들과 '광케이블 설치사'라는 직업을 가진 그녀의 남자친구 얘기도 하고(그 친구가 정말 하고 싶었던 건 '고압전기' 일이었단다.), 최근에 본 영화 얘기도 하고, 그 시련을 겪고 난 뒤로는 자신이 전보다 훨씬 대범해졌다는 얘기도 했다.

"어떤 면에서 많이 강해진 느낌이에요." 엘리노어가 말했다. "그런 일을 겪게 된 데는 어떤 뜻이 있는 것 같아요. 내가 이렇게 살게 된 데 틀림없이 어떤 이유가 있는 것처럼요.

"그리고 한 사람의 인간으로서 전보다 행복하다고 생각해요. 세상도 좀더 폭넓게 보게 됐구요." "때로는," 그녀가 말을 이었다. "안심도 되는 거 있죠. 어쨌거나 무사히 이겨냈잖아요."

그해 5월, 엘리노어는 가족들과 함께 플로리다로 갔다. 플로리다는 바람 한점 없이 뜨거웠다. 어느 날, 폼파노 비치에서 좀 올라간 동해안가에서 그녀는 한쪽 발을 물속에 담궈 보았다. 다른 쪽도 담궜다. 그리고 마침내 모든 두려움을 훌훌 버리고 바닷속으로 뛰어들어가 헤엄을 치기 시작했다.

바다가 무척 아름다웠다고 그녀가 말했다.

들어가는 말

p.11 의사들은 특이 사례를 만날 경우 주로 전문의학저널에서 정보를 찾는다. 소아
환자의 흉부에 생긴 커다란 종양 덩어리의 위험에 대해서는 R. G. Azizkhan 외, 〈소
아환자의 종격동 종괴 처치시 발생하는 생명을 위협하는 기도폐쇄 Life-
threatening airway obstruction as a complication to the management of
mediastinal masses in children〉, 《소아외과저널 20호 *Journal of Pediatric Surgery
20*》(1985), pp.816-822와 같은 논문에 상세히 설명되어 있다. 하지만 이와 같은 종
류의 논문에 실린 교훈은 대개 경험을 통해 힘들게 얻어진 것들이다. 의료사고가 발
생하면 우리는 그것을 비극적 사건이라고 한다. 하지만 누군가가 논문에 옮겨놓으
면 우리는 그것을 과학이라 한다.

　리와 같은 종양환자를 안전하게 처치하기 위해 심폐펌프를 사용하는 방법을 설
명한 논문을 2개 찾았다. 하나는 펜실베이니아대학의 연구팀이 쓴 것으로 《미국 인
공장기학 저널 44호 *ASAIO Journal 44*》(1998), pp.219-221에 실린 것이고, 또 하
나는 인도 델리의 연구팀이 쓴 것으로 《심흉곽혈관 마취학 저널 15호 *Journal of
Cardiothoracic and Vascular Anesthesia 15*》(2001), pp.233-236에 실려 있다. 두
팀 모두 그 방법을 주도면밀한 연구조사를 통해 찾은 것이 아니라, 중요한 새 발견
들이 흔히 그렇듯이 필요에 의해 찾다가 우연히 발견한 것이다.

칼쓰기 연습과 도둑 학습

p. 33 인간의 수행human performance에 대한 앤더스 에릭슨Anders K. Ericsson의 저서는 《탁월함으로 가는 길 *The Road to Excellence*》(1996, N. J. Mahwah: Lawrence Erlbaum Press)이다.

p. 42 그레이트 오몬드 스트리트 병원The Great Ormond Street Hospital의 대혈관 치환술 학습곡선에 대한 획기적인 보고서는 C. Bull 외, 〈새로운 수술법 도입에 대한 과학적·윤리적·병참학적 고찰: 소아심장외과 후향적 코호트 연구 Scientific, ethical, and logistical considerations in introducing a new operation: a retrospective cohort study from paediatric cardiac surgery〉, 《브리티시 메디컬저널 320호 *British Medical Journal 320*》(2000), pp.1168–1173이다. 이 보고서의 내용은 A. Hasan, M. Pozzi & J. R. L. Hamilton, 〈새로운 외과 처치: 학습곡선을 최소화할 수 있는가? New surgical procedures: Can we minimise the learning curve?〉, 《브리티시 메디컬저널 320호 *British Medical Journal 320*》(2000), pp.170–173 에도 인용되어 있다.

p. 44 하버드 비즈니스스쿨 연구는 G. Pisano, R. Bohmer & A. Edmondson, 〈최소침습 심장수술법 도입에서 나타난 학습숙련도의 조직별 차이 Organizational Differences in Rates of Learning Evidence from the Adoption of Minimally Invasive Cardiac Surgery〉, 《매니지먼트 사이언스 47호 *Management Science 47*》(2001)과 R. E. Herzlinger 편, 《소비자 지향적 의료서비스 *Consumer–Driven Health Care*》(2001, San Francisco: Jossey–Bass)에 실린 G. Pisano, R. Bohmer & A. Edmondson, 〈의학에서의 새로운 기술 처리 Managing new technology in medicine〉 등 여러 논문 및 책에서 찾아볼 수 있다.

닥터 컴퓨터와 미스터 머신

p. 55 에덴브란트의 연구는 B. Heden, H. Ohlin, R. Rittner & L. Edenbrandt, 〈12 리드 ECG에서 인공지능신경망이 감지해낸 급성 심근경색증 Acute myocardial infarction detected in the 12–lead ECG by artificial neural networks〉, 《서큘레이션 96호 *Circulation 96*》(1997), pp.1798–1802.

W. G. Baxt, 〈임상 결정시 데이터 분석에의 인공지능신경망 사용: 급성 관상동맥폐색 진단 Use of an artificial neural network for data analysis in clinical decision-making: the diagnosis of acute coronary occulusion〉, 《뉴랄 컴퓨테이션 2호 Neural Computation 2》(1990), pp. 480-489.

p.59 쇼울다이스병원의 수술기법과 결과는 널리 알려져 있다. 개략적인 내용은 R. Bendavid, 〈숄다이스 기법: 탈장 교정수술의 기준 The Shouldice technique: a canon in hernia repair〉, 《캐나다 외과저널 40호 Canadian Journal of Surgery 40》(1997), pp.199-205, 207에 나와 있다.

p.65 P. E. Meehl, 《임상적 예측 대 통계적 예측: 이론적 분석과 증거 고찰 Clinical Versus Statistical Prediction: A Theoretical Analysis and Review of the Evidence》 (1954, Minneapolis: University of Minnesota Press).

R. M. Dawes, D. Faust & P. E. Meehl, 〈임상판단 대 보험통계판단 Clinical versus actuarial judgment〉, 《사이언스 243호 Science 243》(1989), pp.1668-1674.

p.66 W. G. Baxt, 〈임상의학에서의 인공지능신경망 응용 Application of artificial neural networks to clinical medicine〉, 《랜싯 346호 Lancet 346》(1995), pp.1135-1138은 의학에서의 인공신경망에 대한 훌륭한 지침이자 개요이다.

p.67 R. E. Herzlinger, 《시장 지향적 의료서비스: 미국 최대 서비스산업의 변모로 이득을 보는 측과 손해를 보는 측 Market-Driven Health Care: Who Wins, Who Loses in the Transformation of America's Largest Service Industry》(1997, Reading, Mass.: Addison-Wesley).

의사들이 과실을 범할 때

p.81 T. A. Brennan 외, 〈입원환자에 대한 직무태만과 불상사 발생: 하버드 진료실태 연구 결과보고 Incidence of adverse events and negligence in hospitalized patients: results of the Harvard Medical Practice Study I〉, 《뉴잉글랜드 의학저널 324호 New England Journal of Medicine 324》(1991), pp.370-376.

L. L. Leape, 〈의료상 과실 Error in medicine〉, 《미의학협회지 272호 Journal of the American Medical Association 272》(1994), pp.1851-1857.

D. W. Bates 외, 〈조제사고 발생과 잠재적 조제사고 Incidence of adverse drug events and potential adverse drug events〉, 《미의학협회지 274호 *Journal of the American Medical Association 274*》(1995), pp.29-34.

A. R. Localio 외, 〈의료과실 소송과 직무태만으로 인한 불상사와의 상관관계: 하버드 진료실태 연구III 결과보고 Relation between malpractice claims and adverse events due to negligence: results of the Harvard Medical Practice Study III〉, 《뉴잉글랜드 의학저널 325호 *New England Journal of Medicine 325*》(1991), pp.245-251.

p.90 J. Reason, 《인간의 실수 *Human Error*》(1990, Cambridge: Cambridge University Press).

p.91 마취 의사들이 과실과의 전쟁에서 성공한 역사는 E. C. Pierce, 〈34회 로벤스타인 강연회: 마스크 뒤의 40년-다시 찾아온 안전 The 34th Rovenstine Lecture: 40 years behind the mask-safety revisited〉, 《마취학지 84호 *Anesthesiology 84*》(1996), pp.965-975에 설명되어 있다.

p.93 J. B. Cooper 외, 〈예방가능한 마취사고: 인간적인 요소들에 관한 연구 Preventable anesthesia mishaps: a study of human factors〉, 《마취학지 49호 *Anesthesiology 49*》(1978), pp.399-406.

p.97 북부 뉴잉글랜드 심장혈관질환 연구집단의 성과는 여러 논문에 인용·발표되었으며, 개요는 D. J. Malenka & G. T. O' Connor, 〈북부 뉴잉글랜드 심장혈관질환 연구집단: 심장혈관질환 치료의 계속적인 질 향상을 위한 지역공동체의 노력 The Northern New England Cardiovascular Disease Study Group: a regional collaborative effort for continuous quality improvement in cardiovascular disease〉, 《품질개선 합동위원회지 24호 *Joint Commission Journal on Quality Improvement 24*》(1998), pp.594-600에서 찾아볼 수 있다.

p.99 D. C. Brooks 외, 《복강경에 대한 실태 고찰 *Current Review of Laparoscopy*》, 2nd ed.(1995, Philadelphia: Current Medicine).

구천 명의 외과의사들

p. 105 미국외과학회 연차총회에 대한 자세한 정보는 www.facs.org를 참조할 것.

좋은 의사가 나쁜 의사가 될 때

p. 122 해롤드 쉽먼Harold Shipman의 이야기는 K. Eichenwald, 〈영국의 미스테리 살인사건: 마을의 신뢰받는 의사가 범인 True English murder mystery: town's trusted doctor did it〉, 《뉴욕 타임즈 *New York Times*》, 2001년 5월 13일자, p.A1에 상세하게 나와 있다.

존 로널드 브라운John Ronald Brown 공판사건의 담당검사는 한 로스앤젤레스 여인의 유방보형물 새는 데를 수퍼접착제 Krazy Glue로 밀봉하려고 한 혐의도 있다고 주장했다. 존 로널드 브라운은 다리절단 합병증으로 사망한 필립 본디Philip Bondy 건에 대해 2급살인죄로 유죄판결을 받고 15년형을 선고받았다. 좀더 자세한 내용을 알고 싶으면 P. Ciotti, 〈그는 왜 그 남자의 다리를 잘랐을까? Why did he cut off that man's leg?〉, 《LA 위클리 *LA Weekly*》, 1999년 12월 17일자를 참조할 것.

제임스 버트James Burt의 이야기는 F. Griggs, 〈전통 깨기: 환자 불구 만드는 '사랑의 수술'을 멈추게 하기 위해 의사가 개입하다 Breaking Tradition: Doctor Steps in to Stop Maiming 'Surgery of Love'〉, 《시카고 트리뷴 *Chicago Tribune*》, 1991년 8월 25일자, p.8 참조.

p. 129 의사들의 약물남용에 대한 데이터는 L. S. Friedman 외 편, 《약물남용과 중독 자료집 *Source Book of Substance Abuse and Addiction*》(1996, Philadelphia: Lippincott)에 실린 D. Brook 외, 〈의사사회 내에서의 약물남용 Substance abuse within the health care community〉를 참조하였다.

일반인들의 정신병 발생 실태에 대한 정보를 종합적으로 알아보려면 《정신건강: 공중위생국장보고서 *Mental Health: A Report of the Surgeon General*》(1999, Md. Rockville: U.S. Department of Health and Human Services)와, R. C. Kessler 외, 〈미국내 DSM-III-R 진단기준 정신질환의 평생 및 12개월 이환 수: 전국적 공존이환 조사결과 Lifetime and 12-month prevalence of DSM-III-R psychiatric

disorders in the United States: results from the National Comorbidity Survey〉,
《일반 정신과 문서집 51호 *Archives of General Psychiatry 51*》(1994), pp.8-19를
참조할 것.

문제의사 비율 추정은 P. Lens & G. Van der Wal 편, 《문제의사들: 침묵의 모의
Problem Doctors: A Conspiracy of Silence》(1997, Netherlands: IOS Press), p.23
에 실린 Marilynn Rosenthal, 〈약속과 현실: 직업 상의 자기 규제와 '문제' 동료
Promise and reality: professional self-regulation and 'problem' colleagues〉에서
인용했다.

Marilynn Rosenthal, 《부적격 의사: 닫힌 문의 저편 *The Incompetent Doctor:
Behind Closed Doors*》(1995, Philadelphia: Open University Press).

p.135 켄트 네프Kent Neff는 문제 의사들에 대한 그의 연구 데이터를 1998년 11월
9일 캘리포니아 란초 미라지에서 열린 '의료상의 과실 줄이기와 환자의 안전 강화
하기에 관한 아넨버그 회의 the Annenberg Conference on Enhancing Patient
Safety and Reducing Errors in Health Care'에서 발표했다.

13일의 금요일의 보름밤

p.151 T. J. Scanlon 외, 〈13일의 금요일이 건강에 해로운가? Is Friday the 13th
bad for your health?〉, 《브리티시 메디컬저널 307호 *British Medical Journal 307*》
(1993), pp.1584-1589.

윌리엄 펠러Willian Feller의 나찌의 런던 폭격에 관한 연구는 그의 저서 《확률론
개론 *An Introduction to Probability Theory*》(1968, New York: Wiley)에 수록되어
있다.

'텍사스 명사수'에 대해서는 K. J. Rothman, 《미역학회지 132호 *American
Journal of Epidemiology 132*》(1990), pp.S6-S13 참조.

p.153 N. A. Buckley, I. M. Whyte & A. H. Dawson, 〈낮일 때도 있고 달밤일 때
도 있다: 음독은 광증이 아니다 There are days…and moons: self-poisoning is
not lunacy〉, 《오스트레일리아 메디컬저널 159호 *Medical Journal of Australia
159*》(1993), pp.786-789.

p. 154 P. Guillon, D. Guillon, F. Pierre & J. H. Soutoul, 〈계절 · 주간 순환과 분만의 달 Les rythmes saisonnier, hebdomadaire et lunaire des naissances〉, 《프랑스 산부인과저널 11호 *Revue Francaise de Gynecologie et d' Obstetrique 11*》(1988), pp.703-708.

달과 인간행동의 상관관계를 가장 잘 요약한 두 논문으로는 S. J. Martin, I. W. Kelly & D. H. Saklofske, 〈자살과 태음주기: 28년간에 대한 비평적 검토조사 Suicide and lunar cycles: a critical review over twenty-eight years〉, 《심리학 보고서집 71호 *Psychological Reports 71*》(1992), pp.787-795와, 같은 책의 pp.779-785에 실린 G. Byrnes & I. W. Kelly, 〈위기신고전화와 태음주기: 20년 조사연구 Crisis calls and lunar cycles: a twenty-year review〉이 있다.

통증

p. 161 원인불명의 만성요통에 대한 문헌은 많다. 유용한 논문과 문헌을 많이 찾을 수 있었는데, 그 중에서도 N. Hadler, 《직업성 근골격장애 *Occupational Musculoskeletal Disorders*》(1999, Philadelphia: Lippincott Williams and Wilkins), 최신판과, S. Haldeman, 〈요통 예측에 있어 병리학 모델의 실패 Failure of the pathology model to predict back pain〉, 《스파인 15호 *Spine 15*》(1990), p.719가 많은 도움이 되었다.

요통 없는 보통 사람들의 척추 MRI의 예기치 않은 결과는 M.C. Jensen 외, 〈요통이 없는 이들의 요추 MRI Magnetic Resonance Imaging of the lumbar spine in people without back pain〉, 《뉴잉글랜드 메디컬저널 331호 *New England Medical Journal 331*》(1994), pp.69-73, Cleveland Clinic을 참조했다.

p. 162 D. Hilzenrath, 〈의사들의 장애보험료 청구 증가 Disability claims rise for doctors〉, 《워싱턴 포스트 *Washington Post*》, 1998년 2월 16일자.

p. 163 데카르트는 《명상록 *Meditations*》(1641)에서 그의 통증론을 피력했다.

헨리 비처Henry K. Beecher가 실시한 전쟁터 군인들의 통증에 관한 연구는 두 곳에 수록되어 있다. 〈전쟁터 부상병들의 통증 Pain in Men Wounded in Battle〉, 《미육군 의무부 공보 5호 *Bulletin of the U.S. Army Medical Department 5* (1946

년 봄호》, p.445와, 〈상처 정도와 통증경험의 관계 Relationship of Significance of Wound to Pain Experienced〉, 《미의학협회지 161호 *Journal of the American Medical Association 161*》(1956), pp.1609-1613.

p.164 로널드 멜작Ronald Melzack과 패트릭 월Patrick Wall의 관문조절설Gate-Control Theory에 관한 고전적인 논문은 〈통증 메카니즘의 신이론 Pain Mechanisms: A New Theory〉, 《사이언스 150호 *Science 150*》(1965), pp.971-979.

p.165 여러 모집단을 대상으로 한 통증경험 연구를 찾아볼 수 있었다. B. Tajet-Foxell, F. D. Rose, 〈직업 발레무용수들의 통증과 통증 내성 Pain and Pain Tolerance in Professional Ballet Dancers〉, 《영국 스포츠의학저널 29호 *British Journal of Sports Medicine 29*》(1995), pp.31-34; R. Cogan & J. A. Spinnato, 〈임신 말기의 통증과 불쾌감 감각역치 Pain and Discomfort Thresholds in Late Pregnancy〉, 《통증 27호 *Pain 27*》(1986), pp.63-68; K. J. Berkley, 〈통증경험의 성차 Sex Differences in Pain〉, 《행동 및 뇌과학 20호 *Behavioral and Brain Sciences 20*》(1997), pp.371-380; G. E. Barnes, 〈외향성과 통증경험 Extraversion and pain〉, 《영국 사회 및 임상심리저널 14호 *British Journal of Social and Clinical Psychology 14*》(1975), pp.303-308; M. D. Compton, 〈아편과 코카인 중독자들의 콜드 프레서 통증 내성 측정: 약물의 종류와 사용상태와의 상호관계 Cold-Pressor Pain Tolerance In Opiate And Cocaine Abusers: Correlates of Drug Type and Use Status〉, 《통증 및 증상 관리 저널 9호 *Journal of Pain and Symptom Management 9*》(1994), pp.462-473; A. Bandura 외, 〈통증조절과 자기효능감: 마약성 · 비마약성 메카니즘 Perceived Self-Efficacy and Pain Control: Opioid and Nonopioid Mechanisms〉, 《인성 및 사회심리 저널 53호 *Journal of Personality and Social Psychology 53*》(1987), pp.563-571.

p.167 프레드릭 렌츠Frederick Lenz는 두 환자의 사례를 각각 다른 논문에 수록했다. F. A. Lenz 외, 〈체지각 시상부 자극으로 예전에 경험했던 통증의 감정적 · 감각적 재현 Stimulation in human somatosensory thalamus can reproduce both the affective and sensory dimensions of previously experienced pain〉, 《자연 의학 1호 *Nature Medicine 1*》(1995), pp.910-913과 〈시상 자극으로 야기된 협심증 감각 The sensation of angina can be evoked by stimulation of the human thalamus〉,

《통증 59호 *Pain 59*》(1994), pp.119-125.

p.170 멜잭Melzack의 신통증론은 그의 논문 〈통증: 그 현재와 과거와 미래 Pain: Present, Past, and Future〉, 《캐나다 실험심리 저널 47호 *Canadian Journal of Experimental Psychology 47*》(1993), pp.615-629에 소개되어 있다.

p.172 신약에 대한 정보는 급속도로 바뀌기 때문에 최신 참고자료를 찾아보기를 권한다. 본문에 언급된 연구들은 G. P. Miljanich, 〈인간에 대한 약제로서의 독액 펩티드 Venom peptides as human pharmaceuticals〉, 《과학과 의학 *Science and Medicine*》, 1997년 9/10월호, pp.6-15 ; A. W. Bannon 외, 〈신경절의 니코틴성 아세틸콜린수용체의 선택적 변조에 의한 넓은 범위의 비마약성 진통활동 Broad-Spectrum, Non-Opioid Analgesic Activity by Selective Modulation of Neuronal Nicotinic Acetylcholine Receptors〉, 《사이언스 279호 *Science 279*》(1998), pp.77-81를 참조함.

p.173 1980년대 오스트레일리아의 반복사용 긴장성 손상RSI 유행에 대한 이야기는 W. Hall & L. Morrow, 〈반복사용 긴장성 손상: 오스트레일리아의 상박통 유행 Repetition strain injury: an Australian epidemic of upper limb pain〉, 《사회과학과 의학 27호 *Social Science and Medicine 27*》(1988), pp.645-649 ; D. Ferguson, 〈RSI 유행을 잠재우다 'RSI' : Putting the epidemic to rest〉, 《오스트레일리아 메디컬저널 147호 *Medical Journal of Australia 147*》(1987), p.213 ; B. Hocking 〈텔레콤 오스트레일리아사의 RSI 실태에 대한 역학적 측면 Epidemiological aspects of 'repetition strain injury' in Telecom Australia〉, 《오스트레일리아 메디컬저널 147호 *Medical Journal of Australia 147*》(1987), pp.218-222에서 찾아볼 수 있다.

구역증

p.178 구토의 생리학에 대해서는 M. Sleisinger 편, 《구역과 구토증에 대한 핸드북 *Handbook of Nausea and Vomiting*》(1993, New York: Parthenon Publishing Group), chapter1에 잘 요약되어 있다.

p.181 M. F. Watcha & P. F. White, 〈수술 후 구역과 구토증: 병인과 치료 및 예방 Postoperative nausea and vomiting: its etiology, treatment, and prevention〉, 《마

취학지 77호 *Anesthesiology 77*)(1992), pp.162-184.

A. M. Griffin 외, 〈받는 쪽의 입장: 암 화학요법 치료의 부작용에 대한 환자들의 인식 On the receiving end: patient perceptions of the side effects of cancer chemotherapy〉, 《종양학 연보 7호 *Annals of Oncology 7*》(1996), pp.189-195.

D. Jewell & G. Young, 〈임신 초기의 구역과 구토증 치료 Treatments for nausea and vomiting in early pregnancy〉, 《코크레인 체계적 조사 데이터베이스 *Cochrane Database of Systematic Reviews*》, 2000년 3월 4일자.

p.182 M. Profet, 〈적응방편으로서의 입덧: 모체의 기형 발생물질 섭취 저지 Pregnancy sickness as adaptation: a deterrent to maternal ingestion of teratogens〉, J. H. Barkow, L. Cosmides & J. Tooby, 《적응 심리: 진화심리학과 문화의 발생 *The Adapted Mind: Evolutionary psychology and the generation of culture*》(1992, Oxford: Oxford University Press).

p.183 멀미에 대한 고전적인 책은 J. T. Reason & J. J. Brand, 《멀미 *Motion Sickness*》(1975, New York: Academic Press).

멀미에 대한 좀더 최신 연구에 대한 간략하고 유용한 설명은 C. M. Oman, 〈멀미: 감각갈등이론의 통합과 평가 Motion sickness: a synthesis and evaluation of the sensory conflict theory〉, 《캐나다 생리약물학 저널 68호 *Canadian Journal of Physiology and Pharmacology 68*》(1990), pp.294-303에서 찾아볼 수 있다.

p.187 생강요법은 W. Fischer-Rasmussen 외, 〈임신오조에 대한 생강요법 Ginger treatment of hyperemesis gravidarum〉, 《유럽 산부인과 · 생식생물학 저널 42호 *European Journal of Obstetrics, Gynecology, and Reproductive Biology 42*》 (1991), pp.163-164, 지압요법은 B. O'Brien, J. Relyea & T. Taerum, 〈임신 구역 및 구토증 치료에 있어 P6 지압요법의 효능 Efficacy of P6 acupressure in the treatment of nausea and vomiting during pregnancy〉, 《미국 산부인과저널 174호 *American Journal of Obstetrics and Gynecology 174호*》(1996), pp.708-715를 참조했다.

임신오조 환자 치료에 대해서는 C. Nelson-Piercy, 〈임신 중 구역과 구토증 치료: 언제 치료를 시작하고 어떤 약이 안전할까? Treatment of nausea and vomiting in pregnancy: When should it be treated and what can be safely taken?〉, 《약물

안전 19호 *Drug Safety 19*》(1998), pp. 155-164에 잘 요약되어 있다.

p. 189 E. A. Voth & R. Schwartz, 〈마리화나·델타-9-테트라하이드로카나비놀의 의학적 사용 Medicinal applications of Delta-9-Tetrahydrocannabinol and marijuana〉, 《내과의학 연보 126호 *Annals of Internal Medicine 126*》(1997), pp.791-798는 마리화나의 의학적 사용에 대해 간단하고 균형있게 요약해 놓았다.

반추증의 실체에 대해 좀더 알고 싶으면 〈반추증 Rumination syndrome〉, 《메이요클리닉 회보 72호 *Mayo Clinic Proceedings 72*》(1997), pp.646-652를 참조.

게리 모로우Gary Morrow의 연구팀이 실시한 조프란과 구역증에 대한 연구는 J. A. Roscoe 외, 〈심각한 임상 문제로 남아 있는 구역과 구토증: 지역 임상병원에서 치료받은 환자 1,413명에 대한 화학요법으로 인한 구역과 구토증 통제 경향 Nausea and vomiting remain a significant clinical problem: trends over time in controlling chemotherapy induced nausea and vomiting in 1,413 patients treated in community clinical practices〉, 《통증 및 증상관리 저널 *Journal of Pain & Symptom Management 20*》(2000), pp.113-121를 참조.

G. R. Morrow, 〈구역과 구토증의 심리적 측면: 화학요법치료 예기 Psychological aspects of nausea and vomiting: anticipation of chemotherapy〉, Sleisinger 편. 1993은 구역증의 심리학에 대한 훌륭한 개설이다.

p. 192 서브스턴스 P 길항제의 멀미 진정효과에 대한 획기적인 보고서로는 R. M. Navari 외, 〈선택적 뉴로키닌-1-수용체 길항제에 의한 시스플라틴 유발 구토증 감소 Reduction of cisplatin-induced emesis by a selective neurokinin-1-receptor antagonist〉, 《뉴잉글랜드 의학저널 340호 *New England Journal of Medicine 340*》(1999), pp.190-195가 있다.

완화의료 전문가들이 환자들에게 도움이 된다는 증거는 J. Hearn & I. J. Higginson, 〈완화의료 전문팀이 암 환자의 상태를 개선시키는가?: 체계적인 문헌검토 Do specialist palliative care teams improve outcomes for cancer patients?: a systematic literature review〉, 《완화의학 12호 *Palliative Medicine 12*》(1998), pp.317-332에 요약 소개.

p. 195 벤덱틴에 대한 정보는 G. Koren, A. Pastuszak & S. Ito, 〈약물치료: 임신 중 약물사용 Drug therapy: drugs in pregnancy〉, 《뉴잉글랜드 의학저널 338호 *New*

England Journal of Medicine 338》(1998), pp.1128-1137.

E. G. Cassell, 《고통의 성격과 의학의 목표 *The Nature of Suffering and the Goals of Medicine*》(1991, New York: Oxford University Press).

안면홍조

p.203 프로이드학파의 주장은 F. E. Karch, 〈안면홍조 Blushing〉, 《정신분석학 리뷰 58호 *Psychoanalytic Review 58*》(1971), pp.37-50에 소개되어 있다.

안면홍조에 대한 찰스 다윈Charles Darwin의 에세이는 그의 저서 《인간과 동물의 감정 표현 *The Expression of the Emotions in Man and Animals*》(1872)에 수록되어 있다.

마이클 루이스는 수업중의 창피감 실험 내용을 〈자의식 감정에서의 자아 The self in self-conscious emotions〉, 《뉴욕 과학아카데미 연보 818호 *Annals of the New York Academy of Sciences 818*》(1997), pp.119-142에 상술하고 있다.

본문에 소개된 안면홍조의 과학과 심리에 대해서는 리어리Leary와 템플턴 Templeton의 연구를 포함해 세 논문을 참조했다. M. R. Leary, 〈사회적 홍조 Social Blushing〉, 《심리학 불리틴 112호 *Psychological Bulletin 112*》(1992), pp.446-460; R. S. Miller, 《창피감: 일상생활에서의 평정과 위기 *Embarrassment: Poise and Peril in Everyday Life*》(1996, New York: Guilford Press); R. J. Edelmann, 〈안면홍조 Blushing〉, R. Crozier & L. E. Alden 편, 《사회불안의 국제핸드북 *International Handbook of Social Anxiety*》(2000, Chichester: John Wiley & Sons).

p.209 안면홍조 환자에 대한 요테보리 외과의들의 ETS 수술결과 보고는 C. Drott 외, 〈내시경을 이용한 흉부교감신경 절제술의 성공적인 안면홍조 치료 Successful treatment of facial blushing by endoscopic transthoracic sympathicotomy〉, 《영국 피부학저널 *British Journal of Dermatology 138*》(1998), pp.639-643에 발표되었다. 그 수술에 대한 좀더 신중한 견해는 P. D. Drummond, 〈안면홍조의 수술적 치료에 대한 주의 A caution about surgical treatment for facial blushing〉, 《영국 피부학저널 142호 *British Journal of Dermatology 142*》(2000), pp.195-196을 참

조할 것.

p.217 크리스틴 드루어리가 설립한 단체의 웹사이트 주소는 www.redmask.org.

식탐

p.221 위 우회로 수술을 받은 환자수에 대한 통계 출처는 G. Blackburn, 〈비만수술 Surgery for obesity〉, 《하버드 헬스 레터 884호 *Harvard Health Letter 884*》(2001).

p.231 감량요법의 거의 끝없는 실패의 역사에 대한 NIH의 우울한 보고는 〈자발적인 감량과 통제 방법 Methods for voluntary weight loss and control〉, 《내과의학 연보 119호 *Annals of Internal Medicine 119*》(1993), pp.764-770에 수록되어 있다.

비만환자들을 대상으로 한 다양한 수술요법과 그 결과에 대해서는 J. G. Kral, 〈비만의 수술요법 Surgical treatment of obesity〉, G. A. Bray, C. Bouchard & W. P. T. James 편, 《비만 핸드북 *Handbook of Obesity*》(1998, New York: M. Decker)에 상당히 종합적으로 정리되어 있다. J. F. Munro 외, 〈비만의 기계적 요법 Mechanical treatment for obesity〉, 《뉴욕 과학아케데미 연보 499호 *Annals of the New York Academy of Sciences 499*》(1987), pp.305-311도 함께 참조할 것.

p.232 비만아동들의 행동수정에 대한 연구는 L. H. Epstein 외, 〈아동비만에 대한 가족기반 행동 치료 10년 추적연구 Ten-year outcomes of behavioral family-based treatment for childhood obesity〉, 《건강 심리학 13호 *Health Psychology 13*》(1994), pp.373-383.

p.232 프라더윌리증후군에 대한 정보는 A. C. Lindgren 외, 〈프라더윌리증후군 환자들의 식사행동, 정상체중과 비만 대조군 Eating behavior in Prader-Willi syndrome, normal weight, and obese control groups〉, 《소아과저널 137호 *Journal of Pediatrics 137*》(2000), pp.50-55; S. B. Cassidy & S. Schwartz, 〈프라더윌리증후군과 안젤만증후군 Prader-Willi and Angelman syndromes〉, 《의학 77호 *Medicine 77*》(1998), pp.140-151.

"지방 역설"에 대해서는 J. E. Blundell, 〈식욕조절 The control of appetite〉, 《쉬

바이저리스케 *Schweizerische 129*》(1999), p.182에 설명되어 있다.

p.233 "애피타이저 효과"를 실험한 한 연구는 M. R. Yeomans, 〈식사과정에서 애피타이저 효과율 변화: 이것이 식욕 유발에 대해 말해 주는 바는 무엇인가? Rating changes over the course of meals: What do they tell us about motivation to eat?〉, 《신경과학 및 생리행동학 리뷰 24호 *Neuroscience and Biobehavioral Reviews 24*》(2000), pp.249–259.

프랑스 연구가들의 씹기 연구는 F. Bellisle 외, 〈인간에 있어 식사 중 섭취속도 촉진의 표시인 씹기와 삼키기 Chewing and swallowing as indices of the stimulation to eat during meals in humans〉, 《신경과학과 생리행동학 리뷰 24호 *Neuroscience and Biobehavioral Review 24*》(2000), p.223–228.

p.234 심한 건망증이 있는 사람들에 대한 식욕 연구는 P. Rozin 외, 〈인간으로 하여금 음식을 먹게 하고 그만 먹게 하는 것은 무엇인가? What causes humans to begin and end a meal?〉, 《심리 과학 9호 *Psychological Science 9*》(1998), pp.392–396.

p.236 체중 감량을 위한 위 스테이플링 수술의 장기적 실패에 대한 정보는 앞서 언급한 블랙번Blackburn의 2001년 논문과 M. L. Nightengale 외, 〈고도비만환자에 대한 1차 수술로서의 수직차단 위 성형술에 대한 기대되는 평가 Prospective evaluation of vertical banded gastroplasty as the primary operation for morbid obesity〉, 《메이요클리닉 회보 67호 *Mayo Clinic Proceedings 67*》(1992), pp.304–305를 참조하였다.

p.237 비만수술에 대한 심리적·사회적 경험에 대한 정보는 L. K. G. Hsu 외, 〈비만수술 결과에 영향을 미치는 비외과적 요소 분석 Nonsurgical factors that influence the outcome of bariatric surgery: a review〉, 《정신신체 의학 60호 *Psychosomatic Medicine 60*》(1998), pp.338–346.

p.238 비만수술의 지속적 감량효과에 대한 조사 결과는 위에 언급된 바 있는 Kral의 1998년 논문과 Blackburn의 2001 논문에 잘 요약되어 있다.

p.247 높은 병적 비만율에 대한 데이터는 R. J. Kuczmarski 외, 〈미국 성인의 과체중 비율을 설명하기 위한 신체질량지수 컷오프 점수 다양화하기: 국민건강영양진단 3차 조사 Varying body mass index cutoff points to describe overweight prevalence among U.S. adults: NHANES III (1988-1994)〉, 《비만조사 5호 *Obesity Research 5*》(1997), pp.542-548.

시신에게 묻다

p. 259 반(反)부검 풍조에 대한 실천되지 못한 전쟁에 대해서는 G. D. Lundberg, 〈하이테크 의학 시대의 로우테크 부검 Low-tech autopsies in the era of high-tech medicine〉, 《미의학협회지 280호 *Journal of the American Medical Association 280*》(1998), pp.1273-1274에 서술되어 있다.

부검의 역사에 대한 정보는 K. V. Iserson, 《죽음에서 티끌로: 죽은 자의 몸에 무슨 일이 생기는가? *Death to Dust: What Happens to Dead Bodies*》(1994, Tucson, Arizona: Galen Press); L. S. King & M. C. Meehan, 〈부검의 역사 The history of the autopsy〉, 《미국병리학지 73호 *American Journal of Pathology 73*》(1973), pp514-544에서 찾아볼 수 있다.

p. 267 부검에 대해 논한 최근 세 개의 연구논문은 E. C. Burton, D. A. Troxclair & W. P. Newman III, 〈부검 진단과 악성종양: 임상 진단이 오진으로 판명되는 경우는 얼마나 잦은가? Autopsy diagnoses and malignant neoplasms: How often are clinical diagnoses incorrect?〉, 《미의학협회지 280호 *American Journal of Pathology 280*》(1998), pp.1245-1248; L. Nichols, P. Aronica & C. Babe, 〈부검은 무용한가? Are autopsies obsolete?〉, 《미국 임상병리학지 110호 *American Journal of Clinical Pathology 110*》(1996), pp.210-218; R. J. Zarbo, P. B. Baker & P. J. Howanitz, 〈오진 측정도구로서의 부검 The autopsy as a performance measurement tool〉, 《병리 및 진단검사 문서집 123호 *Archives of Pathology and Laboratory Medicine 123*》(1999), pp.191-198.

본문에 언급된 부검 연구검토는 R. B. Hill & R. E. Anderson, 《부검: 의료실태와 공공정책 *The Autopsy: Medical Practice and Public Policy*》(1988, Newton, Mass.: Butterworth-Heinemann), pp.34-35이다.

10년 단위 부검실태 비교는 L. Goldman 외, 〈세 의학 시기들에서의 부검의 가치 The value of the autopsy in three medical eras〉, 《뉴잉글랜드 의학저널 308호

New England Journal of Medicine 308⟩(1983), pp.1000-1005.

p.268 필연적 오류에 대한 고로비츠Gorovitz와 맥킨타이어MacIntyre의 설명은 두 사람이 공저한 논문 〈의학에서의 오류가능성에 대한 이론적 접근 Toward a theory of medical fallibility〉, 《의학 · 철학 저널 1호 *Journal of Medicine and Philosophy 1*》(1976), pp.51-71에 실려 있다.

p.272 부검에 대한 데이터 소실은 E. Burton, 〈의료과실과 결과평가: 부검 데이터는 다 어디로 갔을까? Medical error and outcome measures: Where have all the autopsies gone?〉, 《의학계 풍경 *Medscape General Medicine*》, 2000년 5월 28일자.

유아 사망 미스테리

p.273 사건에 대한 상세한 내용은 마리 노에가 구속될 당시 작성한 선서진술서와 재수사의 계기가 되었던 스테판 프리드Stephen Fried의 기사 〈요람에서 무덤으로 Cradle to Grave〉, 《필라델피아지 *Philadelphia Magazine*》, 1998년 4월호를 참조했다.

p.274 SIDS로 인한 유아 사망률 감소에 미친 '똑바로 눕혀 재우기 Back to Sleep' 캠페인의 영향에 대해서는 M. Willingner 외, 〈미국에서 '유아 똑바로 눕히기' 로의 전환에 관련된 요소들 Factors associated with the transition to nonprone sleep positions of infants in the United States〉, 《미의학협회지 280호 *Journal of the American Medial Association*》(1998), pp.329-335를 참조했다.

p.276 아동학대 양식에 대한 포괄적인 정보는 A. J. Sedlak & D. D Broadhurst, 《제3차 전국 아동학대 및 유기 실태 연구 *The Third National Incident Study of Child Abuse and Neglect*》(1996, Washington: U.S. Department of Health and Human Services) 참조.

의료결정, 누가 할 것인가?

p.284 J. Katz, 《의사와 환자의 침묵의 세계 *The Silent World of Doctor and*

Patient)(1984, New York: Free Press).

p.297 암 환자들이 선호하는 역할에 대한 연구는 L. F. Degner & J. A. Sloan, 〈중병 동안의 의사결정: 환자들이 진정 원하는 역할은? Decision making during serious illness: What role do patients really want to play?〉, 《임상역학저널 45호 *Journal of Clinical Epidemiology 45*》(1992), pp.941-950 참조.

p.300 C. E Schneider, 《부검 관례 *The Practice of Autonomy*》, (1998, New York: Oxford University Press).

모든 의사에게는 그만의 엘리노어가 있다

p.314 괴사성 근막염에 대해서는 E. K. Chapnick & E. I. Abter, 〈괴사성 연조직 감염 Necrotizing soft-tissue infections〉, 《감염성질환 클리닉 10호 *Infectious Disease Clinics 10*》(1996), pp.835-855; D. R. Stone & S. L. Gorbach, 〈괴사성 근막염: 변화하는 연속체 Necrotizing fasciitis: the changing spectrum〉, 《감염성피부병 15호 *Infectious Disease in Dermatology 15*》(1997), pp.213-220를 참조할 것. 환자들을 위한 유용한 정보처로는 미국립괴사성근막염재단 National Necrotizing Fasciitis Foundation, 웹사이트 www.nnff.org가 있다.

p.319 본문에 기술된 심장마비 연구를 포함해 의료서비스의 질에 대한 연구조사는 《질 균열 뛰어넘기 *Crossing the Quality Chasm*》(2001, Washington D.C.: National Academy of Sciences Press), 의학 분야에 종합적으로 요약되어 있다.

C. D. Naylor, 〈임상의료의 회색지대: 증거 기반 의학의 한계 Grey zones of clinical practices: some limits to evidence-based medicine〉, 《랜싯 345호 *Lancet 345*》(1995), pp.840-842.

p.322 버지니아의대 연구: R. M. Poses & M. Anthony, 〈균혈증이 의심되는 환자에 대한 가능성, 낙관적 생각, 그리고 의사들의 진단 판단 Availability, wishful thinking, and physicians' diagnostic judgments for patients with suspected bacteremia〉, 《의학적 결정 내리기 11호 *Medical Decision Making 11*》(1991), pp.159-168.

위스콘신대학 연구: D. E. Detmer, D. G. Fryback & K. Gassner, 〈의료상의 의

사결정에서의 발견적 교수법과 편견 Heuristics and biases in medical decision making〉, 《의학교육저널 53호 *Journal of Medical Education 53*》(1978), pp.682-683.

p.323 오하이오 연구: N. V. Dawson 외, 〈중병환자 관리에 있어 혈류역학적 판단: 의사의 확신은 보증되는가? Hemodynamic assessment in managing the critically ill: Is physician confidence warranted?〉, 《의학적 결정 내리기 13호 *Medical Decision Making 13*》(1993), pp.258-266.

의료상의 의사결정 문제에 대한 데이빗 에디David Eddy의 충격적인 시리즈 제1탄은 〈도전 The challenge〉, 《미의학협회지 263호 *Journal of the American Medical Association 263*》(1990), pp.287-290

p.335 게리 클라인Gary Klein의 직관적 의사결정에 대한 훌륭한 저서는 《힘의 근원 *Sources of Power*》(1998, Cambridge: M.I.T. Press).

p.336 의사들의 의사결정 유형의 지역별 차이에 대한 잭 벤버그Jack Wennberg 연구팀의 연구결과는 《의료서비스에 대한 다트머스 도해서 *Dartmouth Atlas of Health Care*》(1999, Chicago: American Hospital Publishing, Inc.)를 참조할 것. www.dartmouthatlas.org에서도 찾아볼 수 있다.

감사의 말

부모님이 모두 의사였던 나는 어려서부터 의료 쪽 세계를 잘 알았다. 저녁식탁에 자주 오르는 얘깃거리로는 학교나 정치에 관한 것들 못지않게 지역 의사들에 관한 소문이나 환자들 얘기가 많았다. (어머니 환자 중에 심한 천식을 앓는 한 남자아이가 있는데 부모가 약을 제대로 먹이지 않는다는 둥, 아버지가 처음으로 정관복원술을 해 준 남자는 알고 보니 술이 잔뜩 취해 잠들었다가 자신의 페니스를 이불 속으로 들어온 뱀인 줄 착각하고 총으로 쏘는 바람에 그런 변을 당했더라는 둥).

우리 남매는 어느 정도 나이가 들면서부터 부모님을 찾는 환자들의 전화를 받는 법을 배웠다. 제일 먼저 "응급환자인가요?"라고 묻는다. 그렇다고 하면 대답은 간단하다. 응급실로 가라고 하면 된다. 아니라고 해도 대답은 간단하다. 메모를 받아두면 된다. 그런데 딱 한번 "잘 모르겠는데요."라고 대답한 사람이 있었다. 약간 긴장된 목소리로 아버지를 찾는 남자였는데, 삽질을 하다가 "거기를 다쳤다"고 했다. 나는 그에게 응급실로 가라고 했다.

어머니나 혹은 아버지와 함께 외출을 했다가 응급호출을 받는 경우도 있었다. 그러면 우리는 같이 병원으로 달려갔고 나는 응급실 복도 의자에 앉아 부모님을 기다렸다. 그렇게 앉아서 나는 아파서 우는 아이들, 피를 뚝뚝 흘리는 아저씨들, 이상한 소리를 내며 숨을 쉬는 할머니들, 그리고 종종걸음을 치면서 여기저기 돌아다니는 간호사들을 지켜보았다. 그런 식으로 나는 나 자신도 모르게 병원이라는 곳에 익숙해져갔다. 의대에 들어가서 처음으로 보스턴의 한 병원으로 실습을 나갔을 때 나는 내 몸이 이미 병원 냄새를 알고 있음을 깨달았다.

하지만 내가 글을 쓰게 된 것은 그보다 훨씬 뒤의 일이며, 이 일은 내가 깊은 감사의 빚을 지고 있는 많은 분들의 도움이 있었기에 가능했다. 나에게 처음으로 글쓰기를 진지하게 권했던 사람은 친구 제이콥 바이스버그Jacob Weisberg다. 그 친구는 《슬레이트Slate》라는 인터넷 잡지의 정치부 수석기자로, 내가 외과 레지던트 2년차 때 자기 잡지에 의학 관련 기사를 한 번 써 보라고 끈질기게 설득했다. 결국 나는 그러마고 했다. 내 첫 번째 기사의 수차례의 초고 수정작업을 많이 도와준 사람도 그 친구다. 그 뒤 2년간 그 친구와 《슬레이트》의 편집장 마이클 킨슬리Michael Kinsley, 내 기사 편집 담당 잭 쉐이퍼Jack Shafer와 조디 알렌Jodie Allen은 의학과 과학에 대한 정규 칼럼을 쓸 수 있도록 나에게 아낌없는 지도편달을 해 주었다.

칼럼쓰기는 내 생활을 송두리째 바꿔 놓았다. 레지던트 생활은 사람을 완전히 녹초로 만드는 아주 고된 일이다. 온갖 종류의 서류일과 시도때도 없이 울려대는 호출기, 만성적인 수면부족에 시달리다 보면 지금 내가 왜 이 일을 하는지 그 중요성을 잊어버릴 수 있다. 그런데 글을 쓰기 시작하면서 일주일에 몇 시간이나마 지금 자리에서 한 걸음 뒤로 물러나 내가 하는 일의 중요성을 다시금 되새

길 수 있었다.

레지던트 3년차 때는 《뉴요커 The New Yorker》에 글을 쓰는 친구 말콤 글래드웰Malcom Gladwell이 나를 그의 편집자인 헨리 파인더Henry Finder에게 소개해 주었다. 이런 걸 보면 난 정말 글 쓰는 사람들 중에서도 최고의 행운을 누린 사람인 것 같다. 말콤은 겨우 서른둘의 나이에 내가 가장 존경하는 몇몇 작가들의 편집자이자, 어마어마한 독자들을 확보하고 있는 천재 청년이다. 그런 그가 나를 자신의 사단에 끼워 준 것이다. 내가 《뉴요커》에 처음으로 발표했던 글은 무려 일곱 차례의 완전 수정을 거친 것이었는데, 내가 그렇게까지 할 수 있었던 것은 말콤의 인내심과 고집과 믿음 덕분이었다. 그는 내가 내 능력의 최고점까지 이르도록 나를 밀어붙였다. 내가 내 속의 글쓰기 본능 가운데 어떤 것에 의지해야 하며 또 어떤 것에 의지하지 말아야 할지를 가르쳐 주었으며, 내가 가치있는 얘기들을 쏟아낼 것이라고 늘 믿어 주었다.

나는 1998년부터 《뉴요커》의 고정 필진으로 일했다. 이 책에 실린 글 가운데 상당수가 그곳에 소개된 글들이다. 여기에 실린 모든 글을 읽고 귀중한 조언을 해 준 사람이 있는데 그가 바로 헨리다. 그가 아니었더라도 아마 이 책은 탄생할 수 없었을 것이다.

헨리와 말콤 말고 데이빗 렘닉David Remnick에게도 특별히 감사하단 말을 전하고 싶다. 레지던트로서의 현실조건, 즉 예측불허의 스케줄과 무엇보다 환자에 대한 책임이 최우선이라는 원칙을 지켜야 하는 쉽지 않은 나의 현실에도 불구하고 그는 끝까지 내 편이 되어 주었다. 그는 《뉴요커》라는 아주 특별하고 멋진 잡지를 만들어낸 장본인이며, 무엇보다 나로 하여금 그런 멋진 잡지의 일원이라는 자부심을 갖게 해 준 장본인이다.

이 책을 쓰면서 나는 내 인생에서 새로운 두 종류의 사람을 만났다. 첫 번째 종류의 사람은 에이전트다. 살다 보면 누구나 인생에서 이런 종류의 사람을 얻기를 바랄 텐데, 아마 티나 베넷Tina Bennett 같은 사람이라면 더욱 그러할 것이다. 나와 이 책을 위해 지극한 헌신과 한결같은 성원과 탁월한 판단력을 아끼지 않은 나의 에이전트 티나 베넷(그런 와중에서 티나는 뱃속의 아이를 키우고 낳았다.)에게 감사의 마음을 전한다.

두 번째 종류의 사람은 단행본 편집자다. 나도 이제야 안 사실이지만 단행본 편집자와 잡지 편집자와는 전혀 다르다. 마치 외과의와 내과의가 다른 것과 마찬가지다. 메트로폴리탄 북스 출판사의 편집자 사라 버쉬텔Sara Bershtel은 강인함과 부드러움을 동시에 겸비한 보기 드문 사람으로, 내가 생각하고 쓰고자 하는 바를 큰 틀에서 볼 수 있는 안목을 키워 주었고, 하나의 책이 내가 생각했던 것보다 얼마나 더 큰 의미를 가질 수 있는지를 보여주었으며, 때로 글을 쓴다는 것이 너무 버거워 주저앉고 싶을 때 결코 포기하지 않도록 붙들어 주었다. 사라를 만난 건 나에게 정말 큰 행운이다. 아울러 원고를 꼼꼼히 읽고 제언을 아끼지 않은 편집실의 리바 호케르만Riva Hochermann에게도 감사의 마음을 전한다.

외과 레지던트의 입장에서 글을 쓴다는 것은 아주 민감하고 미묘한 문제다. 내가 이 책에서 다뤘듯이, 특히 '일을 좋게 만들려고 하다가 일이 나빠지는 경우'에 대해 말하고자 할 때는 더욱 그렇다. 의사들이나 병원들은 이런 문제들을 누구에게나 열어 놓고 자유롭게 토론하는 것에 대해 대개 의심의 눈길을 보낸다. 그런데 정말 놀라운 사실은 내 주위 사람들은 한결같이 격려를 보내 주었다는 것이다. 특히 내게 격려를 아끼지 않았던 두 분이 계시는데, 한 분은 의학, 법학박사이자 그밖에 모르는 것이 없는 만물박사이신 트로이 브레난Troy Brennan 교수님이다. 트로이 교수님은 나의 정신적 멘토였을 뿐만 아니라 이 책의 취지를 세상에 널리 알려 주시고, 함께 수고로이 자료를 찾아 주시고, 내가 하고자 하는 일을 무조건적으로 지지해 주셨으며, 심지어 당신의 사무실, 컴퓨터, 전화까지 쓰게 해주셨다. 무어라 감사를 드려야 할지 모르겠다.

우리 병원 외과 과장님이신 마이클 지너Michael Zinner 선생님 역시 이 책을 낼 수 있도록 든든한 후견인과 보호막이 되어 주셨다. 병원에서 의사들이 실수를 했을 때 과연 어떤 일들이 일어나는지에 관한 글을 써서 《뉴요커》에 발표하기 전에 선생님을 찾아갔던 일이 생각난다. 선생님의 허락 없이는 실을 수 없는 내용의 글이라고 판단하고 먼저 원고를 보내 드리고 며칠 뒤 최악의 경우를 각오하고 선생님 사무실로 찾아갔다. 사실을 말하자면, 흔쾌해하신 건 아니다. 그야 당연한 일 아닌가. 세계 어느 병원의 홍보실에서 그런 글을 흔쾌히 공개하겠는가. 하지만 마이클 선생님은 용단을 내려 주셨다. 나를 지지해 주신 것이다! 그런 글이 일반 사람들이나 다른 의사들의 비난의 표적이 될 가능성이 얼마나 높은지 미리 경고하시면서 만일 그럴 경우 당신이 힘이 되어 주겠노라고 약속해 주셨다. 그리고 글을 싣도록 허락하셨다.

하지만 걱정했던 비난이나 공격은 없었다. 동료들이 내가 쓴 내용에 대해 견해차를 보일 때는 열정적이고 건설적인 비판이었지 개인적인 반감은 전혀 없었다. 그렇다. 우리는 모두 지금 우리가 하는 일이 얼마나 유익하며, 또 얼마나 더 유익해질 수 있는가를 고민하고 있었다.

이 책에 본명 또는 가명으로 소개된 환자들과 환자 가족들에게도 특별히 감사의 말을 드리고 싶다. 다행히 아직까지 계속 연락이 닿는 분들도 있고, 안타깝게도 연락이 끊긴 분들도 있다. 그 모든 분들이 내게 얼마나 많은 것들을 가르쳐 주었는지 본인들은 잘 모를 것이다.

마지막으로 글쓰기와 의사노릇 두 가지 일을 어떻게든 잘해 보기 위해 고군분투하는 내 옆에서 이 모든 것을 함께 해 준 내 아내 캐슬린Kathleen이 있다. 그녀는 외과 수련의 길고 힘든 과정을 곁에서 묵묵히 견뎌 주었고, 내가 확신을 잃고 헤맬 때 나를 붙들어 주었다. 집에 돌아오면 내가 쓰고자 하는 바를 함께 대화하는 가운데 정리하도록 도와주고, 밤늦게까지 같이 앉아서 글로 옮기는 작업을 도와주었다. 그녀 자신이 훌륭한 편집자이기도 한 캐슬린은 내 원고를 처음부터 끝까지 읽으면서 빨간 펜으로 일일이 체크해 주었는데, 때로 아내 앞에서는 인정하지는 않았지만 지면을 빌어 고백하자면 아내의 의견이 항상 더 나았다. 하지만 무엇보다 가장 고마운 일은 미치도록 사랑스러운 우리 아이들의 존재를 나에게 끊임없이 확인시켜 준 아내의 노력이다. 내가 아이들을 보고 싶어하거나 혹은 내가 너무 오랫동안 집을 떠나 있다 싶을 때마다 아내는 아이들을 데리고 병원으로 찾아왔다. 이 책이 태어날 수 있었던 것은 바로 그러한 아내의 사랑과 헌신 덕분이다. 그러므로 나는 이 책을 사랑하는 아내 캐슬린에게 바친다.